Une belle promenade de santé

Patrick Errard

Une belle promenade de santé

Comprendre la santé d'aujourd'hui et de demain

Postface de Luc Ferry

L'Harmattan

5-7, rue de l'École-Polytechnique ; 75005 Paris

http://www.editions-harmattan.fr/

ISBN : 978-2-343-17192-0
EAN : 9782343171920

À mes parents,
Et à « Pepy »,
Emportés trop tôt par la maladie.

CES NUITS-LÀ

J'aimais bien ces nuits-là. Il y avait, comme à chaque fois que je prenais ma garde dans cet hôpital de la banlieue nord de Paris, une sorte de Nouveau Monde qui s'ouvrait à moi. Un monde d'incertitudes, de surprises, bonnes et moins bonnes, un monde de solidarité où se côtoyaient la misère humaine et l'espoir.

J'aimais bien ces nuits-là. Elles m'invitaient au combat, me transformaient en guerrier, me donnaient du courage et m'habillaient d'une drôle d'armure de coton blanc aux poches remplies d'armes légères, mais bien utiles : stéthoscope, marteau à réflexe, réglette et stylo-bille.

Je revois encore l'entrée des urgences, cachée derrière un bloc bétonné éclairé d'une lumière blafarde, et dont la double porte vitrée ne cessait de s'ouvrir et de se fermer en produisant un bruit sec très agaçant. Derrière, il y avait une grande salle d'attente, sorte de cour des miracles où s'entassaient pêle-mêle jeunes, vieux, femmes et hommes de toutes nationalités, avec ou sans papiers, des blessés, des malades, des urgences, des vraies, et puis d'autres qui ne l'étaient pas du tout.

Puis un autre sas, sécurisé celui-là, et l'on entrait alors dans la lumière blanche de l'espace des soins, qui compte tenu du délai moyen d'attente portait bien mal son nom : « les urgences ».

On n'y accueillait pas moins de 180 malades par garde, dont un peu plus de la moitié était faite d'urgences médicales, l'autre moitié d'urgences chirurgicales allant de la petite fracture du poignet de l'enfant jusqu'à la plaie par balle du même enfant avec juste quelques années de plus. Beaucoup de ces urgences étaient en réalité des consultations à des heures tardives pour des symptômes qui pouvaient largement attendre le lendemain, voir une semaine. C'était ainsi. Déjà, dans les années quatre-vingt, les urgences hospitalières étaient utilisées par les patients comme une espèce de maison médicalisée ouverte vingt-quatre heures sur vingt-quatre. Plus pratique, pas besoin de prendre rendez-vous, et puis on peut y aller après le boulot, ou après le film. L'hôpital, c'est le service public, c'est un droit et par conséquent, « j'y ai droit ». Alors, déjà à l'époque, les aides-soignants, les infirmières, les médecins croulaient sous le nombre des « ayants droit » qui affluaient par vagues successives, créant au moment des « pics » une sorte d'agitation quasi-panique dans le service.

Sans doute était-ce là une part de la genèse de cette adrénaline qui montait en moi à chaque fois que je me rendais dans ma chambre de garde pour m'y habiller.

J'avais alors un rituel que je déroulais de façon lente et précise, sorte de calme précédant une possible tempête. Je posais mes affaires, un bouquin sur la table de nuit, sortais ma trousse de toilette et mon paquet de cigarettes. Ma drogue pour la nuit, héritage d'autres nuits interminables à préparer le concours de l'internat de Paris. Curieux paradoxe que le tabac chez les médecins. Ils savent mieux que quiconque les dégâts incommensurables que produit cette saloperie, mais ils fument quand même. Je n'échappais pas à la règle selon laquelle les cordonniers sont les plus mal chaussés : je fumais ainsi cigarette sur cigarette.

Puis je revêtais ce « pyjama de bloc » d'un vert indescriptible. Je l'appelais « vert n'importe quoi », à cause de sa teinte évolutive au fur et à mesure des lavages abrasifs de la lingerie de l'hôpital. Puis j'enfilais mes sabots blancs, ma blouse, et dès lors qu'il faisait un peu froid, une sorte de redingote bleu marine qui permettait de se rendre de la salle de garde aux urgences sans risquer d'attraper un mauvais rhume. Le bruit de mes sabots sur le dallage gris clair rythmait mes pas. Je traversais ainsi la cour pour me rendre au standard où je récupérais mon bip. À l'époque il n'y avait pas de portable, et le seul moyen d'être contacté lorsque nous étions dans « les étages », c'était ce bip qui affichait sur un minuscule écran, le numéro du poste que nous devions rappeler. Cela fait bizarre d'imaginer qu'il y a une trentaine d'années nous étions privés du moyen de communication considéré maintenant comme quasi-vital. Aujourd'hui, je dois avouer que la seule idée que j'ai pu égarer mon téléphone, me met dans un état de rage qui frise le ridicule. Le bruit strident de ce petit bloc de plastic jaune était donc le seul fil qui nous rattachait au monde du plus urgent, et pas nécessairement à celui du plus important.

Il sonnait n'importe quand comme un point d'interrogation au bout d'une phrase : qu'est-ce que c'est encore ?

Ganté, en train de faire une ponction lombaire à un malade que l'on suspectait atteint d'une méningite, je demandais à l'externe de garde de prendre le bip dans ma poche gauche et d'aller appeler pour savoir de quoi il s'agissait.

Quelques secondes plus tard, alors que j'étais concentré sur le tube à essai qui recueillait le précieux liquide céphalo-rachidien, l'externe venait me susurrer à l'oreille :

– Arrêt cardiaque chez un homme de 40 ans. Il est au bloc de réa !

– Mets des gants et prends ça ! lui disais-je en désignant du menton le tube à prélèvement et l'aiguille de ponction.

La salle de réa était juste en face des box de consultations des urgences. Je me souviens de cet homme jeune, amené par les pompiers qui, tout en faisant rouler leur brancard, le massaient désespérément. Des arrêts cardiaques, c'était presque la routine. Mais pourquoi me souviens-je de celui-là, je ne sais pas. Sans doute du fait de son jeune âge, mais aussi à cause du visage de la jeune femme qui l'accompagnait. Elle était hors du temps, décomposée, hébétée, et m'interrogeait d'un regard furtif et inquiet. En fuyant ce regard, je poussais la porte du sas de réa, et me dirigeais vers le lit où l'on avait placé le patient. Autour de lui l'interne massait, un infirmier posait une deuxième voie d'abord veineuse, une aide-soignante collait soigneusement les électrodes de l'ECG sur sa poitrine. Je jetais un coup d'œil sur l'électrocardiogramme qui déroulait lentement sur la bobine rose de l'appareil : l'infarctus massif ne faisait aucun doute.

– On sait à quelle heure c'est arrivé ? demandais-je en attrapant un laryngoscope et une canule d'intubation.

– Vers 19 heures, juste à la sortie de son boulot…

– Vous lui avez passé quoi ?

– Adré, pour le moment

– On choque

– Attention, écartez-vous !

– Choc !

Le thorax de l'homme fit un sursaut sous l'impulsion de l'onde électrique. Le scope dessinait deux ou trois ondes de grandes amplitudes, puis à nouveau un trait vert rectiligne.

– On choque

– Écartez-vous !

– Choc !

Les gestes s'enchaînaient ainsi de façon mécanique, chacun à son poste, chaque main à sa tâche, concentrés, sans émotion.

Après 45 minutes d'acharnement à ramener ce patient dans le monde des vivants, il fallait hélas bien se rendre à l'évidence : nous n'y arriverions pas.

Nos gestes se sont un moment figés, l'interne m'interrogea du regard, je fis un signe en baissant les yeux. On coupa le scope, on enleva l'embout de la ventilation du patient, et on remonta doucement le drap sur sa poitrine qui ne respirait plus.

Je devais alors affronter à nouveau le visage étrange de cette jeune femme, que j'imaginais être sa compagne ou son épouse.

– Comment s'appelle-t-il ce Monsieur ? questionnais-je un peu gêné.

Je me dirigeais alors vers celle dont je n'avais fait que croiser la silhouette. Elle était assise là, sur les chaises en formica orange, la tête prise dans ses deux mains, les doigts accrochant sa chevelure blonde et emmêlée. Je remarquais son vernis à ongles qui faisait comme de petits îlots rouges dans ses cheveux. Je posais alors une main sur son épaule. Elle plongea ses yeux bleus dans les miens et comprit.

Dans le couloir, une femme de couleur avançait lentement, une main posée sur son gros ventre arrondi, soutenu de l'autre par son mari qui la rassurait.

Dehors il faisait froid, je venais d'expliquer l'inexplicable à une femme que je ne connaissais pas, et qui s'était accrochée à moi, noyée dans son propre chagrin.

Le mur de béton reflétait la lumière bleue du gyrophare du camion du SAMU.

Un homme muni d'un gilet jaune fluorescent en fit claquer le haillon arrière.

J'allumais alors une cigarette. Saloperie de clope.

Un peu plus tard, dans la nuit, nous nous retrouvions dans la salle de garde autour d'un café réchauffé. Immonde ce café. Je me souviens encore de son goût de « cramé » amer et âcre. Mais il faisait du bien. Il réchauffait, et nous aidait à lutter contre la fatigue.

On parlait de ce que l'on avait vu, de ceux que l'on avait fait repartir avec une simple ordonnance, de ceux que l'on avait fait monter dans les étages avec une hypothèse de diagnostic soigneusement consignée et conjuguée au conditionnel, de celle-ci que l'on a envoyée à la radio et dont on attend le cliché depuis une heure, et de celui-là qui est ressorti du bloc et qui va bien. On se félicitait des malades qui allaient mieux et de ceux qui n'avaient pas grand-chose, comme pour mieux effacer la mémoire de ceux que Dieu nous avait pris. Je dis « Dieu », mais en réalité nous n'y faisions jamais référence. Quand on fait de la médecine d'urgence et de la réanimation, on devient agnostique. D'ailleurs c'est préférable pour les malades. Je n'ai jamais été convaincu que l'effet des prières pouvait être supérieur au placebo. Mais force est de constater qu'elle fait du bien, au moins à celui qui implore qu'on l'exhausse. Alors, de ce point de vue là, on peut admettre que nous avons adressé quelques prières à celui dont nous doutions de l'existence.

Et puis surtout, il y avait le rire et la dérision.

C'est fou ce que cela fait du bien de rire !

Ah ça, nous nous sommes amusés de tout ! Même de ce qui n'est pas drôle, de ce qui ne prête en rien à rire, de ce qui est considéré comme tabou ou peu convenable.

Nous avons ri de ces malades qui décrivaient leurs symptômes avec un langage assez fleuri, nous avons moqué les tics de notre bien aimé chef de service, nous avons brocardé la mort et imaginé quelques farces peu orthodoxes.

On a dessiné, caricaturé sur les murs celles et ceux qui nous enseignaient la médecine, les figurant dans le plus simple appareil et dans des postures pour le moins pornographiques.

On s'est lancé des œufs, on a emmuré des copains dans leur chambre à grands coups de plâtre orthopédique, on a piqué un camion de flics, et inondé l'internat pour en faire une piscine. On a fait la fête et on s'est enivré jusqu'au petit matin. Pour tenir. Pour oublier.

On s'est moqué d'à peu près tout le monde et souvent de nous-mêmes.

Mais on ne blessait jamais personne, même celles et ceux aux dépens desquels nous faisions nos blagues grivoises. Il y avait de la bienveillance dans cette méchanceté apparente, et les énormités que nous sortions étaient d'une telle ampleur, que personne de sensé n'y aurait accordé le moindre crédit. C'était un exutoire, une thérapie de groupe, une nécessité impérieuse de comique troupier prodigué par une bande de machos auxquels se mêlaient singulièrement des filles.

Oui, j'aimais profondément cette vie-là. Quand bien même les chemins de traverse m'ont aujourd'hui conduit à faire un autre métier, pour rien au monde je ne renierais ces années de bonheur épuisantes. Je repasserais ce foutu concours de première année de médecine en bachotant ces matières inutiles, j'enquillerais les sept années suivantes avec détermination, je me coltinerais ces nuits à bosser mes questions d'internat, et j'irais à nouveau, fébrile, relever le défi de ce deuxième concours, sésame indispensable à qui voulait briguer une spécialité et une carrière hospitalière. Oui, juste pour quatre ans d'exercice de la médecine dans cet hôpital de la Seine-Saint-Denis, je referais le même chemin.

Je me suis souvent demandé pourquoi la médecine m'avait autant attiré, et à ce point inspiré, que trente ans plus tard, plongé dans un autre univers, il m'arrive encore de rêver que je suis de garde.

Rien ne me prédisposait vraiment à ce choix, si ce n'est un grand père chirurgien à Vendôme, dans le Loir-et-Cher, dans les années trente. Je ne l'ai pas connu, mais l'image que je me suis faite de lui par les dires de mon père, a sans doute produit en moi quelque rêve de magicien, de sauveur charismatique, et de puissance. Quand j'étais petit, je répétais à l'envi que je voulais être chirurgien, et j'imaginais même revenir inscrire le nom de notre famille sur les portes de la Clinique du Sacré-Cœur de cette petite ville de province. Mais en guise de chirurgie, je fis de la gastroentérologie et de la réanimation, et en lieu et place de Vendôme, 41, ce fut Saint-Denis, « neuf-trois ».

J'y ai rencontré de belles personnes, et nous formions avec les médecins qui faisaient la réa et les urgences, une équipe extraordinaire. Il fallait être un peu fou pour se taper deux ou trois gardes par semaine, parfois des week-ends de 72 heures quand il y avait un pont, le tout en ne dormant que quelques heures. Les repos compensatoires n'existaient pas. Le lendemain, deux ou trois cafés ingurgités entre la salle de garde et le service, il fallait s'attaquer à la consultation. On m'amenait la pile des dossiers des malades à voir, puis la liste des fibros et des colos pour le lendemain. Tout cela me paraissait naturel, au point que je ne me souviens pas que cela ait nécessité quelque effort.

Je voyais toute sorte de malades en consultation. Des choses simples, un ulcère duodénal, une colopathie fonctionnelle, et parfois des choses plus compliquées, une hépatite, une maladie de Crohn, un cancer du côlon… Je réalise aujourd'hui à quelle vitesse se sont effectués les progrès en médecine. Jeune externe, je me souviens de l'arrivée incroyable de la cimétidine (Tagamet) et des premiers malades ulcéreux qui en bénéficiaient dans le cadre d'études cliniques à l'Hôpital Saint-Lazare. Quinze ans après, je prescrivais l'Oméprazole (Mopral) qui détrôna par son efficacité le premier. Aujourd'hui, ces produits sont génériqués et l'on connaît parfaitement la physiopathologie de l'ulcère duodénal et le rôle d'*Helicobacter Pilori* dans la genèse de la maladie.

Les fibros que je faisais sans anesthésie, avec des fibroscopes à vision directe de près de 2 centimètres de diamètre, peu maniables, sont désormais faites sous sédation courte, avec des appareils deux fois plus petits, deux fois plus flexibles, et projetant l'image sur grand écran avec une parfaite résolution. Je vis apparaître dans le milieu des années quatre-vingt les premières hépatites C chez des junkies, et nous restions désarmés devant la progression de la maladie. Moins de trente ans après, cette maladie était à portée des premiers anti-viraux, et aujourd'hui parfaitement guérissable avec les produits de dernière génération, dont le désormais célèbre Sovaldi (sofosbuvir).

J'ai vu mourir dans le service les premiers malades atteints du SIDA, maladie dont on ne savait pas grand-chose en 1984. Je revois avec angoisse les plaques noires sur leur peau, baptisées « syndrome de Kaposi », et qui confinaient ces malheureux à une sorte d'isolement. La peste était de retour. Je revois encore Willy Rosenbaum venant nous enseigner au staff du lundi matin les dernières actualités balbutiantes glanées au dernier congrès de San Francisco. J'entends les mots qui résonnaient à mes oreilles : c'est un virus, il est transmissible par voie sexuelle et sanguine. Pour le reste, on ne sait pas. La salive, peu probable, les muqueuses, possiblement, si elles sont irritées. Il faut se protéger quand on soigne ces patients.

Je me souviens enfin du scandale du sang contaminé, premier grand scandale sanitaire de l'époque moderne. Hélas pas le dernier. Responsable, mais pas coupable ? Pas certain. Qui aurait pu imaginer, vingt ans après, grâce aux efforts de la recherche fondamentale (l'identification du virus) et grâce à l'industrie pharmaceutique (trithérapie), que cette maladie mortelle fut chronicisée, et quasiment maîtrisée au point que le virus ne soit plus détectable chez certains patients ?

La chirurgie et l'imagerie médicale n'échappent pas à cet effet d'innovation exponentielle.

J'ai vu opérer mes patients de la vésicule biliaire à « ciel ouvert » et sortir au mieux au cinquième jour d'hospitalisation, alors qu'aujourd'hui la même intervention se pratique sous célioscopie et les malades sortent le lendemain. J'ai connu la lecture difficile des premiers scanners, alors qu'aujourd'hui les appareils de dernière génération sont capables de détecter des tumeurs de quelques millimètres et de guider par la réalité augmentée, la main du chirurgien.

Tout est allé si vite ; il y a néanmoins une chose pour laquelle j'ai toujours pris le temps : celui nécessaire à écouter, à expliquer au patient ce qu'il avait, ce qu'on allait faire, parfois à le rassurer, à lui tenir la main. Aujourd'hui, je suis convaincu que tous les progrès technologiques, toutes les innovations, ne pourront jamais dispenser le soignant, l'aidant, de cette relation humaine à la maladie et à celui qui en souffre. Comme si l'avenir de la médecine, l'enjeu du progrès, se retrouvaient soudainement dans les mains de son créateur : l'homme.

Il m'arrive encore aujourd'hui de m'occuper des soucis de santé de ma famille, des amis qui m'appellent pour me demander conseil. Bien entendu, la plupart du temps, mon rôle consiste à les orienter vers tel ou tel confrère et de leur en faciliter l'accès – il existe bien une médecine à deux vitesses – afin qu'ils soient pris en charge dans les meilleures conditions. Mais il reste quelque chose de ces années de pratique de la médecine, une sorte de « réflexe » intemporel. Un nez, une fibre, un petit logiciel algorithmique bien rangé au fond du cerveau qui me fait sentir les choses, avant même qu'une biologie, une radio, un examen approfondi ne livrent le verdict. Le sens clinique que nous avons reçu de nos Maîtres – je le concède, ce mot est un peu suranné – était en réalité et simplement du bon sens. Finalement, le bon sens est à peu près la seule chose qui survit au progrès, car il reste somme toute le vecteur qui en limite l'invraisemblance.

Le bon sens. Voilà en réalité le fil d'Ariane de cet ouvrage qui se veut être avant tout un outil d'analyse et de réflexion pour celles et ceux qui s'intéressent à notre système de soins et à son avenir. Beaucoup de choses ont été écrites sur la santé. Des livres témoignages, écrits par des patients, certains magnifiques, des livres sur l'avenir de la médecine, allant jusqu'à prédire la « mort de la mort », des livres-conseils, pour se tenir en forme, bien manger, maigrir ou méditer, des livres techniques, pour ne pas dire technocratiques sur notre système de soins, des livres économiques pour mieux expliquer l'incurable déficit de la sécurité sociale, et enfin, parfois, des livres plus « politiques », hélas trop souvent dénués de vision. Les pages qui vont suivre ne sont rien de tout cela.

L'idée de ce livre m'est d'abord venue de ma frustration à voir nos concitoyens ne rien comprendre aux enjeux de la santé et à la régulation économique de notre système de soins. Il est vrai qu'il est, comme partout en Europe, soumis à des déterminants d'une affreuse complexité, alors même que les équations de départ sont assez simples.

Je me suis donc lancé un défi : essayer de faire simple ! Ne pas noyer le lecteur dans des chiffres, des textes de lois et des considérants technocratiques augmentés d'un jargon incompréhensible. N'être ni médecin (ce que je fus), ni énarque (ce que je ne suis pas !) le temps d'un bouquin. Partager, tout simplement. Partager une réflexion citoyenne, enrichie de mon expérience et de la connaissance acquise au cours de ces années.

Pour l'heure, définitivement, j'ai adoré ces nuits-là !

J'ai aimé l'odeur du talc après avoir retiré les gants stériles à la sortie du bloc, la salade de lentilles trop vinaigrée de l'internat de Lariboisière, les reflets argentés de la pince Cocher en attrapant l'aiguille pour recoudre la plaie d'un enfant, la solitude dans une chambre de garde froide et austère, la chaleur du radiateur au fond du poste des infirmières au 3ème étage de l'hôpital Saint-Lazare, le mauvais café que l'on me servait avant la consultation du mercredi, ce vieux monsieur qui me dit merci après que je lui ai expliqué que son polype n'était pas cancéreux, le bruit que font les grosses pochettes en papier de l'Assistance Publique quand on les pose en tas sur le bureau, la petite réglette à ECG offerte par le Laboratoire « je ne sais plus qui » et que l'on glissait dans la poche de la blouse, le geste doux et précis qu'il fallait faire pour poser un cathéter central dans une veine jugulaire, l'image incroyable de « l'intérieur » que je vis lors de ma première fibroscopie gastrique, le sourire de cette maman après qu'on lui ait rendu son petit bonhomme avec un plâtre salvateur, la manœuvre stupide qu'il fallait faire pour garer ma voiture dans le parking de l'hôpital, le verre en pyrex dans lequel on écrasait sa clope après le café, le sous-sol désert qui conduisait à la radiologie, le staff du lundi à phosphorer sur des histoires aussi complexes qu'invraisemblables, la petite heure de sommeil qui donne l'impression d'une nuit entière, ce jeune issu des quartiers de la cité des 4000 qui fiche le bazar aux urgences, la transmission de la garde sur ce gros livre au papier quadrillé, le petit mot que mettait toujours Christian après sa nuit, « beau temps belle mer » pour « RAS », les tonus (genre de fête dépravée de salle de garde) où l'on chantait le répertoire des chansons paillardes, les draps de l'AP (lavés !) qui servaient de nappe à l'internat, et sur lesquels on s'essuyait faute de serviette, l'ascenseur du bâtiment B qui s'arrêtait à tous les étages, le téléphone vintage sur la table de nuit qui te regarde et semble te dire « je vais sonner, mais quand tu dormiras », le stylo bille bleu qui n'écrit pas, mon nom précédé de « Dr » sur la porte des consultations, l'air emprunté de la surveillante quand elle s'excusait d'avoir mis un malade « en plus », le vieux Paris Match sur la petite table dans la salle d'attente, l'odeur des cuisines à 11h30 au moment de la visite, les yeux mi-clos de ce patient que l'on venait de soulager de sa douleur, la cloche en alu gris qui couvrait le repas des patients, l'odeur de l'alcool sur les compresses, le nœud trop serré de la bavette qui vous coupe le dessus du nez, le bruit des ressorts du sommier, le comprimé de Guronsan qui faisait pétiller l'eau du verre à dent, le tableau d'affichage des résultats de l'internat de Paris, Avenue Victoria, le serment d'Hippocrate prononcé le jour de soutenance de ma thèse, le bruit du vent sur la lucarne entrouverte de ma chambre, le bruit furtif du stylo au moment où je signais l'ordonnance, les fresques de la salle de garde, Franck, Georges et Christian aujourd'hui disparus, le 31 décembre 1985 de garde à Saint-Denis, Madame Pet - c'est ainsi qu'elle s'appelait - qui venait me consulter pour une colopathie fonctionnelle, le jour de mes 20 ans où j'enfilais pour la première fois une blouse « de médecin » sans l'être encore, la première bouffée de cigarette entre deux patients, le jour qui se lève sans bruit, le son intermittent du scope qui rassure, la complainte du respirateur qui vous hante, cette interne d'orthopédie trop belle pour moi, la première transplantation d'organe à laquelle j'ai assisté, toujours le même café amer, « what else ? », hélas rien, le chariot de visite qui a une roue qui ne se met jamais droite, le négatoscope sur lequel on accrochait la radio du rachis lombaire qui ne servait à rien, l'envie de rentrer à la maison, parfois la peur de prendre la mauvaise décision, le premier « Apple » installé sur le bureau de Georges, que l'on regardait comme une soucoupe volante, le Minitel pour choper une adresse, les quatre saisons de Vivaldi quand on composait le numéro du standard, la déléguée médicale d'Astra Zeneca qui vint m'annoncer le lancement de l'oméprazole, la table de pingpong dans la salle de garde, la couleur orangée de la Bétadine, mon premier portable, énorme et lourd, que je brandissais comme un trophée après une corrida, les conseils bienveillants de François, mon chef de service, et mes adieux à l'hôpital en ce jour de printemps 1989.

INCROYABLES INNOVATIONS

Suffit-il d'être nouveau pour innover ?

Le concept même d'innovation, quand bien même on lui trouverait quelque racine latine (*innovare : revenir à, renouveler*), est en réalité un concept assez récent, dont se sont inspirés les sociologues et les économistes du XXe siècle afin de modéliser l'évolution du monde moderne en proie au progrès technologique, culturel, sociologique et industriel.

De façon assez pragmatique, on peut dire que l'innovation consiste en l'élaboration d'un nouveau produit, d'un nouveau service, d'un nouveau concept, voire d'une nouvelle façon de penser les choses, tel que produit ou reproduit en grand nombre, celui-ci modifie, transforme ou révolutionne un secteur d'activité, une pratique sociale et la vie de nombreux individus.

On voit bien dans cette définition plutôt générique, qu'il ne suffit pas d'être « novateur » pour être innovant, puisqu'ici le nouveau est assujetti à une transformation majeure des pratiques sociales ou industrielles.

Celui qui théorisa sans doute le mieux ce concept de « rupture », est Joseph Schumpeter (1883-1950), économiste autrichien auteur de la *Théorie de l'évolution économique* en 1911 (1), dans lequel il développe le principe de la « destruction créatrice ».

Selon lui, le progrès technique est le moteur même de l'économie et de la croissance industrielle. Pour Schumpeter, les progrès techniques émergent en essaims, de sorte qu'à un certain stade de leur développement, ils convergent pour provoquer une innovation majeure, une « rupture » technologique. C'est l'innovation de rupture. Ces innovations provoquent par leur industrialisation et leur diffusion un changement profond de paradigme, qui selon lui, entraîne la disparition inéluctable des industries et des emplois du secteur qui se trouve ainsi « dépassé » par l'innovation. Pour lui, toute création de valeur détruit de la valeur. Par conséquent, la croissance est un processus permanent de création, de destruction et de restructuration des activités économiques.

Ainsi, contrairement à ce que l'on pouvait imaginer aux débuts de l'industrialisation, l'évolution ne peut pas résulter de la seule modification quantitative (hausse de la production ou du capital) de notre système économique, mais au contraire de la transformation profonde, qualitative et structurelle, du système de production. Or, le facteur déterminant de cette transformation, à chaque fois qu'elle se produit, c'est l'innovation.

On peut ainsi dire que n'est innovant que ce qui entraîne une modification structurelle d'un système, et par conséquent sa destruction au profit d'un nouveau modèle.

L'exemple sans doute le plus emblématique de l'innovation du XXe siècle, est la révolution informatique avec l'introduction progressive d'ordinateurs possédant des capacités d'analyse et de mémoire de plus en plus puissantes. L'automatisation, le développement des processeurs dans les programmes automatisés, la robotique et la communication digitale qui s'en est suivi à complètement modifié l'ensemble des paramètres sociaux et économiques de tous les secteurs, quelle qu'en soit la nature.

Des pans entiers de métiers ont disparus ou se sont profondément modifiés dès lors que l'automatisation des process était devenue accessible à tous.

Personne n'imaginerait aujourd'hui se passer d'un ordinateur. Fatalement les fabricants de machines à écrire et de bouliers ont mis la clé sous la porte !

Si la naissance de l'informatique dans l'entre-deux-guerres (Alan Mathison Turing, 1936) est incontestablement le point de départ de la révolution qu'elle porta ensuite, il est en revanche plus difficile de dire à quel moment exact l'informatique put se targuer d'être une innovation de rupture.

Est-ce au moment des premiers ordinateurs gigantesques capables de faire les premières opérations complexes dans les années 50 ? Est-ce au moment où Steve Jobs bricolait sa première machine dans son garage ? Est-ce en 1974, à la sortie des premiers HP ? Est-ce à l'instant où chacun d'entre nous a pu faire l'acquisition de notre premier ordinateur ?

Ce sujet, nous en avons souvent débattu à la Commission Innovation du Medef, que je préside avec Anne Lauvergeon depuis 2018. C'est un élément clé pour comprendre ce qui permet de favoriser l'écosystème de l'innovation, et favoriser la mise en place d'une économie participative, comme c'est le cas aux USA notamment.

Mais en réalité, il n'y a pas de réponse à cette question. La rupture produite par l'innovation est d'abord théorique, et peut être ainsi datée par le changement de paradigme qui l'a portée. Dès lors que l'innovation est industrialisée elle détruit de la valeur et en créé au fil de l'eau, et dans un temps diffèrent selon qu'une partie ou la totalité de la population peut en bénéficier. En quelque sorte, l'innovation de rupture est théorique, ce qui s'en suit relève plus de « l'évolution » que de la rupture. C'est au moment où l'innovation change ma vie que je la perçois comme telle. Avant, elle n'est qu'étonnante, voire admirable, mais virtuelle.

Dans le domaine de la santé, les choses sont un peu plus compliquées.

Si l'innovation de rupture existe, elle est conditionnée à la compréhension préalable des mécanismes physiologiques qui sont à l'origine du dérèglement biologique et anatomique, c'est-à-dire de la maladie.

Parfois, c'est le remède lui-même qui ouvre la voie à la compréhension de ces mécanismes : on teste, et on comprend a posteriori pourquoi ça marche. C'est la recherche dite « expérimentale ».

Aujourd'hui, la recherche est plutôt « dirigée » ou « ciblée », c'est-à-dire que l'on tente de comprendre d'abord pourquoi la cellule se dérègle, et ensuite on fabrique le moyen de corriger l'anomalie. En réalité, la plupart du temps c'est un mixte des deux, faisant intervenir des phases expérimentales supportées par des systèmes de partage d'informations à grande échelle, le tout dans la transdisciplinarité. On parle alors de recherche « translationnelle ».

Innover en médecine, c'est comprendre

Les vraies innovations en médecine passent toujours par la case « comprendre ».

Bien évidemment, cela n'occulte en rien les fantastiques progrès technologiques faits dans le domaine de l'imagerie, du diagnostic, de la chirurgie et du matériel.

Mais que cela plaise ou non, la guérison, c'est-à-dire la neutralisation de la cause originelle d'une maladie est intimement liée à la compréhension de son mécanisme physiopathologique.

Ainsi, le coup de chance de Flemming mis de côté, les progrès de l'antibiothérapie furent bien la résultante de la compréhension des mécanismes de défense de la capside des bactéries et de leur métabolisme. On doit les innovations récentes en cancérologie par l'immunothérapie à l'identification des mécanismes de défense de la cellule cancéreuse pour échapper à notre système immunitaire naturel. Il en va de même pour les traitements en psychiatrie grâce à la neurophysiologie et l'identification des neuromédiateurs, l'élaboration des vaccins par l'étude des antigènes de surface des virus, etc.

À l'inverse, si l'on piétine sur la maladie d'Alzheimer, la maladie de Charcot (une autre pathologie neuro-dégénérative), ou sur des maladies aussi courantes que l'arthrose, c'est que l'on ne comprend pas très bien, à ce jour, les mécanismes qui en sont la cause.

On pourrait ainsi définir l'innovation de rupture en médecine, comme étant la découverte du mécanisme d'une maladie et de son traitement de sorte qu'il en permette la guérison avec une probabilité significative, sous condition qu'elle soit accessible au plus grand nombre de malades.

Typiquement, le tout récent traitement par sofosbuvir (Sovaldi, Gilead) de l'Hépatite C répond sans aucun doute à cette définition.

De la même façon, on peut considérer qu'une innovation technologique n'a de sens que lorsqu'on a compris les conditions qui en permettent la réussite.

C'est le cas de la transplantation d'organes.

La première transplantation rénale à partir d'un donneur vivant fut tentée en 1952 par l'équipe de Necker sous la houlette de Jean Hamburger. (2) Malheureusement, le jeune homme mourut 21 jours plus tard sans que l'on comprenne vraiment les raisons du rejet de la greffe. S'en suit entre 1954 et le milieu des années soixante, une série de tentatives plus ou moins fructueuses, dont la célèbre et très médiatique greffe cardiaque réalisée par Christiaan Barnard au Cap en 1967. Si la technique était alors perçue comme une prouesse, les résultats furent très décevants, et dans le cas présent, le patient décéda 18 jours plus tard.

En réalité, ce n'est pas tant par la mise au point de la technique chirurgicale que la transplantation devint innovante, que par la compréhension des mécanismes expliquant le rejet du greffon par le receveur, dès lors que l'organe greffé ne venait pas d'un jumeau homozygote.

C'est en effet par la compréhension du système de défense de l'organisme et de ce qui régit la compatibilité des organes, que le premier palier de la « rupture » fut franchi. Cette innovation purement biologique et conceptuelle, on la doit essentiellement aux travaux de Jean Dausset et de Jean Hamburger, qui au début des années 60, identifièrent le système HLA, sorte de carte d'identité cellulaire propre à chacun d'entre nous.

Dès lors, il suffisait d'examiner le degré de « superposition » du système HLA du donneur et du receveur, pour prédire l'ampleur du risque de rejet. Ce fut le début de l'épopée de la greffe, orientée par la compatibilité du greffon avec le greffé.

La deuxième rupture vint de la compréhension plus fine des mécanismes immunitaires mis en jeu dans la réaction de rejet du greffon, et par conséquent de la mise au point de médicaments capables de la bloquer.

Ce fut d'abord dans les années 70 l'azathioprine, efficace, mais toxique, puis la révolution apportée au début des années 80 par la cyclosporine, puis au début des années 90 par le tacrolimus et le mycophénolate mofetil aujourd'hui tous deux considérés comme les immunosuppresseurs pivots et standards de la greffe d'organe. Ce sont ces médicaments, issus de la recherche des firmes pharmaceutiques (en l'occurrence respectivement Wyeth, Novartis, Astellas et Roche) qui ont changé le pronostic de la survie du greffon, et donc de celle du patient greffé. Ce sont ces médicaments qui ont rendu à la technique chirurgicale sa beauté et son côté magique. Il est d'ailleurs assez amusant de constater que les émissions de télévision sur la greffe d'organe (et il y en a eu un certain nombre) sont toujours construites autour d'un reportage scénarisé de la même façon : on suit la vie d'un malade en attente de greffe, ou plutôt sa survie, on filme l'interminable attente et l'espoir qu'elle nourrit, et soudain, c'est le coup de téléphone, on saute dans une voiture direction le centre de greffe. Pendant ce temps-là, un avion atterrit avec une équipe et une glacière contenant le rein, le foie ou le cœur. Il n'y a pas une minute à perdre, sirène de motards et gymkhana sur le périphérique ! Gros plan sur les mains du chirurgien, héros du soir. On installe le patient, dernières impressions, dernier sourire avant l'anesthésie. Puis c'est l'opération, ballet incessant de virtuoses au service d'une prouesse technique incroyable. Gros plan sur le rein qui se recolore à la perfusion. Satisfaction du chirurgien. Remontée du malade dans sa chambre. Réveillé, soulagé, heureux, apaisé. Enfin la vie va commencer. Fin du reportage.

Cruel paradoxe de la perception de ce qui est « fantastique », que mes amis chirurgiens me pardonnent, mais l'histoire de la greffe, je veux dire celle du patient qui revit, qui ressuscite parfois, elle commence à la sortie de l'Hôpital, de retour chez lui, muni de son ordonnance d'immunosuppresseur, seul fil d'Ariane qui le relie à la vie « comme celle d'avant ».

L'exemple de la greffe d'organe n'est pas unique.

En médecine, beaucoup de choses que nous percevons comme tout à fait prodigieuses sont en réalité, soit le résultat d'une découverte de rupture restée dans l'ombre, soit rendues possibles grâce à une autre innovation encore plus incroyable. Finalement, on est toujours l'innovation de quelque chose d'autre.

Les Stents cardiaques, sortes de petits ressorts que l'on pose pour éviter qu'une artère coronaire se bouche, sont tributaires des anticoagulants. Les prothèses de hanche sont devenues innovantes par les progrès des matériaux céramiques, les robots chirurgicaux sont incroyables de par le développement du numérique et de la robotique, les nanoparticules radioactives possibles par l'essor des nanotechnologies, les biomédicaments contre le cancer sont des innovations de la recherche fondamentale en cancérologie, etc.

Si j'insiste sur les liens indéfectibles qui existent entre les progrès scientifiques de toutes natures, c'est pour mieux faire comprendre à quel point nous ne percevons comme innovante que la dernière résultante de la chaîne d'innovation, c'est-à-dire le dernier chaînon qui va changer la vie du patient. Tous les honneurs vont en réalité au cadet de la famille, au petit dernier, à celui devant le berceau duquel on joint les mains en disant « incroyable » !

Alors, l'innovation ne serait-elle qu'une perception, un effet d'optique ? Pas si sûr !

Le principe de la température sous abri et du froid ressenti appliqué à l'innovation

Chacun se souvient d'avoir entendu au moins une fois Laurent Cabrol sur Europe 1 ou bien Louis Bodin sur RTL, vous donner la température sous abri de ce petit matin d'hiver, -2°C à Paris, -12° à Aurillac (il fait toujours un froid de gueux à Aurillac) en précisant que cela relevait de la mesure la plus rigoureuse enregistrée à 8 heures très précises. Et tout de suite d'ajouter, qu'en réalité, du fait d'un petit vent d'ouest ou venant de la mer du Nord (quand le petit vent est froid, il vient toujours des Anglais et des Vikings), le froid que vous alliez ressentir au moment de mettre le nez dehors, serait décoté de deux ou trois degrés. La belle affaire ! Votre corps vous dira « j'ai froid », en se fichant pas mal du chiffre de la température sous abri et de la vitesse du vent.

Avec l'innovation, il en va un peu de même. Et c'est là que tout se complique.

Prenons le médicament par exemple.

À l'instar de ma métaphore météorologique, pour qu'il y ait une « innovation ressentie », il faut réunir plusieurs conditions : un contexte climatique (ici le contexte des avancées dans le traitement du cancer par exemple), une conjonction d'évènements météorologiques, l'hiver et le vent (ici un nouveau produit qui vient s'ajouter à l'arsenal thérapeutique existant), une mesure, la température sous abri (ici la valeur ajoutée intrinsèque du nouveau médicament) et enfin un ressenti du fait d'un calcul de l'impact du vent sur la sensation de froid (ici l'impact de ce nouveau traitement dans la stratégie thérapeutique du cancer).

En d'autres termes, l'innovation ressentie ne peut pas correspondre à la valeur individuelle d'un médicament dès lors que son expression n'a de puissance que dans un contexte thérapeutique global. Pas plus que la température réelle n'a de sens pour indiquer à mon corps s'il doit avoir froid ou pas.

Or l'évaluation de l'innovation, d'un point de vue scientifique, s'est enfermée depuis des années dans la rigueur d'une mesure quantitative et comparative comme seul juge de la quantité de progrès apportée par le produit. C'est là à mon sens un écueil dont il faut se débarrasser en pensant autrement.

Un changement de paradigme consisterait à considérer que la réalité d'une innovation n'a de sens que par la perception tangible que vous en avez sur la vraie vie : soit vous allez beaucoup mieux et vous vivez plus longtemps, soit vous êtes mieux soigné à moindre coût ou selon des modalités plus « confortables » (chirurgie ambulatoire par exemple).

Ce raisonnement peut conduire à admettre qu'un « produit » issu d'un concept innovant qui n'a pas d'impact structurel majeur n'a d'innovation que le nom, et qu'inversement une idée astucieuse qui amènerait un progrès incrémental capable de révolutionner l'état de l'art, soit en réalité l'innovation de l'année.

Ainsi, pour caricaturer, l'invention d'un tire-bouchon issu d'une imprimante 3D peut être « innovant » du point de vue du modèle de production, mais enfin, cela restera un tire-bouchon, et inversement, la simple miniaturisation d'un processeur peut faire basculer la puissance de l'ordinateur, produit innovant s'il en est, dans un autre monde de capacités et de services.

En conclusion, nous devons être attentifs à l'usage du mot innovation.

Je reste intimement persuadé que tant que la démonstration n'est pas faite qu'une nouveauté n'a pas changé la vie du plus grand nombre, il est difficile de la qualifier d'innovation de rupture. Tout comme il est difficile de dire qu'il a fait froid tant que le plus grand nombre ne s'est pas « pelé » en grattant son pare-brise le matin.

La subjectivité de la perception utilitariste confrontée à la vie réelle ne fait hélas pas bon ménage, ni avec l'évaluation scientifique, ni avec la valorisation économique du produit au moment de sa mise sur le marché.

En matière d'innovation, nous serions donc condamnés à faire un pari…

Le pari de l'innovation ou la présomption « d'innovance »

En droit il existe un principe immuable, c'est que tout justiciable qui n'est pas condamné est présumé innocent, résumé sous le terme de « présomption d'innocence ».

Je propose d'appliquer le même principe à l'innovation.

Voici la façon dont on peut l'exprimer :

Pour qu'il soit justiciable, il faut qu'un individu, sur la base d'un faisceau d'éléments, fasse l'objet d'une investigation.

Pour un produit, un médicament, on peut considérer de la même façon que la présomption de « l'innovance » ne s'applique que dès lors qu'un faisceau d'arguments permet de faire ce pari positif pour l'intérêt des patients.

Pour qu'il soit reconnu et non plus présumé innocent, le justiciable doit avoir été jugé comme tel.

De la même façon, on peut considérer que le pari de l'innovation suppose un jugement a posteriori d'une instruction basée sur des faits réels.

Là où ma comparaison a ses limites, c'est qu'en l'absence de preuves de culpabilité, le justiciable est relaxé, alors qu'en matière d'innovation, il est difficilement audible de maintenir ce précieux label par défaut de preuves.

En médecine, on pourrait néanmoins se contenter du pari expérimental pour nourrir la connaissance du sujet (*l'evidence based medecine*) et attendre gentiment que le temps fasse son œuvre. Le problème, c'est que l'innovation a un prix, et que ce prix est supporté par la collectivité, du moins dans les pays qui ont fait le choix d'une assurance maladie universelle.

Dès l'instant où il faut payer, et que par conséquent il faut vendre, cela a deux impacts majeurs sur la perception de l'innovation :

– Tout d'abord, la question est de savoir qui va supporter le coût du pari de l'innovation, et de ma fameuse présomption « d'innovance » ? Celui qui achète pour donner « toutes les chances » à ses concitoyens de se soigner, ou celui qui détient le brevet de l'invention, ou bien les deux ?

– Ensuite, la perception de l'innovation va inévitablement devenir la résultante de trois composantes, l'évaluation de la valeur intrinsèque du produit (sur la base des études cliniques par exemple), l'évaluation de son impact en vie réelle (sur la maladie bien sûr, mais aussi sur les soins ou la structure de soins), et enfin le prix et sa prise en charge, autrement dit son impact budgétaire sur la collectivité, qui va de facto le ranger dans une catégorie ou une autre. C'est tellement vrai, qu'il n'est pas rare que les usagers considèrent a priori un produit non remboursé comme moins efficace.

Nous évoquerons à nouveau ce sujet dans un autre chapitre consacré à l'économie de la santé, cependant, il me semblait important de souligner ici la puissance de l'intrication qu'il y a entre la perception de l'innovation et la justification des prix de cette innovation, dès lors que ce n'est plus un bien de consommation banal, mais un produit de santé.

Ceci n'est pas nécessairement le cas dans d'autres domaines.

Si je regarde voler pour la première fois un Airbus A 380, je ne me pose pas la question de savoir à quel prix il va se vendre, ni même de savoir s'il trouvera acquéreur. Je trouve cette machine volante incroyable ! Si je veux le dernier iPhone, je paierai le prix de mon envie, que cette version soit innovante ou pas. Dans les deux cas, par ma perception du fantastique, ou par mon envie impérieuse d'acquérir un bien, je détache au moins un instant mon jugement du prix du produit. En santé, le jugement est toujours influencé par le coût potentiel du produit. C'est là un biais dans la perception de l'innovation qui est savamment entretenu par le système, nous y reviendrons.

Par conséquent, une partie de la solution se trouve dans l'édiction de trois principes que je pense cardinaux :

– Premier principe, en matière de santé, il faut être progressiste, c'est-à-dire qu'il n'y a pas d'autre choix pour l'intérêt général que de faire le pari de l'innovation. L'innovation pouvant s'entendre dans la prévention, dans le diagnostic, dans le traitement ou les modalités de prise en charge du patient. Ce principe fondamental n'exclut en rien la sécurité des soins, mais ne justifie pas les reculades frileuses au nom du principe de précaution.

– Deuxième principe, l'innovation en santé ne peut pas être élitiste. C'est là un élément fondamental de notre pacte social que je ne crois pas raisonnable de remettre en question. En d'autres termes, tous nos concitoyens, quels qu'ils soient, jeunes ou vieux, où qu'ils résident, et quelles que soient leurs ressources, doivent pouvoir accéder à l'innovation pour peu que sa prescription soit justifiée.

– Enfin, troisième principe, le pari de l'innovation ayant un coût mécaniquement inflationniste, le régulateur doit faire des choix, doit y indexer des indicateurs de performance, et financer une partie de l'inflation engendrée par la valeur, en détruisant les valeurs qui ne servent plus à rien. L'innovation doit trouver son substrat d'efficience, sinon elle n'est pas finançable. Pas de présomption « d'innovance » sans principe de Schumpeter ! Facile à dire, plus compliqué à faire…

Sur ce dernier point, la France est très empêtrée dans sa conception « sociale » des finances publiques. Nos gouvernements n'aiment pas détruire des valeurs qui appartiennent à la rubrique « droits acquis », « services publics », « liberté chérie », ou « patrimoine culturel ». On peut parfois le comprendre, y compris quand c'est pour des raisons électoralistes, la conquête du pouvoir imposant quelques renoncements. Mais enfin, à force de vouloir empiler les assiettes, on en vient à faire pire : financer ce que l'on ne peut pas s'acheter, en sacrifiant sous la plume du comptable la compétitivité de notre pays dans la course à l'innovation. Je reviendrai là aussi sur ce point dans le chapitre économique.

L'innovation en santé : entre la peur et le rêve

La question qui se pose, dès lors que l'on accepte la part de ressenti dans le jugement que l'on porte sur l'innovation, c'est « quels sentiments nous procure-t-elle ? ».

Du rêve, sûrement, bien qu'en santé, le rêve s'apparente plutôt à une forme de rassurance fondée sur l'espoir de reculer l'échéance de notre finitude.

Une peur, probablement, et même pire : une phobie, non pas de l'innovation en tant que telle, mais plutôt du risque inhérent à son développement et à son utilisation.

De sorte que dans beaucoup de pays, et c'est particulièrement vrai en France, la population vit dans la crainte très médiatique des scandales, et très singulièrement, des scandales sanitaires. Si je dis singulièrement, c'est qu'il existe dans l'état de « peur » une totale disproportion entre la probabilité du risque et l'angoisse qu'il procure.

D'un point de vue probabiliste, il est assez irrationnel d'avoir peur en avion et pas en voiture ou en moto, d'avoir peur d'une centrale nucléaire et pas d'une intoxication au CO à partir de son vieux poêle à bois, tout autant que de craindre la maladie et ne pas se faire vacciner. Il est vrai que quand un avion s'écrase, une centrale se trouve balayée par un tsunami, ou un effet secondaire grave d'un médicament survient, cela est « spectaculaire ». Mais en réfléchissant bien, ce qui est spectaculaire, ce n'est pas tant le nombre de victimes, que le côté improbable de l'accident. Loin de moi l'idée de minimiser le drame de ces catastrophes, mais chacun admettra qu'elles font plus facilement la une du 20 heures que les dizaines de milliers de morts par an liées à la famine, l'absence d'eau potable, l'extrême pauvreté ou le non-accès aux soins chez certaines populations africaines, indiennes, asiatiques ou sud-américaines.

Par ailleurs, quand on regarde les statistiques publiées par l'ONIAM (3) sur les accidents médicaux qu'ils ont eu à traiter, on constate que sur les 9400 dossiers soumis à indemnisation entre 2009 et 2014, 84 % des accidents sont intervenus dans un établissement de soins, 31 % sont dus à un acte fautif, 19 % correspondent à des infections nosocomiales (contractées lors d'un acte médical dans un établissement hospitalier) et près de 62 % consécutifs à un acte de chirurgie. Si bien qu'en réalité, le risque se trouve plutôt niché dans des actes perçus comme d'une extraordinaire banalité.

La peur du risque en santé et la peur de l'accident face à l'innovation sont donc totalement irrationnelles. Concrètement, les progrès de notre civilisation, en particulier en médecine, ont amélioré la qualité et l'espérance de vie à peu près partout dans le monde, même s'il est indéniable que ce constat soit très inégalitaire.

Dans son ouvrage intitulé « *La médecine sans médecin ?* » (4), au chapitre deux, mon ami Guy Vallencien titre : « La phobie du risque ».

Voici ce qu'il dit du sujet :

« On sacrifie les bénéfices des découvertes scientifiques et médicales sur l'autel de leurs risques, potentiels ou avérés. Croyant encore au mythe du phare illuminant la planète de ses leçons d'universalisme, nous (*nous : les Français*) voilà relégués au niveau d'une puissance moyenne, en déclin de surcroît. Perdus, gros avaleurs d'antidépresseurs, nous rions jaune, en appelant à nos exceptions abracadabrantesques : blocages structurels et psychologiques, enfants de la pensée magique à la sauce égalitaire, servie par des nostalgies de la Commune. »

Bon, après une telle diatribe, on peut craindre que l'innovation ne trouve quelque place dans notre douce France. Si je partage, dans une certaine mesure, la critique de Guy Vallencien sur les vieilles lunes françaises, je suis néanmoins plus optimiste que lui. Certes, les altermondialistes et tous les anti-progressistes nous dépeignent l'innovation comme la menace fantôme, celle qui viendrait anéantir la race humaine dans un tableau apocalyptique de fin du monde. Les plus conservateurs de nos concitoyens craignent que l'apport du progrès soit toujours inférieur au prix à payer, soit en perte des acquis, soit en monnaie sonnante et trébuchante. Les plus anxieux de ces conservateurs, verront toujours derrière le progrès un jeu d'apprenti sorcier, où la maîtrise du risque n'est que théorique. Malgré cela, la France reste une terre où règne un certain esprit de créativité, et même d'inventivité qui souffle comme un vent contraire au très décrié « principe de précaution ».

Au fait, que dit-il ce fameux principe de précaution ?

Il s'agit d'un principe constitutionnel dérivé de la Charte de l'environnement, elle-même inscrite dans la constitution par le parlement réuni en Congrès en février 2005. C'est donc la loi Barnier qui inscrivit le principe de précaution au niveau le plus élevé de la hiérarchie des normes. Voici ce que dit la loi (5):

« Lorsque la réalisation d'un dommage, bien qu'incertaine en l'état des connaissances scientifiques, pourrait affecter de manière grave et irréversible l'environnement, les autorités publiques veilleront, par application du principe de précaution, et dans leurs domaines d'attribution, à la mise en œuvre de procédures d'évaluation du risque et à l'adoption de mesures provisoires et proportionnées afin de parer à la réalisation du dommage »

Contrairement à la façon dont le terme « principe de précaution » est usité, la loi ne dit en rien qu'il faut renoncer au progrès et à l'innovation dès lors que l'on identifie un risque. Ce n'est nullement un principe frileux de renoncement !

Il s'agit en réalité d'un texte qui invite les autorités compétentes, donc l'État, à mettre en œuvre des procédures de gestion et de minimisation des risques sur les personnes et leur environnement. Ni plus, ni moins.

Or, il est apparu il y a une vingtaine d'années, en particulier depuis l'accident d'AZF à Toulouse le 21 septembre 2001 qui, lui, relevait bien d'un plan de gestion de risques, une mode « politique » qui consiste à brandir ce principe pour justifier de « ne pas faire » plutôt que de prendre le risque du progrès. On retira du marché des produits agroalimentaires sans certitude de toxicité, des médicaments sans être trop certain de l'imputabilité de leurs effets secondaires, certains pesticides et pas d'autres, on renvoya la procréation médicale assistée, la greffe à partir de donneur vivant ou encore la fin de vie au débat éthique sous le porche du principe de précaution.

La médiatisation des scandales sanitaires, par définition liés à l'usage que nous faisons de nos progrès en médecine, alimenta la peur, et par conséquent légitima le principe de précaution comme un dogme régressif, alors même qu'il ne fut point élaboré pour cela.

Il est intéressant de constater ainsi, qu'en soi, l'innovation en médecine ne fait pas peur, mais c'est plutôt son mésusage ou l'idée de tromperie sur la marchandise que nous craignons.

C'est bien pour cette raison que la peur de l'innovation est irrationnelle. En effet, personne ne peut prédire pour soi-même l'accident, sa probabilité ou sa date de survenue, et personne ne peut a priori juger que tel ou tel inventeur s'est copieusement fichu du monde tant que son produit n'a pas été éprouvé par la pratique.

Le risque est inhérent à la création innovante.

La question est par conséquent, de savoir quelles sont les mesures de prévention et de gestion des risques mises en œuvre au moment de la mise en place de l'innovation, et quelles sont les mesures de contrôle qui garantissent que le rapport entre le bénéfice et le risque est favorable.

C'est sur dernier point que nos concitoyens ont le plus de mal à adopter une certaine forme de cohérence. Beaucoup d'entre eux acceptent volontiers l'idée qu'en médecine le risque zéro n'existe pas, à condition que ce risque soit à 100 % le fruit du hasard. L'accident, la fatalité. Or, ce concept de fatalité dans une démarche de soins est quasiment inexistant.

En médecine, face à l'échec ou à l'aléa thérapeutique, il y a toujours une causalité, et donc, mécaniquement une ou plusieurs responsabilités. Seulement, c'est un peu comme pour les accidents d'avions, l'accident est très souvent la résultante d'une somme d'événements improbables, dans lesquels vient se glisser l'erreur humaine. Nous reviendrons sur ce point dans un chapitre consacré aux accidents sanitaires. Ce qui importe ici, c'est de bien comprendre que la crainte véhiculée par l'innovation n'est pas incompatible avec l'espoir qu'elle suscite et l'utilité indéniable qu'on lui reconnaît. Par ailleurs, cette même crainte et portée d'abord par un fantasme irrationnel qui repose plus sur la maîtrise du risque par ceux qui créent l'innovation ou qui l'utilisent, plus que par l'innovation elle-même.

La peur de l'innovation est d'autant plus grande que je n'en suis pas l'utilisateur direct, mais que je la subis. Or en santé, quand on est malade, on subit des soins, et il est bien rare qu'on se les prodigue à soi-même. En ce sens, la perception du risque est réelle au moment de descendre au bloc opératoire pour y être endormi et opéré, alors que je n'y prête guère attention au moment où je prends le volant de ma voiture. Pourtant, la probabilité que j'ai un accident de voiture est infiniment plus grande que celle d'avoir un accident opératoire.

De la même façon, certains « anti-vaccins » vont considérer comme majeur le risque infinitésimal d'un accident lié à la vaccination, et seront dans le déni irresponsable du risque qu'ils font encourir à leur enfant s'il contracte une méningite à méningocoque, ou même une rougeole.

D'autres vous expliqueront qu'il vaut mieux revenir aux centrales à charbon plutôt que de poursuivre l'exploitation des centrales nucléaires, alors que le bilan carbone des centrales à charbon est désastreux.

Tout se passe comme si je ne percevais le risque que dès lors qu'il est la conséquence d'un progrès irréversible, qu'il s'exprime de façon violente, secondaire à un événement causal précis, et surtout indépendant de mes actes.

Par conséquent, il est tout à fait logique de rêver devant une innovation que l'on ne maîtrise pas et en même temps d'en avoir peur, sans pouvoir vraiment quantifier la part de rêve, ni rationaliser sa peur.

La promesse de l'innovation en médecine.

Nul n'est prophète en son pays !

Pour autant, dans le domaine médical, il est assez aisé de définir la tendance qui se dessine en matière d'innovation, et par voie de conséquence, les effets que l'on peut en attendre à relativement court terme, c'est-à-dire 5 à 10 ans.

Il serait laborieux de dresser une liste exhaustive de ces tendances, c'est pourquoi j'ai pris le parti de vous donner quelques exemples emblématiques dans le domaine de la prévention, du dépistage et du diagnostic, des nouvelles technologies et enfin de la thérapeutique médicale et chirurgicale.

1°) La promesse de l'analyse génomique

La génomique, consiste en l'étude du génome humain, c'est-à-dire de la séquence des différentes protéines qui constituent les brins de nos ADN. C'est outil, dit de « séquençage », permet de sortir la carte d'identité biologique spécifique de chacun d'entre nous (sauf les jumeaux homozygotes qui sont les seuls à partager exactement la même), et de par son analyse, dépister certains gènes ou fragments d'ADN qui sont prédictifs de la survenue d'une maladie.

Cette technique, possible depuis le premier décryptage complet du génome humain en 2004, est aujourd'hui automatisée et donc assez simple, et ne coûte qu'une centaine de dollars. Ces machines sont relativement puissantes puisque, pour donner un ordre d'idée, on sait reconnaître à ce jour environ 21 225 gènes codants, 14 500 pseudogènes, et 16 000 gènes non codants !

Le séquençage du génome humain, s'il n'est pas si compliqué techniquement, est en revanche beaucoup plus dur à interpréter. La raison est que pour savoir à quoi correspond l'expression de tel ou tel fragment, il faut faire appel à d'immenses bases de données qui, croisant les informations génomiques et leur expression (on parle de « phénotypes »), permettent de les caractériser. C'est un des apports de la « big data ».

Les choses se compliquent un peu plus, quand on s'aperçoit que le génome de l'espèce humaine n'est pas stable. On sait en effet qu'à chaque génération, se produit un certain nombre de nouvelles mutations (néo-mutations) sur les cellules germinales (spermatozoïdes chez l'homme et ovocytes chez la femme).

Bien évidemment, l'identification génomique n'a d'intérêt que dans le dépistage de maladies dont l'expression génétique est prédominante par rapport aux autres facteurs de risques : c'est le cas pour certaines formes de cancers, notamment du sein chez la femme, dans le cadre du dépistage de certains diabètes, de la mucoviscidose, de maladies cardiovasculaires résultant d'une dégradation précoce de la structure des artères, ou encore de certaines maladies neuro-dégénératives telles que la maladie de Parkinson et probablement la maladie d'Alzheimer.

Le dépistage de la présence de ces gènes chez un individu, ne signifie pas nécessairement qu'il va développer la maladie (on dit « exprimer » la maladie) dans 100 % des cas. Mais il permet, du fait d'une probabilité de survenue nettement supérieure à une population « normale », de mettre en œuvre des mesures préventives et des mesures de suivi rapprochées, afin de garantir un traitement dès la phase la plus précoce de l'expression de la maladie.

À l'heure actuelle, le dépistage d'anomalies génétiques pour certaines maladies est rentré dans la pratique courante. Le plus connu est sans doute celui de la trisomie 21 ou de la mucoviscidose chez les familles à risque, qui pratiqué dès les premiers mois embryonnaires, permet aux parents, en leur âme et conscience, de poursuivre ou non la grossesse.

Plus récemment, le dépistage de mutations sur les gènes BRCA1 et BRCA2 chez les femmes ayant une histoire familiale de cancers du sein, est un bon exemple de la génomique appliquée à la prévention du cancer. Les mutations sur ces gènes BRAC1 et BRAC2 s'accompagnent en effet d'une incidence accrue, d'une expression plus précoce de la maladie (environ 40 ans) et d'une sévérité particulière du pronostic de celle-ci, pouvant justifier des mesures de suivi rapprochées, voire d'attitudes chirurgicales préventives (mastectomie bilatérale).

Une mutation de BRAC1 ou de BRAC2 accroît également le risque de développer un cancer des annexes (ovaires), plus élevé encore et plus précoce en cas de mutation de BRAC1. L'analyse de ces risques, croisée grâce à la « big data », a permis également de mieux comprendre les liens mutagènes existant entre des cancers d'organes différents, par exemple gynécologiques et digestifs.

Si bien qu'il est aisé de comprendre pourquoi la recherche s'attache aujourd'hui à développer des molécules qui ciblent une « anomalie d'expression génomique », et de la tester dans toutes les maladies qui l'expriment. On parle de protocoles de recherche « ombrelle » (*Umbrella protocoles).*

La promesse de l'identification génomique dans la prévention des maladies est simple : d'ici quelques années, une vingtaine tout au plus, nous serons en mesure de repérer chez chacun d'entre nous les anomalies, les mutations génomiques, de sorte que l'on puisse prédire avec une certaine probabilité la survenue de quelques maladies.

La première étape, comme c'est le cas aujourd'hui, consistera à mettre en œuvre chez les individus à risques, des stratégies préventives faites de suivis rapprochés, avec des tests de dépistage précoces et itératifs, et le cas échéant, proposer certaines mesures thérapeutiques préventives quand elles seront possibles. À défaut, on pourrait à tout le moins espérer traiter la maladie à un stade quasi infra-clinique.

Dans un deuxième temps, probablement plus lointain, nous saurons réparer ces mutations génétiques et par conséquent éviter l'apparition de la maladie. Techniquement nous savons le faire. Cette technique, mise au point par des scientifiques américains depuis 2012 répond au nom de « Crispr/Cas9 ». C'est une sorte de « couteau » microscopique qui permet de modifier un ADN aussi simplement que de faire un « copier-coller » sur un logiciel Word. Il faudra néanmoins encore quelques années pour développer ces méthodes de « thérapies géniques », et au passage, résoudre quelques problèmes de bioéthique autrement plus épineux que celui de la GPA (gestation pour autrui)! Dans un livre publié en 2011 intitulé « la mort de la mort » (6), Laurent Alexandre pousse clairement le bouchon un peu plus loin : il y développe avec un certain talent, une prédiction s'appuyant sur les progrès exponentiels dans les domaines de la génomique, des thérapies géniques, des cellules souches et des nanotechnologies. Au-delà du principe de prévention, il émet l'hypothèse que nous ne résisterons pas à franchir le Rubicon en s'intéressant de près à « l'amélioration des profils génétiques » et donc à celle des performances humaines face au vieillissement programmé de notre organisme.

C'est le principe de « l'homme augmenté », qu'il le soit par le biais de micropuces greffées, de nanoparticules ou de bidouillages génétiques. D'où le titre…

Face à cette prédiction, Laurent Alexandre est presque raisonnable : il se contente de faire le pari que notre espérance moyenne de vie doublera d'ici le milieu du XXIe siècle. Cela porte l'âge moyen de nos seniors à plus de 180 ans, et fatalement posera pour la énième fois la question épineuse de l'âge de départ à la retraite. Militants de tout poil, préparez-vous à manifester ! Plus sérieusement, je ne crois pas qu'il soit raisonnable d'envisager un tel scénario. Je pense même que d'autres facteurs de dégradation de notre écosystème, l'incroyable inflation de la population sur la planète (nous serons 10 milliards en 2050 !) au regard de l'appauvrissement des ressources, mettra un terme prématuré à cette hypothèse chimérique.

En revanche, il est à peu près certain que le développement de la connaissance du génome et de ses mutations, permettra à relativement court terme de prévenir certaines maladies, dont certains cancers, et corriger certaines anomalies, ce qui est déjà le cas dans quelques maladies rares.

On voit bien à travers ce premier exemple que la réelle innovation fut le séquençage du génome humain. Tout ce qui s'en suit, bien qu'apparaissant fantastiquement novateur, ne sont que des produits dérivés.

« Tout-à-fait épatant ! » comme aurait dit le regretté Jean d'Ormesson.

2°) L'intelligence artificielle et le numérique au service du patient

Le deuxième exemple d'innovation de rupture dont on peut attendre un impact majeur dans les prochaines années est l'avènement de l'intelligence artificielle et du numérique en médecine, notamment dans l'aide au diagnostic.

L'intelligence artificielle permet de mettre à disposition de la science, des techniques issues de la neurobiologie computationnelle, des mathématiques et de l'informatique.

Ici, le « numérique » sert de véhicule à l'expression des données et le cas échéant de l'intelligence artificielle.

Luc Ferry s'est particulièrement intéressé à ce sujet. Voici en quelques mots comment il décrivait de façon lumineuse le progrès lié à l'intelligence artificielle, lors d'une conférence qu'il donna en avril 2018 :

Pour lui, l'intelligence artificielle combinée au numérique et à la robotique, constitue ce que l'on appelle la « troisième révolution industrielle ».

L'intelligence artificielle a, en effet, trois retombées majeures :

– La première, c'est le développement d'une « économie collaborative », dont le modèle est « Uber » dans le transport, ou encore RB&B dans l'hôtellerie. Le principe de l'économie collaborative est de permettre à des non-professionnels d'un secteur de concurrencer des professionnels de ce même secteur. En revanche, si ce modèle ne détruit en rien le « métier », il bouleverse les modes opératoires et la répartition des tâches qui s'y affèrent. Dans le domaine de la santé, l'aide au diagnostic par des logiciels algorithmiques en est un exemple

– La seconde, c'est l'apparition d'une nouvelle « mobilité ». Le déplacement physique d'un individu étant remplacé par la connexion numérique et une offre de service « à distance ». Dans le domaine de la santé, l'exemple en serait la télémédecine.

– La troisième est le développement de ce que l'on appelle le « transhumanisme », c'est à dire des techniques scientifiques permettant d'améliorer l'espèce humaine, sa résistance aux maladies, ou encore sa capacité à lutter contre le vieillissement. À ce titre, il faut noter que l'on confond souvent la notion de durée moyenne d'espérance de vie, avec celle d'âge physiologique de la mort. L'espérance de vie est d'abord la conséquence de la lutte contre les fléaux responsables d'une mort prématurée (épidémies, guerres, accidents de la route, etc.). Ainsi, en 1750, l'espérance moyenne de vie était de 22 ans, en 1863 de 35 ans, en 1900 de 45 ans, en 1950 de 62 ans et en 2013 de 82 ans. Cette progression est essentiellement liée aux progrès de la médecine, aux progrès technologiques dans le domaine de la sécurité (routière par exemple), ou encore à l'absence de conflits occidentaux majeurs depuis 70 ans. En revanche, quoi que l'on fasse, en l'état, une femme ou un homme attendra au maximum 100, voire 110 ans, compte tenu de l'obsolescence programmée de nos cellules. Le transhumanisme se propose donc de reculer cette date d'obsolescence par le biais de programmation génomiques qui permettent par exemple, de diminuer l'impact des cellules « sénescentes » sur le vieillissement ou les maladies qui en découlent. Par cette technique, on peut espérer que l'âge moyen de la mort recule d'environ une trentaine d'années, pour atteindre peut-être 140 ans, et ce, avec un quatrième âge en très bonne forme ! Le transhumanisme, c'est en quelque sorte une technique de correction des inégalités naturelles, et non un programme d'eugénisme visant à une sélection de l'espèce humaine.

Par conséquent, l'intelligence artificielle constitue indéniablement le plus grand levier technologique de la troisième révolution, industrielle, et donc de la troisième révolution médicale.

On distingue trois niveaux d'intelligences artificielles (IA) :

– Le premier, l'IA faible, est programmatique, verticale, et peut « auto-apprendre » de ses propres données. C'est, comme son nom ne l'indique pas, une intelligence capable d'un traitement rapide d'un nombre incroyable d'informations que l'être humain, même surdoué, ne peut concurrencer. Ainsi les ordinateurs de dernière génération, parmi les plus puissants, peuvent-ils traiter en une seconde 97 millions de milliards d'informations ! C'est cette intelligence qui permettra d'aider la main du chirurgien, de séquencer l'ADN humain pour quelques dollars, ou encore de lire un scanner sans risque de se tromper. Nous y reviendrons.

– Le second est la « super IA » qui, à l'inverse de la précédente, est capable de contextualiser l'information qu'elle traite. Elle peut adapter sa décision ou son information à un environnement particulier qu'elle détecte, ou encore interpréter des comportements spécifiques pour modifier son algorithme.

– La troisième, encore lointaine, est « l'IA forte », capable d'élaborer des robots qui auraient « la conscience de soi », et par conséquent capables de vivre des émotions et d'adapter leurs actes à celles-ci. C'est dans ce domaine que des entreprises telles que Google, travaillent.

Quoi qu'il en soit, pour l'heure, l'IA faible reste le principal moteur de développement des applicatifs en santé.

À ce jour, ces applicatifs sont encore limités par rapport au potentiel qu'ils représentent. Ils sont essentiellement développés dans l'aide à l'interprétation de données, en particulier celles issues de l'imagerie, scanner ou IRM. Par la sommation de milliers d'images de références et d'anomalies identifiées comme pathologiques, les logiciels d'interprétation sont aujourd'hui capables d'analyser un scanner en quelques secondes, et de repérer avec une probabilité quasi nulle de se tromper, une tumeur de petite taille ou toute autre anomalie anatomique.

Ces logiciels sont conçus comme une aide à l'œil du radiologue, qui va contextualiser l'image pour affiner le diagnostic.

Les développements en cours sur les logiciels d'analyse d'imagerie, permettront dans un avenir proche de généraliser l'analyse en temps réel, de guider la machine dans son exploration et dans la prise des clichés sous des angles ou des coupes différentes.

Il y a fort à parier que ces examens seront très rapidement à la main d'ingénieurs scientifiques plutôt qu'à celles des médecins, avec une efficience accrue dans la pertinence de l'imagerie et son interprétation, rendant ainsi totalement inutile la spécialité médicale de « radiologue ».

De la même façon, L'IA contribue déjà, comme nous l'avons vu, au séquençage de l'ADN des patients pour diagnostiquer les cancers et en suivre leur évolution, permet la lecture à distance, via le cloud, d'électrocardiogramme chez les patients atteints de trouble du rythme cardiaque, ou encore permet de détecter automatiquement les anomalies de la rétine au fond d'œil. Il existe ainsi un nombre infini d'applications capables d'augmenter la performance médicale via l'imagerie et la big data.

L'autre exemple d'intelligence artificielle qui a fait couler beaucoup d'encre en 2011, est un logiciel qui prit part et gagna le célèbre jeu télévisé Jeopardy aux États-Unis. L'ordinateur sur lequel le programme d'intelligence artificielle était exécuté, fut développé par IBM Power System. Ce programme nommé « Watson », trouva ensuite de multiples applications, dont une encore inachevée, dans l'aide au diagnostic médical. Le principe est le même : à partir d'algorithmes statistiques s'appuyant sur des centaines de milliers de données médicales, l'ordinateur est capable en quelques minutes d'identifier un diagnostic à partir de mots clés correspondant aux symptômes, et aux résultats de l'examen du malade. Sa force est de ne jamais ignorer une option diagnostique, alors que le cerveau humain peut très bien « passer à côté » du résultat.

Sa faiblesse, qui en limite encore l'exploitation, c'est l'interprétation cognitive des éléments relatifs au ressenti du malade qui reste jusqu'à preuve du contraire, le privilège de l'émotion dont seul l'Homme est doté. Cependant, on sait que la mise au point des éléments d'analyse intégrant des variables plus sensibles n'est qu'une question de temps, et probablement pas si long.

Enfin, l'apport du digital a permis de développer le transfert en temps réel de données médicales : c'est l'essor de la télémédecine. Véritable solution à la désertification territoriale de la médecine libérale, la télémédecine n'en est qu'à ses balbutiements en France, alors qu'elle est très développée dans les pays nordiques (Norvège, Suède, Canada) où les conditions climatiques ne permettent pas le déplacement de la population vers de grandes agglomérations. La télémédecine permet de gérer à distance à peu près toutes les phases diagnostiques d'un malade, et d'assurer dans la plupart des cas la prescription et la délivrance des traitements dits de « primary care », c'est-à-dire relatifs aux pathologies les plus courantes. Une infirmière, un pharmacien, peut ainsi recueillir les symptômes, les principales constantes du malade, et se connecter en temps réel avec un médecin ou un centre hospitalier pour guider le reste de l'examen clinique et l'ordonnance. La télémédecine s'applique également entre médecin généraliste et spécialiste, permettant de partager le cas échéant de l'imagerie médicale, des photos ou des vidéos du patient afin de le prendre en charge sans qu'il ait à se déplacer.

Si la télémédecine tarde à se mettre en place dans notre pays, c'est en grande partie à cause de mauvaises raisons. Les difficultés que les organisations syndicales de médecins ont à se mettre d'accord avec la CNAM sur la tarification des actes, la réticence de certains d'entre eux à organiser la délégation de tâche, la crainte de perdre de la clientèle, ou encore les problèmes de connexions à haut débit dans certaines régions, sont autant de prétextes à ne pas faire ce que les autres ont réussi à faire. En France, on expérimente des choses éprouvées par les autres, et après on voit. Si fait qu'on est souvent en retard d'un train.

Malgré ce travers, il faut bien admettre que tout cela adviendra d'une façon ou d'une autre, au moins pour une raison de démographie médicale.

Voici, sans grand risque de me tromper, ce que nos enfants et nos petits-enfants vivront quand ils voudront consulter, par exemple pour un bilan dermatologique sur un grain de beauté qui est suspect : appelons notre malade Pierre.

Pierre prendra un rendez-vous sur internet avec le centre de soins de son quartier ou même de son village. Il aura le rendez-vous sous trois jours. Le jour venu, il se présentera à l'accueil où une borne lui demandera d'insérer sa carte Vitale qui contient son dossier médical personnalisé, et de vérifier son identité en apposant son empreinte digitale (un peu comme pour les passeports). Automatiquement, le contenu du dossier sera transféré sur l'ordinateur du professionnel de santé qui le recevra après qu'il ait attendu moins de quinze minutes. Le box de consultation est entièrement équipé : il y a bien entendu un lit d'examen, du matériel médical courant, mais surtout un fauteuil doté d'un appareil assez imposant, posé sur un bras articulé, qui peut prendre les constantes habituelles (pouls, tension), pratiquer automatiquement un ECG et même l'interpréter, examiner l'œil (tension oculaire, fond d'œil, vue), prendre des images à haute résolution grâce à une micro caméra qui peut voir le tympan, le fond de la gorge, un bouton ou un neavus sur la peau, ou bien même pratiquer un examen gynécologique. Rassurez-vous, tout cela avec un système d'aseptisation automatique ! Il y a enfin sur l'appareil, une radiographie et un échographe automatisé relié à un programme informatique, permettant de pratiquer et interpréter sans assistance, une échographie abdominale, cardiaque ou obstétrique. Enfin il y a dans une pièce à part, une énorme machine capable de doser sur un microéchantillon de sang (comme celui que se font les diabétiques pour doser leur glycémie) la plupart de constantes biologiques.

Le professionnel de santé qui reçoit Pierre, n'est pas un médecin, pas un pharmacien, ni même une infirmière. C'est un « ATS » pour « Agent Technique de Santé ». C'est un nouveau métier, issu d'un nouveau diplôme créé depuis 2022. Nous en avons formé en France 12 600 en 4 ans ! Ce sont des techniciens de santé Bac +4 (le nouveau

Bac mis en place par le gouvernement Macron), et qui sont à la pointe de l'art pour « piloter » les appareils des maisons de santé, assurer la maintenance informatique et les liaisons en télémédecine avec les médecins. Ils ont par ailleurs reçu une formation médicale minimaliste, mais sérieuse, ainsi que des cours de sociologie et de psychologie. Ils sont installés dans des centres techniques de soins (CTS) qui sont entièrement financés par la CNAM. Nos ATS sont également agents de la fonction publique et sont rémunérés par un salaire fixe plus une variable basée sur la qualité des soins et des enquêtes de satisfaction clients. Pierre s'installe. L'agent fait fonctionner l'ensemble des appareils qui assurent la consultation de base. Les données sont automatiquement transférées sur le dossier médical de Pierre. Puis la micro-caméra fait un balayage de tous ses grains de beauté, et fait un zoom chromatographique sur celui qui est suspect. Les photos sont transmises en temps réel sur l'ordinateur du dermatologue correspondant du centre, qui se trouve dans son bureau à 220 km de là.

Puis l'agent prend contact avec le dermatologue par Skype. En trois minutes, il lui livre le diagnostic et la conduite à tenir. Pierre devra se faire enlever son grain de beauté sous un mois. Le rendez-vous est pris dans la foulée. Le tout aura duré 25 minutes. Aucune correspondance n'est par ailleurs nécessaire, puisque Pierre repart avec son dossier médical personnalisé et informatisé mis à jour. Il sera prélevé sur son compte Améli, 57 euros (12 euros pour les constantes standards, et 45 euros pour le balayage dermatologique et la téléconsultation avec le dermatologue), puisqu'en 2030 il n'y a plus de transaction de remboursement, les caisses (générale et mutuelles) alimentant directement le compte Ameli individuel de chaque citoyen.

J'ai oublié de vous préciser que depuis 2029, le CNRS a mis au point pour la CNAM, à l'intention des assurés qui le souhaitent, une micropuce implantable sous la peau qui permet désormais d'accéder à une téléconsultation depuis son domicile. Le système, conçu particulièrement pour les personnes âgées et les hospitalisations à domicile, a été entièrement financé par un consortium entre l'État, les industriels du médicament et du diagnostic, et le soutien d'Orange Health Care. La France est depuis considérée comme un des pays de pointe en nouvelles technologies médicales. On peut rêver non ?

Tout ce que je vous décris là, en 2019, nous savons techniquement le faire !

Qu'attend-on ?

3°) Quand l'innovation va plus vite que le cancer

En 2018, sur les bases des données de l'INCa (Institut national du Cancer), il y avait en France, 1053 nouveaux cas de cancer diagnostiqués chaque jour et 150 000 décès causés par le cancer en 2017 selon les projections mises en ligne par l'Agence Nationale de Santé Publique sur la base des registres du cancer Francim. La façon plus positive d'analyser ces données, c'est que plus d'un malade sur deux guérit aujourd'hui de son cancer, et que l'on peut espérer que ce sera près de deux sur trois d'ici à 2025.

Dans le domaine du cancer, l'innovation repose indéniablement sur l'immunothérapie.

Comment ça marche ?

Voici de façon simpliste, le principe d'action des nouvelles armes contre la cellule cancéreuse :

Au départ, il faut savoir que nous fabriquons tous, tous les jours que Dieu fait, des centaines, des milliers de cellules cancéreuses, un peu partout dans notre corps. Heureusement, elles sont normalement toutes détruites par une armée de cellules tueuses que notre système immunitaire fabrique dans la moelle osseuse. On les appelle les cellules T immunitaires, ce sont en réalité des lymphocytes, c'est-à-dire une sorte de globule blanc. Ces lymphocytes savent reconnaître les cellules cancéreuses à cause de petits ergots qu'elles possèdent à leur surface, et que les cellules « normales » n'ont pas. Ce sont des « antigènes de surface ». Ces antigènes de surface de la cellule cancéreuse sont capables d'activer toute une série de micro-usines de production à l'intérieur de la cellule. C'est comme cela que la cellule cancéreuse arrive aussi à se promener dans l'organisme et à se nicher un peu partout en s'aidant du réseau sanguin qu'elle peut aussi « stimuler ». Seulement, ces antigènes de surface, font qu'elle se fait repérer facilement par nos fameuses cellules tueuses. À chaque fois que l'une d'entre elles vient « s'accrocher » à la cellule tumorale, elle lui envoie un missile qui détruit la cellule cancéreuse en bloquant certaines chaînes de production. C'est un peu comme si on privait la cellule cancéreuse de ressources vitales par embargo.

Le problème, c'est que la cellule cancéreuse est assez astucieuse par nature. Elle dispose de missiles anti-missiles. Elle est en effet capable de bloquer l'action destructrice du lymphocyte, en envoyant un signal sur celle-ci via la fixation d'une protéine de leur membrane (par exemple la PD-L1) sur le récepteur (PD-1) de la cellule immunitaire. Du coup, les missiles du lymphocyte ne fonctionnent plus, et le cancer se développe.

L'innovation de ces dernières années a consisté à fabriquer des médicaments capables de bloquer la fameuse protéine de membrane responsable du signal « anti-missile ».

Ces médicaments spécifiques de cette protéine (antigène) sont des anticorps qui viennent s'y fixer comme un tenon dans une mortaise. Dans le cas cité ci-dessus (PD-1) le médicament est un anticorps anti PD1. C'est un des membres de la famille des fameux « anticorps monoclonaux », nouvelle génération d'anticancéreux. Quand l'anti PD1 se fixe sur son récepteur, il empêche la cellule tumorale d'envoyer ses anti-missiles, et l'action naturelle de la cellule tueuse et de ses missiles peut reprendre.

C'est par ce mécanisme, beaucoup plus puissant et beaucoup plus spécifique que l'on peut aujourd'hui traiter des cancers qui n'étaient pas accessibles à la chimiothérapie. C'est notamment le cas du cancer du poumon et du mélanome sur lesquels les anti PD1 sont actifs.

Merveilleux ! Me direz-vous, on a vaincu le cancer !

Pas tout à fait, hélas. Mais on est en bonne voie. Voici la raison :

Les tumeurs solides (d'organes comme la peau, le poumon, le foie, le colon, etc.), à l'inverse des cancers du sang (lymphomes, leucémies) ont des cellules cancéreuses assez vicieuses et complexes.

Dans un certain nombre de cas, après qu'elle ait consulté son état-major, la cellule cancéreuse s'apercevant que ses anti-missiles ne marchent plus, décide d'un nouveau plan de guerre. Elle va commander à son système d'antigènes de surfaces (car elle en a plusieurs) d'activer une autre chaîne de production d'anti-missiles, différents des premiers. Une sorte de version 2.0 des premiers. Ces nouveaux anti-missiles vont pouvoir venir se loger sur un autre récepteur de la cellule immunitaire, libre celui-là, et bloquer à nouveau l'action de celle-ci. La tumeur peut reprendre sa croissance… On parle alors « d'échappement » au traitement.

On comprend ainsi que ces nouveaux anticorps monoclonaux soient des armes très puissantes, mais qui nécessitent par essence des forces alliées. Par conséquent, l'innovation contre le cancer viendra plus de « protocoles combinatoires ou séquentiels » que d'une seule molécule aussi innovante soit-elle.

On comprend également que cette stratégie thérapeutique n'a de sens que chez les malades qui ont une tumeur qui « exprime » la fabrication de l'anti-missile A ou B ou C…

Autre aspect de l'innovation, on sait également doser par une prise de sang ou une biopsie la présence et le type d'anti-missile, de sorte qu'on peut prédire si le malade est répondeur au traitement. Ces techniques de dosage sont appelées « bio-marqueurs compagnons » et sont spécifiques de chaque anticorps monoclonal. On parle alors de « médecine personnalisée ».

En développant plusieurs types d'anticorps monoclonaux, et en les combinant à la chimiothérapie ou à la radiothérapie, on vaincra progressivement le cancer.

Mais cela prendra un peu de temps.

À chaque fois qu'apparaît sur le marché un de ces nouveaux médicaments, incontestablement ce sont des innovations. Mais sincèrement, je ne crois pas qu'elles pourront toutes se qualifier d'innovation de rupture, à moins que la puissance de leur action soit telle, qu'elle permette à la chirurgie, aux autres traitements d'éradiquer définitivement la tumeur. C'est le pari que font toutes les firmes pharmaceutiques en développant ces produits.

Je vous entends penser : « tout cela va nous coûter un pognon de dingue ! », comme dirait le Président.

Oui, je sais. Nous traiterons de la question du financement des innovations dans un autre chapitre. Patience !

4°) La chirurgie sans chirurgien… ou presque !

La chirurgie est en train de suivre à peu près le même chemin que l'avionique.

Dans les années soixante, la plupart des jets commerciaux se pilotaient en « manuel », et l'activation du pilote automatique se résumait à donner à l'avion une altitude, une vitesse et un cap. C'est d'ailleurs peu ou prou toujours le cas. En revanche, ce qui est différent, c'est que l'ordinateur a pris le pas sur le pilote dès lors que ce dernier a rentré un certain nombre de paramètres et de constantes liés au plan de vol. En dehors de garder une main sur les gaz au décollage, et contrôler aux instruments ou en visuel l'alignement à la piste à l'atterrissage, honnêtement, le reste du temps il peut siroter tranquillement son café. Je force un peu le trait, mais on n'est pas très loin de cela.

N'en déplaise à mes amis chirurgiens, et j'en ai quelques-uns qui ont de l'or dans les mains, ils vont devenir très vite des commandants de bord. PNC à vos portes !

L'innovation en chirurgie c'est deux choses :

– d'abord l'assistance de la main du chirurgien par le robot. C'est déjà le cas dans de nombreuses interventions où l'accès au champ opératoire est délicat, comme par exemple la chirurgie de la prostate ou la neurochirurgie. Le robot diminue l'amplitude du mouvement, son bras est plus précis, et il ne tremble jamais. Sa force est constante, et son geste est d'amplitude régulière. Dès lors qu'il comprend ce qu'il a à faire, il est champion du monde de chirurgie. Plus précis, moins traumatisant, et par conséquent engendrant moins de complications post-opératoires, le robot chirurgical est définitivement un des leviers de la chirurgie ambulatoire, même sur des interventions considérées comme complexes. On peut légitimement penser que d'ici à quelques années, bon nombre d'interventions se feront à travers un petit trou dans la peau de 4 centimètres, et que le malade sortira de l'hôpital le soir même ou le lendemain.

– ensuite, c'est la réalité augmentée. Il s'agit de systèmes experts, capables d'augmenter virtuellement la réalité du champ opératoire, en donnant au chirurgien une vision complète de l'anatomie de l'organe sur lequel il intervient. Fini les « oups ! Je n'ai pas vu ce petit vaisseau, passez-moi un clamp ! ». Terminé les « comment c'est foutu ce machin ? », le chirurgien voit tout, même ce qu'il ne peut pas voir.

L'IRCAD (Institut de Recherche contre les Cancers de l'Appareil Digestif) à Strasbourg, grâce à l'Institut de Chirurgie Guidée par l'Image, a mis au point ce type de programme de réalité augmentée. Par le biais d'une sorte de « table numérique » en suspend au-dessus du champ opératoire, le chirurgien peut opérer sur le foie ou le pancréas en toute sécurité. Les techniciens ont même réussi à faire en sorte que la table numérique puisse suivre les mouvements respiratoires du patient, si bien que l'image que voit le chirurgien, elle, ne bouge pas !

C'est un bel exemple de ce que la France est capable de faire quand elle sort de ses travers individualistes, et met en place de l'interdisciplinarité cofinancée par le public et le privé. C'est par ce type de dynamique qu'il y a lieu de rester optimiste. Il ne reste guère que les rabat-joie brandissant un crucifix anti « liens d'intérêts » pour retarder ce genre de progrès. Nous reviendrons également sur la question de l'expertise et des liens d'intérêt entre le public et le privé.

La chirurgie assistée par ordinateur et à la main (ou plutôt au bras) du robot, c'est déjà au présent, mais cela va indéniablement se généraliser progressivement.

Nous faudra-t-il toujours des chirurgiens ? Sûrement, comme on imagine mal dans un futur proche des avions sans pilotes. Mais probablement pas les mêmes, en tous les cas, pas avec les mêmes compétences. Il restera bien quelques grands artisans aux mains d'or, mais il faudra bien qu'ils se résolvent à former des « techniciens », des programmateurs et des anatomistes purs, qui sous leur contrôle feront bien mieux qu'eux. Pour la plus grande sécurité et le plus grand confort des patients.

PNC, contrôle de la porte opposée !

Ces quatre exemples sont là pour vous donner « la température extérieure » de l'innovation. Ils font l'effet d'une jauge qui viendrait s'enfoncer dans le réservoir du futur, et qui mesurerait tant bien que mal la distance qui nous sépare de cette vague de progrès. Quelques années, tout au plus, pour voir le monde de la médecine se transformer profondément au point qu'il nous faudra penser autrement.

Penser l'organisation des soins autrement, réfléchir aux impacts structurels des priorités de santé publique, inventer de nouveaux métiers, apprendre à déléguer les tâches à des automates, et surtout éduquer à consommer les soins de façon plus responsable.

Le retard que nous accumulons dans la préparation de l'arrivée de ces innovations, le mal chronique à ne pas vouloir réformer par anticipation, et la gabegie de nos finances publiques inquiètent. La Santé en France tousse. Elle devrait consulter rapidement.

LA SANTÉ MALADE

C'est grave Docteur ?

Voici la question que Madame Santé, qui habite la France, un quartier assez huppé de la planète Terre, poserait à son médecin traitant dont le cabinet est Avenue de Ségur dans un coin tranquille de la capitale.

Son médecin, qui exerce dans une sorte de cabinet de groupe, n'est pas à proprement parler un spécialiste de la chose. Disons que c'est un excellent généraliste, habitué à gérer des urgences. Pour les maux un peu plus chroniques et sérieux, du style « Economite déficitaire aiguë », « Crise sanitaire » ou encore « descente d'organes hospitaliers », le cabinet dispose de toute une série de spécialistes qui portent de curieux acronymes : DSS (Direction de la Sécurité Sociale), un chirurgien qui coupe, DGS (Direction Générale de la Santé), une sorte de radiologue qui se pose beaucoup de questions, HAS (Haute Autorité de Santé), qui donne beaucoup d'avis, et puis toute une palanquée de conseils en tout, formés pour la plupart à une école qui fait que celui ou celle qui en sort, sait tout.

Madame Santé vient donc de se faire examiner.

Madame Santé est née le 4 octobre 1945 (Date de l'ordonnance relative à l'organisation de la sécurité sociale), d'un père communiste, Ambroise Croizat, et d'une mère au foyer, la République. Elle n'est pas toute jeune, mais ne se porte pas si mal que cela, du moins en apparence.

En fait, cela fait déjà quelques années qu'elle se plaint de douleurs articulaires : elle marche moins bien, elle a mal au portefeuille quand elle avance. En plus elle a des troubles digestifs. Les médecins lui donnent des ballonnements, les pharmaciens lui font faire de l'anémie, les hôpitaux la constipent, si fait que la rate se dilate. Quant aux médicaments, ils ne font rien, pire, ils lui coûtent !

Avec tout cela, la Santé est devenue aigrie. Elle se plaint tout le temps, limite hypocondriaque. Elle pense qu'elle a toujours quelque chose de grave, un cancer de l'innovation, de l'attractivité, ou un truc dans ce genre. Parfois elle pense que les médecins lui cachent des choses, des liens d'intérêt par exemple. Alors elle s'inquiète, mais comme elle a peur des piqûres, elle ne se soigne pas. Son médecin de l'Avenue de Ségur la connaît bien.

Il en a essayé des traitements ! Curieusement pas des plus modernes.

Par exemple, chaque année à la même époque, au mois de novembre-décembre, il lui prescrit une saignée. Et pour saigner, ça saigne ! Son docteur lui dit que c'est bon pour elle, car cela réduit son taux de déficit qui était, il est vrai, très élevé au dernier examen qu'elle s'était fait faire à l'Assemblée nationale.

Sur le moment, ça lui fait du bien, mais très vite d'autres symptômes apparaissent.

Des râles par exemple. Ça râle de partout ! Sans doute trop de pression dans les vaisseaux, c'est connu, c'est une cause d'OAP (œdème aigu des professionnels de santé).

Sa vue baisse, elle n'y voit plus bien clair. Maximum un an, et encore ! Tout ce qui est au-delà est flou, laiteux, et gris.

C'est curieux ces symptômes de Madame Santé. On dirait qu'elle fait de l'anémie. Pourtant elle mange ! Des consultations (en moyenne 7 par habitant et par an), des hospitalisations (12,7 millions en 2017), et puis ne rechigne pas à quelques excès comme les transports sanitaires, les arrêts de travail…

Peut-être est-ce le foie ?

On va lui faire quelques examens pour essayer d'éclairer son médecin traitant qui se laisse un peu déborder par tous les autres docteurs qui se précipitent au lit du malade, vous savez, un peu comme au temps de Molière :

– Refaites-lui une saignée ! criait la DSS,

– Non, surtout pas ! un lavement ! pestait la DGS

– Je me demande s'il ne faudrait pas convoquer la famille, se demandait le Dr Ségur

– Elle va si mal que cela ? demanda la CNAM, très inquiète. (Elle est souvent inquiète)

– Écoutez – dit l'HAS – je vais vous donner mon avis !

Et ce fut ainsi pendant plusieurs années.

Je vous propose de reprendre les choses à zéro, mais en essayant d'être comme il faut l'être aux urgences : pragmatique.

Pourquoi la Santé souffre-t-elle ?

Les raisons sont multiples. Pour faire une sorte d'analogie avec le corps humain, la Santé a accumulé sur ces cinquante dernières années, quelques facteurs de risques qui ont facilité l'apparition d'un mal qui s'est chronicisé.

En fait, cette histoire commence dans les années cinquante, juste après-guerre.

Quatre phénomènes concomitants vont entraîner le système de soins français dans une organisation dont il a un peu de mal à se débarrasser aujourd'hui :

1°) Essor de l'assurance maladie universelle et remboursement des soins pour tous. Le parti pris par la France est que ce régime solidaire sera abondé par les cotisations issues de l'emploi, c'est-à-dire du travail. Nous sommes dans les trente glorieuses, la production industrielle croît de 5 % par an, la natalité est en hausse, bref, il n'y a qu'à se baisser pour trouver les sous nécessaires au régime général.

2°) La médecine est une médecine accessible, rurale et urbaine, très clinique. Le médecin est encore dressé sur son piédestal, le médecin de famille est un confident qui finit sa dernière visite à domicile à 21 heures, le chirurgien est un demi-dieu, et l'Hôpital est un phare qui brille dans la nuit au cas où les choses se compliquent. Indispensable hôpital ! D'ailleurs ce n'est pas compliqué, le maillage hospitalier fixé sous de Gaulle sera fait sur une base qui ne met aucun habitant de notre pays à plus de 60 km d'un centre hospitalier. Résultat, plus de 3000 établissements hospitaliers sur le territoire, soit 8 lits pour 100 000 habitants. On caracole en tête de l'Europe.

3°) La liberté de choix d'installation du médecin, et la liberté de choisir son médecin. C'est le sacro-saint principe de la médecine libérale. On remboursera les patients sur la base d'une codification à l'acte (le C de la consultation) dont le montant est encore aujourd'hui inférieur à celui que vous devrez débourser pour faire changer le filtre de votre machine à laver par un gars de chez Darty.

4°) Le choix de la France de ne pas vraiment réguler la consommation des soins à la source. Chacun peut voir du Généraliste, du Spécialiste, aller à l'hôpital, prendre un petit arrêt de travail et se faire faire dix radios lombaires, pas de soucis, c'est open bar. On régulera plus tard, au niveau de l'enveloppe, donc du budget. Ainsi naîtra le principe de la régulation par enveloppes… fermées bien évidemment.

On comprend ainsi que le système de soins français porte malgré les évolutions technologiques et les progrès de la médecine, les stigmates de ses totems : universalité et solidarité des soins, hospitalocentrisme, liberté d'exercice et d'accès au médecin, et paiement à l'acte ou à l'activité sur des enveloppes budgétaires annuelles.

En même temps, comme dirait le Président Macron, l'assiette sur laquelle sont assises les cotisations sociales, bien qu'elle fut augmentée de la CSG en 1991, se trouve sérieusement malmenée avec un taux de chômage de près de 10 %.

Pour faire simple, le tendanciel des dépenses de santé en France compte tenu des innovations en médecine est à peu près de +4 à +5 % par an, soit environ une vingtaine de milliards d'euros en plus tous les ans. `

Les recettes produites par les cotisations sociales (CSG comprise) ne suffisent pas à financer les dépenses du régime général (367 milliards) et sa croissance sur la branche maladie. Si fait que le déficit du régime général s'élevait à 5,1 milliards d'euros en 2017, tandis que la branche maladie était déficitaire de 4,8 milliards d'euros. L'amélioration progressive de la situation de la branche maladie depuis 2012, poursuivant l'objectif d'un retour à l'équilibre d'ici 2020, se fait au prix d'une politique de rabots successifs qui malheureusement impacte la qualité des soins, la compétitivité et l'attractivité de la France sur ses industries de santé.

La raison de ce déséquilibre tient essentiellement au fait que nous avons toujours refusé de financer une partie du progrès par le principe de Schumpeter : souvenez-vous, si je créé de la valeur, nécessairement je dois en détruire.

En d'autres termes, nous voulons absorber le surcoût du progrès en continuant à financer en l'état (si je puis dire, car il se dégrade) les structures de notre système de soins, sans jamais remettre profondément en question son fonctionnement, son financement, et encore moins son efficience quand il s'agit du service public.

Avec un PIB dont la croissance atteignait péniblement 1,5 % en 2018, et sur lequel peu d'économistes parient sur un franchissement de la barre des 2 % sur les 4 ans qui viennent, nous ne sommes pas assez riches pour accumuler les vestiges du passé dans le grenier de la France, et refaire du sol au plafond les autres pièces de la maison.

L'inconvénient majeur de la politique du rabot, c'est qu'elle dégrade les conditions de travail, la qualité ou la compétitivité de l'existant.

Par conservatisme, la Santé en mal de réforme creuse sa propre tombe et hypothèque la qualité des soins des générations futures, alors que paradoxalement nous sommes à la pointe du progrès.

La France est riche, mais elle mange des pâtes tous les jours.

La Santé souffre donc de son extrême difficulté à se réformer et s'embourbe dans des certitudes du genre « nous avons le meilleur système de soins au monde », « on a les meilleurs médecins, les meilleurs hôpitaux », « on fait plein de recherche, on a même le Téléthon ! ». Sauf que pendant ce temps-là, comme disait Chirac, « la maison brûle et nous regardons ailleurs ! ».

Tout de même ! Mesdames et Messieurs les politiques, quand la France dépense 31,2 % de son PIB pour la protection sociale (dont 8,8 % pour la santé) alors que la Belgique en dépense 30 %, l'Allemagne un peu moins de 30 %, la Suède et l'Espagne un peu plus de 25 %, c'est qu'il y a un problème ! (Source Eurostat ; 2014)

Nous consommons trop de soins ? Trop de médicaments ? Trop d'hospitalisations ?

Pas vraiment. S'il est vrai que sur certains types de dépenses on a une petite tendance au gaspillage et à la goinfrerie, globalement, on est à peu près dans la moyenne des pays de l'OCDE. Par ailleurs, sur les bases de données de l'Insee, la consommation de médicaments, comme celle du tabac (hélas bien plus élevée) a tendance à stagner depuis 2008. Dans le même temps, la consommation de boissons alcoolisées, l'alimentation, et les dépenses liées au logement et à l'énergie croissent de façon significative.

En réalité, si nous battons tous les records de dépenses de santé rapportées au PIB, c'est que la chaudière chauffe à fond, et que la structure de la bicoque est un peu poreuse.

Madame Santé souffre d'une maladie structurelle, ce qui ne la dispensera pas de continuer son régime, ni même de soigner quelques plaies qui l'empoisonnent.

Radiographie de la malade

J'avais promis de ne pas vous abreuver de chiffres !

Mais il faut néanmoins en avoir quelques-uns en tête.

Tout d'abord, il convient de rappeler que la Sécurité sociale reste de loin le premier financeur des dépenses de santé, avec 76,8 % du financement (Comptes nationaux de Santé ; 2017). Les complémentaires (mutuelles, sociétés d'assurances, institutions de prévoyance) assurent quant à elles 13,2 % du financement. La part directe des ménages représente actuellement 7,5 %.

Quand on prend l'enveloppe globale de la Sécurité sociale, et qu'on la découpe en plusieurs parts comme un gâteau, voici la proportion des principaux postes en 2017 en Euros (7):

– Hôpitaux et cliniques : 90,8 milliards
– Médicaments : 34 milliards
– Honoraires médecins spécialistes : 12,2 milliards
– Soins dentaires : 10,7 milliards
– Honoraires médecins généralistes : 8,7 milliards
– Optique : 6 milliards

Depuis les années quatre-vingt, le poste hospitalier a plutôt diminué (de près de 8 points), ainsi que les honoraires des médecins et dentistes (3 points) alors que le médicament reste à peu près stable. Ce qui a flambé, ce sont les transports, les analyses et l'optique.

On voit ici que le poids de l'hospitalisation dans la dépense publique reste énorme, témoignant à lui seul de l'hospitalocentrisme de notre système sanitaire.

L'essentiel de cette dépense est, du reste, représenté par la masse salariale, loin devant les achats. La question de l'évolution du système hospitalier est intimement liée à cette donnée économique. Il faut savoir que depuis de nombreuses années, le financement de l'hôpital est lié à la codification de ses actes et de son activité. Plus « il tourne », plus il fait des actes et remplit ses lits pour des hospitalisations les plus courtes possibles, plus il est « rentable ». En réalité, c'est une rentabilité un peu fictive, puisque ses dotations sont sur des fonds publics. Ce qui signifie, en d'autres termes, que n'importe quel chef d'établissement a plutôt intérêt à « débiter du soin » pour que son budget soit à l'équilibre. Ce système est un peu « pousse au crime », et privilégie la quantité sur la qualité. Ceci est le premier problème structurel du système.

Le second problème réside dans la faiblesse du réseau de soin, ou plutôt de son interaction. Là encore, pour faire simple, l'efficience du système s'améliore dès lors que l'on encourage trois mesures cardinales :

– Limiter le déplacement des malades, les hospitalisations et le nomadisme médical
– Partager les données entre professionnels de santé
– Limiter la duplication des examens et surtout éviter les prescriptions inutiles

Or, c'est la vétusté du système, le silotage des structures et la lenteur extrême avec laquelle nous tirons profit des innovations technologiques pour restructurer l'appareil de soins, qui expliquent l'enlisement économique.

Ceci est d'autant plus dommageable, que dans le même temps notre démographie augmente (nous sommes environ 67 millions d'habitants en France selon les sources Insee 2017) et la population continue de vieillir. Toujours selon les mêmes données de l'Insee, en 2017, 24,5 % de la population avait moins de 20 ans, 56,3 % à entre 20 et 64 ans, et 19,2 %, à 65 ans et plus. Ceci tient entre autre à ce qu'au cours des vingt dernières années, l'espérance de vie à la naissance a progressé chaque année de 0,26 an en moyenne pour les hommes et de 0,17 an pour les femmes. Elle atteint, en 2016, 85,4 ans pour les femmes et 79,3 ans pour les hommes.

Par conséquent, il nous faut effectuer de toute urgence, les transformations structurelles de l'appareil de soins en gardant en tête cinq grands impératifs :

– La plupart des pathologies courantes, y compris le cancer ne nécessiteront plus d'hospitalisation.

– L'incidence croissante des cancers, des maladies neuro-dégénératives, des pathologies liées à l'obésité et des pathologies psychiatriques.

– La prise en charge de la dépendance des personnes âgées hors du cercle familial.

– La diminution du nombre de médecins et de pharmaciens et l'émergence de nouveaux métiers de la santé.

– L'arrivée exponentielle des innovations thérapeutiques, technologiques et numériques.

Pour faire ces transformations, il faut fatalement faire des choix.

C'est là où le politique intervient.

Le choix du traitement

Tout d'abord, en médecine il existe un principe fondamental : *primum non nocere* (d'abord ne pas nuire).

Donc, la première chose à faire, c'est d'arrêter les saignées.

Depuis près d'une décade, les acteurs du système de soin se font chahuter tous les ans par le fameux « PLFSS » (Projet de Loi de Finance pour la Sécurité Sociale), voté par le parlement en fin d'année.

Comment ça marche ?

C'est très simple : souvenez-vous de mon gâteau avec les différentes parts prises par les uns et les autres. Ce sont des « enveloppes ». Elles sont fermées, c'est-à-dire que la cagnotte de l'un ne peut pas se transférer sur l'autre, et surtout que tout impact budgétaire positif ou négatif de l'un sur l'autre n'est pas comptabilisé au sens analytique du terme. Par exemple, si le budget de l'hôpital a prévu 100, dont 50 pour l'hospitalisation d'une maladie, et si je trouve un médicament qui supprime la maladie et qui coûte 50, le budget de l'enveloppe médicament sera grevé de 50, et l'économie faite à l'hôpital lui sera réaffectée de sorte que son budget reste à 100. Des enveloppes non fermées auraient permis que les 50 du coût de mon médicament soient financés par les 50 d'économie de l'hôpital.

L'ensemble des enveloppes qui sont financées par la sécurité sociale, constitue ainsi son budget. Le Parlement vote chaque année un pourcentage d'augmentation de ce budget. On l'appelle « Objectif national de Dépense de l'Assurance Maladie » (ONDAM).

Pour 2019, l'ONDAM voté par le parlement est à 2,5 %.

Si vous vous souvenez bien, je vous ai expliqué que le tendanciel naturel de dépenses des soins était plutôt entre 4 et 5 %. C'est-à-dire que pour voter un budget « à l'équilibre » le parlement demande mécaniquement à ce que l'on rabote la différence entre 5 et 2,1 %. Vous avez là par construction, le montant des économies demandées chaque année sur les différents postes de l'ONDAM.

Or, il est pratiquement impossible d'imaginer des réformes structurelles en profondeur alors que parallèlement, on décide de mesures d'austérité budgétaire.

Prévoir la médecine du futur, adapter les structures à l'innovation, définir une vraie stratégie de santé publique pour notre pays nécessite de s'inscrire dans le temps long, et de prévoir, au moins dans une première étape, quelques investissements.

Le traitement de la patiente « Santé » passe par l'innovation technologique et organisationnelle de notre système de soins.

Le raisonnement est simple : la médecine du futur ne peut résulter que de l'intégration massive de l'innovation technologique, impliquant par définition l'évolution organisationnelle en phase avec les attentes de la société et du monde médical.

Cette innovation technologique, nous l'avons vu, sera avant tout portée par la recherche en science de la vie et en santé, qui en permettant une meilleure compréhension des mécanismes physiopathologiques, autorisera de nouvelles perspectives en matière de prévention, de diagnostic et de traitement. Mais ces nécessaires transformations sont aussi tributaires des avancées réalisées dans d'autres secteurs susceptibles d'être intégrés au domaine médical : matériaux composites, communication à haut débit sécurisée, robotique, mathématique et ingénierie appliquée aux données à large échelle (Big Data), et bien évidemment l'informatique.

À cet égard, une étude réalisée en 2018 par LaJaPF (Association de Laboratoires japonais en France) et IQVIA, sur une base de près de 728.000 patients (base EGB représentant 97 % de la population prise en charge par l'assurance maladie), démontre clairement l'intérêt économique de la télémédecine dans l'efficience de notre système de soins. En effet, cette étude inédite « en vie réelle », met en évidence une économie potentielle de 6 à 21 % des coûts de prise en charge des patients selon la pathologie. Dans ce modèle, trois pathologies furent analysées : L'hypertension artérielle, le diabète, et le cancer de la prostate. En reprenant les parcours de soins individuels des assurés en ville et à l'hôpital, cette étude révèle que la télémédecine et la télésurveillance apporteraient respectivement des économies par année de 322 M€ dans l'HTA, 26,3 M€ dans le cancer de la prostate, et de 8 M€ dans le diabète. Le rapport de cette étude fut remis à la ministre de la Santé en février 2019.

L'évolution organisationnelle de notre système de santé tourne donc autour de la coordination et de la sécurisation des parcours de soins en instaurant un nouvel équilibre dans la répartition des soins entre la ville et l'hôpital.

L'essentiel des décisions structurelles que l'État est enjoint à prendre, doit obéir à un double objectif :

– Ne sélectionner que des mesures qui facilitent le parcours de soin du patient en lui autorisant l'accès aux traitements les plus innovants.

– Ne sélectionner que des mesures qui ont une efficience budgétaire, c'est-à-dire qui produisent indirectement des économies structurelles.

C'est là le seul moyen de financer l'innovation sur le long terme.

Bon nombre d'acteurs de santé ont travaillé, pendant la période des élections présidentielles de 2017, à des propositions de réformes de notre système de soins, le plus souvent avec une approche un peu corporatiste.

J'avais à l'époque, tenté de rassembler autour d'un « Collectif » l'ensemble des acteurs du système pour interpeller les candidats à la présidentielle sur la base d'une sorte de manifeste. Ce pari difficile, nous y sommes parvenus. Nous avons réuni autour de la table, les associations de patients (CISS), les principaux syndicats de médecin

(CSMF, MG France, SML), les deux syndicats de pharmaciens officinaux (USPO et FSPF), les représentants de l'hospitalisation à domicile (Fnehad), de l'hospitalisation privée (FHP), ainsi que les représentants des industriels (Leem, Fefis, Snitem, Sidiv) et quelques associations d'étudiants pharmaciens et biologistes. La FHF (Fédération des Hôpitaux de France) nous ayant rejoints plus tard.

Le collectif avait ensuite envoyé une lettre aux candidats à la Présidence de la République (après les primaires), en leur demandant de prendre position sur sept engagements essentiels à nos yeux : faire de la Santé une des priorités du débat de la campagne présidentielle, l'installer au cœur des politiques publiques, reconnaître la juste place des acteurs de santé, mettre en place une politique fondée sur la santé publique, repenser le financement du système de santé, impulser et accompagner la mutation du système, et, enfin, garantir l'accès aux soins et aux innovations. Chaque engagement était illustré par quelques principes cardinaux, mais ne comportait pas de mesures détaillées afin de préserver un certain consensus.

La lettre ainsi adressée aux candidats les enjoignait à venir en audition présenter leurs propositions pour répondre à ces sept objectifs. Tous les candidats nous ont envoyé une délégation de spécialistes de cette partie de leur programme, mais aucun n'a évidemment pris le risque de venir se frotter à une telle assemblée, surtout sur un sujet aussi technique et disons-le, un peu « casse-gueule » ! L'exercice était néanmoins très intéressant. Les auditions eurent lieu en mars 2017.

Elles mirent en exergue toute la contradiction que les politiques manifestent à reconnaître l'évidence de la situation, à se dire prêt à faire des réformes (on allait voir ce que l'on allait voir !), et ensuite être incapable de passer à l'acte, voire même de faire tout le contraire !

Pas un seul des représentants des différentes écuries, je dis bien pas un seul, ne s'est inscrit dans le déni du constat que je viens de résumer dans ce chapitre. La plupart d'entre eux, de gauche ou de droite ou des deux, proposaient des réformes assez similaires, mais les hypothéquaient à l'incertitude de la situation budgétaire qu'ils trouveraient en arrivant au pouvoir s'ils étaient élus. Il n'y avait guère que le représentant de Jean-Luc Mélenchon et de Marine Le Pen qui ne brillèrent pas par l'éloquence et la précision de leur programme. Le premier (un fonctionnaire de la CNAM qui se cachait derrière un pseudonyme !), transformait la santé en une immense machine à la solde de l'État, titularisait tout le monde libéral et rêvait de nationaliser à peu près tout ce qui fabrique des médicaments. On a regretté Jean-Luc, au moins avec lui on se serait amusé. Le deuxième, un jeune technocrate (grippé ce jour-là), connaissait mal son sujet, probablement aussi mal que celle qu'il était censé représenter. Sans intérêt.

Mais en revanche, les délégations qui représentaient Benoît Hamon (Mme la député Catherine Lemorton, le Pr Alfred Spira, et Gérard Sébaoun), François Fillon (Mr le député Jean Leonetti), et Emmanuel Macron (Mr le député Olivier Veran) étaient de bonne facture, composées de gens sérieux qui maîtrisent parfaitement leurs sujets.

Pour illustrer le consensus qu'il y avait entre ces différents partis, voici trois verbatims extraits des auditions :

Jean Leonetti : *« Nous ferons une réforme profonde du système de santé pour dégager des marges financières tout en restant fidèles à l'esprit de 1945, et en augmentant encore la qualité. Nous organiserons des États Généraux de la Santé pour fixer ensemble des objectifs conventionnels pluriannuels. Je préfère le contrat à la contrainte ».* Nous jubilions !

Olivier Véran : *« Nous sommes très en retard en France sur la prévention, avec des budgets alloués trop faibles, non seulement au niveau des actions d'éducation et de sensibilisation, mais aussi au niveau de la recherche ».* On achète !

Catherine Lemorton : *« Quand une expérimentation au niveau d'une Agence Régionale de Santé donne de bons résultats, le passage à l'échelle nationale pose problème. Nous devons renforcer cette diffusion avec des moyens supplémentaires ».* Banco !

Je reviens à ma petite métaphore du Malade de Molière, avec les trois médecins au chevet du patient, ici la Santé, en train de faire des recommandations sur la conduite à tenir. Nos trois délégations me donnaient tout à fait l'impression de cette image, l'un avec le couteau de la saignée, l'autre avec son clystère, et le dernier avec sa potion de sels de bismuth. Chacun avait le bon remède, et pouvait utiliser à loisir celui de son voisin, le malade ne s'en porterait que mieux.

Seulement voilà, la question n'est pas tant de disserter sur l'œil glauque du patient, sa langue chargée ou ses urines acides, il convient d'agir !

Privilège du vainqueur, c'est donc à l'équipe Macron de s'y coller !

Que faire ?

Agir

« L'homme suprême sait se changer
L'homme libre s'arrache au commun
Il chevauche les nuages sans rênes
Il court avec le vent sans pieds » (8)
(Kouang-Cheng, *L'Enragé*)

La grande difficulté d'un gouvernement, quel qu'il soit, est d'entreprendre des réformes impopulaires dont on sait par avance que leur rendement se trouve dans le temps long, souvent au-delà des échéances électorales.

C'est pour cela que, tant qu'à faire, il vaut mieux agir en début de mandature.

L'action du gouvernement ne peut pas s'opérer par à-coups successifs.

En ce sens, la stratégie qui consiste à écouter un peu tout le monde et à saupoudrer quelques mesures qui contentent plus ou moins les revendicateurs est vouée à l'échec. C'est peut-être de la politique, mais en tous cas ce n'est pas gouverner.

L'action du gouvernement ne peut pas ignorer le principe républicain de notre système de soins, à savoir que le système français est fondé sur un accès universel à la santé, avec des soins quasiment gratuits, et un bon accès à ces soins quel que soit le niveau de revenu des patients. Le système de santé, centralisé, garantit l'égal accès de tous au même niveau de soins et de prise en charge sur l'ensemble du territoire. Ce principe est immuable.

Enfin, l'action du gouvernement ne peut pas se faire sans embarquer dans le changement les principaux acteurs du système. Il y va de même dans nos entreprises, la conduite du changement est une affaire de tous. Lorsqu'elle est imposée par un commandement, c'est-à-dire lorsqu'elle s'impose aux autres, huit fois sur dix c'est un fiasco. Ce fut probablement une des raisons de l'échec relatif des ordonnances Juppé en 1995 (je dis relatif, car en fait il n'y a que sur les régimes spéciaux que cela a vraiment coincé).

La technostructure n'est pas formatée pour manager le changement. Elle sait en comprendre la nécessité, parfois elle sait imaginer les lois pour faire bouger les lignes, mais dès qu'il s'agit d'appuyer sur le bouton, elle est perdue.

Honnêtement, ce n'est pas vraiment de sa faute.

J'ai côtoyé, durant mon mandat de président du Leem, énormément de hauts fonctionnaires de l'État, de conseillers techniques, de membres de structures administratives. Beaucoup me sont apparus comme des gens intelligents, de bonne volonté, avec un certain sens de l'intérêt général.

Mais plus du fait de l'appareil d'État et de son fonctionnement (sur lesquels je reviendrai plus loin), que de leurs « profils », ces serviteurs de la République sont parfois empêtrés dans les rouages de la machine dès lors qu'il s'agit d'organiser la mise en œuvre de ce qui a été décidé.

Par conséquent, pour agir efficacement en santé, nous devons imaginer l'avenir, guidés par deux grands principes :

a) Décentraliser l'action au niveau des régions et des acteurs de terrain, en leur confiant la responsabilité de co-créer les solutions qui peuvent servir les objectifs définis par la réforme de l'État.

b) Ne pas brider l'invention, l'innovation et l'esprit d'entreprise. Au contraire, l'encourager, simplifier administrativement nos procédures, donner plus de liberté et moins de contraintes à ceux qui veulent faire le pari du progrès.

Je me demande même si, du moins dans un premier temps, il ne faudrait pas bannir du vote des députés, toute loi qui « interdit » quelque chose !

Il serait présomptueux de lister ici toutes les actions d'une réforme du système de santé, mais il y a au moins quelques idées qui font assez consensus entre les acteurs du système, incluant les patients :

1°) Définir tout d'abord les grandes priorités de santé publique, en particulier en matière de prévention, de priorités de dépistage, et de prise en charge

La priorisation de nos actions est indispensable. Nous dépensons trop de temps, d'énergie et d'argent à traiter des maladies qui seraient partiellement évitables par des actions d'éducation et de prévention notamment chez les plus jeunes et les plus fragiles socialement parlant. Il est évident que se fixer des objectifs de réduction de consommation de tabac, d'alcool et de drogues de toute nature, limiter la consommation de boissons sucrées, et éduquer à une alimentation équilibrée auraient un impact cent fois supérieur à tout autre mesure de prise en charge des maladies qui y sont liées. Il faut pour cela le décider vraiment, rémunérer correctement ceux qui vont en avoir la charge, intervenir dès le plus jeune âge dans les écoles, et surtout mettre un terme à l'invraisemblance du conflit qu'il y a entre cette politique de prévention et les sommes pharaoniques que rapportent les taxes sur ce qui nous détruit la santé.

En matière de priorité de santé publique, il faut s'attaquer à ce qui fait le plus de dégâts.

De façon pragmatique ce sont : l'hypertension (environ 32 % de la mortalité), le cancer (environ 27 % de la mortalité), l'obésité et le diabète (environ 16 % de la mortalité). À eux trois, ils expliquent plus de 60 % de la mortalité chez les plus de 50 ans.

Quant au vieillissement de la population, c'est un vrai enjeu de santé publique, en particulier à cause de l'incidence des maladies neuro-dégénératives et de la dépendance qui en résulte.

Les priorités définies, il faut faire des choix, et cesser de vouloir tout prendre en charge à 100 % et de tout rembourser.

2°) Repenser l'articulation du système de soins entre les différents professionnels de santé

C'est sans doute la réforme la plus compliquée, car elle introduit plusieurs conditions de réalisation qui ne sont pas nécessairement évidentes, à savoir :

– Intégrer le numérique, la télémédecine, et les données partagées au cœur du système.

– Introduire la délégation de tâches des médecins sur des techniciens médicaux ou des infirmières (nurses à l'américaine).

– Codifier les actes différemment, en rétribuant d'abord ce qui est efficient et ce qui est lourd (consultation cancer par exemple).

– Repenser la tarification à l'activité de l'hôpital.

– Régionaliser les initiatives,

– Et transgresser les corporatismes, une vraie gageure !

Quoi qu'il en soit, on ne peut plus considérer la médecine comme un acte de consultation expéditif, visant à prescrire des examens complémentaires et une ordonnance de deux pages. Il faut donc encourager la rationalisation des soins et non la rationner.

Un système plus tourné vers le parcours de soins et une gestion « matricielle », aurait certainement plus d'efficience que les silos médicaux qui se livrent une compétition acharnée.

3°) Favoriser l'accès à l'innovation

Il faut pour cela encourager les partenariats public-privé, et favoriser l'attractivité de la recherche clinique afin de permettre aux patients de bénéficier des protocoles incluant les nouvelles molécules.

Par ailleurs, beaucoup de mesures qui vont dans ce sens touchent le secteur du médicament. Nous les développerons dans un chapitre dédié. Mais il est clair que ces mesures doivent permettre d'anticiper et de favoriser l'arrivée des médicaments innovants, notamment en faisant évoluer le système français d'évaluation et les modalités d'accès au marché des produits de santé.

Il y a enfin tout un chantier sur la simplification des procédures d'autorisation de traitement des données de santé afin d'améliorer et de partager les connaissances issues de la vie réelle.

4°) Mettre en place un écosystème favorable à l'implantation et au développement des industries de la médecine du futur

Clairement, il s'agit là de faire de la France une terre d'attractivité en s'attaquant très sérieusement à la simplification administrative et au sujet épineux des taxes, en particulier celui de l'Impôt sur les Sociétés (IS), pour lequel le Président Macron a pris quelques engagements…

Ce fut notamment le cas, lorsqu'il reçut à l'Élysée plus de quarante dirigeants de grandes entreprises internationales du médicament, à l'occasion du CSIS (Conseil Stratégique des Industries de Santé) en juillet 2018. Prenant conscience du retard que la France accusait dans le développement de nouvelles technologies en santé, il fit un discours qui marqua les esprits : volonté de rendre la France plus attractive dans le domaine de la recherche clinique, accélération des mesures d'enregistrement, simplification administrative, et visibilité sur les systèmes de régulation économique figuraient en bonne place de son chapitre. Malheureusement, le PLFSS 2019 voté quelques mois plus tard, vint abîmer ce chemin pavé de bonnes intentions !

5°) Enfin, il convient de repenser le financement et la régulation de notre régime de soins

La première mesure très simple qu'il faut prendre, c'est d'introduire une loi de finance sur le temps long. Il est strictement impossible de faire de la régulation court-termiste et d'entreprendre dans le même temps des chantiers structurels dont l'impact budgétaire est à 5, voir 10 ans.

La seconde est sans doute de revoir en profondeur le principe de la tarification à l'acte pour les professionnels de santé et celui de la tarification à l'activité pour les hôpitaux. Quand on veut s'orienter vers la qualité, un principe de rémunération incitant au volume est pour le moins orthogonal à l'objectif. Cette réforme est complexe, car elle doit nécessairement passer par des « forfaits » tarifaires qui ne sont pas simples à calculer en fonction de la nature de la maladie et de sa prise en charge, que l'on dénomme souvent « parcours de soins ». Toutefois, il faut reconnaître à Agnès Buzyn le mérite d'avoir inscrit cette réforme dans le cadre de « Ma santé 2022 », qu'elle présenta au Conseil des ministres en février 2019.

Ensuite, il faut revoir l'équilibre entre le régime général et les complémentaires (assurances et mutuelles). Il est en effet curieux, et pour le moins pas très engageant, de réserver aux complémentaires cette espèce de strapontin où leur rôle se cantonne à payer ce que la sécurité sociale ne prend pas en charge. Il serait temps d'ouvrir avec elles un débat constructif, non pas sur la part de ce qu'elles doivent financer, mais sur leur rôle et la place qu'elles doivent occuper parmi les acteurs du système de soins : la prévention, le dépistage, les soins secondaires, les médecines complémentaires, bref, tout ce qui peut « éviter la maladie », ou en faciliter la prise en charge.

Quant à la régulation, c'est-à-dire le système de contrôle des dépenses, il est pour le moins abominablement complexe. Dans le cas du médicament par exemple, les mécaniques construites à coup de taux L ou w, à grandes lampées de décrets et d'articles de lois sont à peu près incompréhensibles pour le commun des mortels. Dans le chapitre consacré au médicament, j'essaierai néanmoins de relever le pari de vous l'expliquer. Mais ce n'est pas gagné !

Cinq mesures pour un traitement de choc

Cela nous fait une ordonnance avec cinq médicaments, ça reste raisonnable !

Mais pour autant, la délivrance de ce traitement curatif à Madame Santé nécessitera que le Docteur de l'Avenue de Ségur aille chercher son ordonnancier à la CNAM et à la DSS, et se fasse rembourser sa prescription par Bercy.

Peut-être y a-t-il là une sixième mesure ? Avoir un ministère de la Santé, et un ministère de l'Économie de Santé dotés chacun de leurs pleins pouvoirs respectifs.

Pour l'heure, le gouvernement semble avoir entendu l'appel des acteurs de santé, dont le contenu converge vers ce principe d'une réforme globale et non la mise en œuvre de mesurettes par petites touches.

Ainsi, en déplacement dans un hôpital du Val d'Oise, le Premier ministre Édouard Philippe et la ministre de la Santé Agnès Buzyn, annonçaient-ils début février 2018 leur intention de lancer un grand chantier, composé de cinq grandes réformes structurelles, visant à aligner notre système de soins sur les besoins et les pratiques de l'ère moderne.

L'exécutif voulant améliorer la pertinence et la qualité des soins, diversifier les modes de tarification et de rémunération, accélérer le virage du numérique, réorganiser les ressources humaines et les études de santé, et renforcer l'organisation territoriale, l'effet d'annonce provoqué ne pouvait que piquer le monde de la santé plongé dans un profond sommeil depuis des années.

Souhaitant entreprendre des concertations entre le mois de mars et celui de mai, la ministre de la Santé avance avec détermination, mais néanmoins prudemment.

On ne peut que lui donner raison ! Les hôpitaux ont la grogne et la mauvaise humeur facile, les médecins campent très vite sur leur pré carré, les pharmaciens questionnent leur avenir, les infirmières sont épuisées, les dentistes inquiets, et les industriels du médicament obsédés, à juste titre, par ce que le prochain PLFSS va leur réserver…

Par conséquent, la stratégie qui consiste à envoyer un petit ballon sonde avant de se lancer dans le grand bain, n'est certainement pas dénuée de sens. C'est ce qu'elle fit en réservant à Cécile Crouzel, Marc Landré, et Marie-Cécile Renault, une interview dans les pages « saumon » du Figaro, le 14 février 2018.

La ligne de communication est habile.

Dans cet entretien, Agnès Buzyn rappelle que la France consacre 11,7 % du PIB à la santé (soit au 5e rang de l'OCDE), 40 % des dépenses de santé à l'hôpital, et que pour autant, nous ne sommes pas mieux soignés que nos voisins européens. En clair, nous dépensons trop, ou plutôt mal, ce qui prépare le lecteur à cette idée qu'il faudra réformer sans que cela nous coûte un sou.

S'en suit toute une série de constats auxquels on ne peut que souscrire : « notre système de santé, construit après-guerre pour répondre à des pathologies aiguës pour des Français qui mourraient jeunes, fait face aujourd'hui au vieillissement de la population et à l'explosion des maladies chroniques ». Personne ne peut dire le contraire !

Un peu plus loin : « En ville, la médecine de premier recours est insuffisante en nombre et n'est pas assez structurée. Les professionnels y voient leur charge de travail augmenter. À l'hôpital, les professionnels ressentent une perte de sens de leur mission, du fait d'une organisation du travail et de tarification qui ont privilégié la quantité à la qualité. Cela se traduit par une souffrance généralisée dans le monde hospitalier. On est arrivé au bout d'un système qui nuit à la qualité du service rendu ».

Là encore, il n'y a rien à dire. Tous les ingrédients y sont : empathie, réalisme, pragmatisme, mots choisis… Même le plus dur des syndicats du personnel hospitalier hocherait de la tête.

Mais c'est dans le « plat principal » de l'interview que le menu devient plus clair.

Tout d'abord, on s'aperçoit qu'au chapitre « soigner mieux sans dépenser plus », la réponse de l'efficience des soins va inévitablement passer par une lutte sans merci contre les prescriptions inutiles d'examens de toutes sortes (radio ou biologique), contre des interventions chirurgicales qualifiées « d'inutiles », et certainement pour des ordonnances plus courtes, bien qu'elle ne mentionne curieusement pas le médicament dans sa liste. Bref, une politique à la « CNAM » (celle que la caisse nationale mène déjà depuis des années), mais avec un espoir de résultat plus ambitieux. Il y a fort à penser qu'au moment où Agnès Buzyn évoque ce sujet, elle a déjà en tête qu'il faudra faire monter à bord, et vite, tous les acteurs concernés par ces « gâchis » auxquels on veut faire la chasse, et leur proposer un autre modèle de rémunération basé sur la qualité, les résultats, et non sur les actes.

D'ailleurs, c'est ce que la ministre évoque encore un peu plus loin, alors qu'on lui pose la question de la réforme de l'hôpital. Prudemment, elle en remet une couche sur le mode de financement des hôpitaux, rappelant que le Président de la République a lui-même souhaité que la tarification à l'activité (T2A) soit réduite à 50 % dans le financement des hôpitaux, alors qu'elle pèse aujourd'hui entre 70 et 80 %.

Curieusement, un mois après cette interview, le gouvernement décidera un coup de rabot supplémentaire de 1,2 % sur la tarification hospitalière en 2018, contraignant les établissements hospitaliers à chercher de nouvelles sources d'économies, et réaliser encore plus d'actes pour tenter de maintenir leur équilibre budgétaire.

Néanmoins, augmenter la part de financement à la qualité est une bonne idée, reste à trouver comment ! On voit alors poindre l'idée d'un « forfait » pour les pathologies chroniques (diabète par exemple), alors qu'on garderait des « actes » pour des petites consultations type « grippe ». Curieux, j'aurais fait un mixte des deux, car en fait, il est très difficile de quantifier le bon nombre de consultations qu'un diabétique doit avoir dans un forfait, tant la variabilité des profils pathologiques est grande.

Quoi qu'il en soit, le grand soir semble tourner autour de la tarification, ce qui n'en dit pas trop sur l'effet structurel attendu dans la gestion hospitalière. Sur ce point, on peut être inquiet quand on lit ses propos : « Nous nous sommes engagés à ne pas fermer d'établissements ». Tout au plus admet-elle qu'il y aura quelques « reconversions » de certains hôpitaux en centre de soins spécialisés (gynécologie, gériatrie). Mais « pas touche à mon hôpital » semble rester le mot d'ordre qui rassure le peuple et surtout les maires et les députés, dont l'élection dépend grandement de leur amour pour l'hôpital local et les personnes qui y travaillent. Schumpeter, tu vas te retourner dans ta tombe !

La tâche ne s'annonce donc pas aisée.

De ce point de vue, la réforme du système de Santé annoncé par la ministre, Agnès Buzyn dès le début de l'année 2019, ouvre la voie à quelques espoirs de changements structurels : en faisant la part belle à l'innovation technologique, à la télémédecine, à l'IA ou la big data en santé, Agnès Buzyn ouvre la porte à de nouvelles solutions pour moderniser notre système de soins. À ce titre, les options présentées dans les articles 6 à 14 du projet de loi sont susceptibles de ringardiser les théorèmes datés consistant à revendiquer un hôpital à moins de 30km de chez soi, plus de moyens sans vouloir les partager, ou encore à exiger l'accès à un médecin à n'importe quelle heure du jour et de la nuit pour n'importe quoi, et si possible en urgence. Car ce qui est nouveau ici, c'est que pour la première fois, on regarde l'innovation comme une chance, et surtout comme l'ouverture à une économie participative, à la création de nouveaux métiers en santé, et surtout à une augmentation de la performance en médecine. En lisant se projet de loi, j'avoue avoir eu un regain d'optimisme, après avoir été profondément déprimé par un PLFSS (Projet de Loi de Financement de la Sécurité Sociale) voté en décembre, et qui sentait la naphtaline tant les recettes (sans jeu de mots) pour boucler le budget étaient les mêmes que celles inventées il y a vingt ans. Mais à l'heure où la France gronde autour des ronds-points, inquiète de tout au point qu'on ne sait plus de quoi, il me semble que le plus délicat reste à faire. La transformation commence par transformer un projet de loi en une réalité progressiste. Il faudra d'abord redoubler d'efforts sur la prévention, le dépistage précoce des maladies les plus courantes, et sur l'éducation de nos enfants pour consommer mieux et moins. Ensuite, il faudra s'appuyer sur les nombreux talents que la médecine française compte dans ses rangs, impliquer les patients, réhabiliter la qualité des soins en lieu et place de cette course effrénée à l'activité, croire en l'innovation, faire le pari de l'intelligence artificielle, ne pas avoir peur de la disparition inéluctable de certaines spécialités qui deviendront inutiles dès lors que l'ordinateur y aura surpassé le cerveau humain, ne pas craindre de partager les données, et accepter qu'il puisse désormais y avoir un écran entre un patient et un professionnel de santé, du moins en premier recours. Les pays nordiques, neige oblige (et c'est autre chose que les 3 cm dans Paris qui créent un vent de panique et déclenchent un plan Orsec !), le Canada, l'Australie, les USA l'ont fait ! Pourquoi pas nous ? Les seules raisons qui pourraient nous en empêcher, c'est l'individualisme, le corporatisme et le manque de courage. Les malades n'ont pas le temps d'attendre que nous nous débarrassions de nos démons.

Ce qui est certain c'est que je ne connais pas de réforme structurelle, ni dans les entreprises, ni dans les structures publiques, qui ne nécessitent pas, du moins au début, des investissements en moyens humains et financiers.

La seule façon de s'y retrouver « économiquement parlant », c'est d'étaler la dette sur le temps long et miser sur le fait que l'efficience retrouvée, les mesures d'économies qu'elle engendrera permettront de rééquilibrer les comptes de façon pérenne.

Mais dans ce fragile équilibre, il faut maîtriser le changement, calmer la grogne sociale, et en plus ne pas craindre les échéances liées aux élections intermédiaires de la mandature.

LE NERF DE LA GUERRE

Le nerf de la guerre, ce sont les sous.

Dans un système de soins reposant sur la mutualisation des moyens collectés par l'État, les sous viennent forcément des cotisations, des impôts et des taxes.

Dans un pays qui s'endette d'environ 2600 euros chaque seconde, portant la dette publique à plus de deux mille milliards d'euros au moment où j'écris ces lignes, la question du financement d'un des principaux postes du budget de la France reste posée !

Ainsi que nous l'avons vu dans le chapitre précédent, le progrès technologique, le vieillissement de la population et l'incidence croissante de certaines maladies sont en grande partie responsables d'un tendanciel de croissance des dépenses de l'Assurance maladie pour la France d'environ 4 à 5 % par an.

À la fin du quinquennat de François Hollande, les comptes de la branche maladie de la Sécurité Sociale accusaient un déficit de 6 milliards d'euros (9). D'après les données de l'OCDE, la part des dépenses totales de la santé dans le PIB (Produit Intérieur Brut) en 1970 était de 5 %, passant à 9 % en 2000, pour atteindre allègrement 12 % en 2015, soit 240 milliards d'euros par an, faisant de la France l'un des pays au système de santé le plus cher au monde.

Par conséquent, un tel déficit ne peut que constituer une menace à la pérennité de notre système de soins. Il faut donc le réduire. La question est comment ?

L'approche utilitariste du rabot

C'est l'approche qui a prédominé sur cette dernière décade où le déficit s'est creusé.

En gros, cela consiste à définir une politique de santé en fonction de ce qu'on peut se payer, c'est-à-dire du budget que l'on s'est fixé. Tout ce qui dépasse doit faire l'objet d'économies, par réduction de la consommation des soins ou réduction de leur coût, quitte à sacrifier à la qualité ou à la compétitivité.

Malgré ce régime sec, la dépense fixée par le budget annuel (ONDAM) continuait à progresser plus vite que la richesse nationale. Ainsi, en 2014 et 2015, l'ONDAM avait été fixé à un taux de 2,4 % et 2 % (pour une croissance naturelle des dépenses de 4 % !), alors que notre PIB connaissait, lui, une croissance de 0,2 % et 1,1 %, avec une inflation quasi nulle. Quand on sait par ailleurs que les recettes de l'Assurance Maladie proviennent essentiellement des cotisations assises sur les salaires du travail et de la CSG, on se dit, sans être un grand économiste, qu'il va y avoir un problème. Problème il y a eu !

Indépendamment de la couleur politique du gouvernement (Mrs Sarkozy ou Hollande firent à peu près la même chose) la recette utilitariste de l'exercice budgétaire chargea la CNAM de réduire la consommation excessive des soins, de négocier au plus serré avec les médecins et les pharmaciens, tandis que la Direction de la Sécurité Sociale (DSS) était chargée de faire la chasse aux économies sur tous les autres postes, notamment à l'hôpital et sur le médicament. Les politiques passent, l'exercice budgétaire, lui, ne change pas. Ceci explique peut-être cela.

Durant ces cinq dernières années, on peut dire que tout le monde a fait les frais de cette désastreuse politique. Chacun dira qu'il a, pour sa part, trop payé. Mais enfin, force est de constater que les efforts n'ont pas été de la même proportion, en valeur relative du poids de chacun dans l'ONDAM. Ainsi le poste « médicaments », qui pèse à peu près 15 % de l'objectif de dépenses de l'Assurance maladie, a contribué sur les 5 derniers PLFSS à hauteur de 50 % du redressement des comptes de l'Assurance maladie, soit plus d'un milliard et demi par an !

Cela ne doit pas occulter le fait que les hôpitaux, trop nombreux, se voyaient imposer par l'intermédiaire des Agences Régionales de Santé (ARS), une cure d'austérité portant essentiellement sur les moyens médicaux, en personnel, mais aussi en équipement.

Sous la présidence Hollande, ces trois dernières années, les hôpitaux ont déjà réalisé 1 milliard d'euros d'économie par an, et 2018 s'annonçait encore plus drastique avec 1,6 milliards de cures d'amaigrissement.

Cela ne doit pas faire oublier non plus que près d'une officine sur deux s'est retrouvée durant la même période en situation de quasi-faillite, et que les syndicats de médecins devaient aller faire l'aumône pour augmenter leur « C » d'un ou deux euros.

Seule la CNAM, durant ces années difficiles eut à cœur de réduire de façon significative la consommation des soins, en particulier ceux qui s'avéraient inutiles ou dispendieux.

Elle y parvint avec un certain succès sur les antibiotiques, sur la consommation de génériques en lieu et place de médicaments princeps plus chers. Elle marqua quelques points en réduisant la quantité d'examens biologiques, et plus récemment en faisant la guerre aux arrêts de travail abusifs et aux transports en ambulance, qui frisaient parfois « l'économie parallèle » à en croire la Cour des comptes.

Paradoxalement, en fin de quinquennat du Président Hollande, Marisol Touraine (qui réussit l'exploit de passer à travers tous les remaniements ministériels) introduisait le tiers payant généralisé, comme pour mieux « dématérialiser » le coût de la santé. Sans discuter ici le principe ou l'idée, je ne suis pas certain que ce fût le meilleur moment pour le faire.

Ainsi, malgré ce régime au pain sec et à l'eau, les efforts accomplis au cours des dernières années ont tout juste permis de contenir le différentiel entre la croissance de la dépense de santé et la richesse nationale, entre un et deux points. Or, si le tendanciel naturel des dépenses de santé perdurait ainsi jusqu'en 2050, il représenterait alors près de 27 % du PIB ! Ce n'est évidemment pas une option.

En réalité, dans une configuration de croissance de la richesse nationale d'environ 1 à 2 % par an sur les prochaines années, aligner la croissance de la dépense de santé sur ce rythme impliquerait de trouver chaque année un gain de productivité d'environ 3 %, tout en améliorant la qualité des soins et en finançant l'innovation.

La démonstration par l'absurde est faite : ce n'est tout juste pas possible, à moins de…

À moins de changer de logiciel

Cela consiste à troquer le logiciel PLFSS 1.0 contre le logiciel Schumpeter 5.0.

Il faut en effet détruire de la valeur inefficiente ou périmée pour faire de la place à l'innovation et au progrès, sans que cela nous conduise à un accroissement de notre déficit.

Pour y parvenir, il faut procéder par étapes :

1°) Faire la chasse à ce qui ne fonctionne pas, ce qui est inutile ou de mauvaise qualité

Par cet exercice, on peut identifier toute une série de constats sur la consommation des soins et leur efficacité qui laisse parfois perplexe

C'est en principe le rôle de la CNAM qui publie tous les ans son « rapport charges et produits », dans lequel on peut y trouver, avec force de chiffres et de détails, toutes les mesures qualitatives et quantitatives relatives à la gestion du budget du régime général.

Honnêtement, ce document est toujours de grande qualité, de par la rigueur avec laquelle il est rédigé en s'appuyant sur les bases de données de la CNAM (bases dites SNIIRAM). En tous les cas, de meilleure facture que le rapport de la Cour des Comptes, qui est, quant à lui, de qualité très inégale sur ce sujet.

Il est intéressant de corroborer cette analyse avec les données issues des comparaisons internationales publiées dans l'Euro Health Consumer Index (10). Celles-ci révèlent qu'en matière de santé publique, nous nous situons derrière des pays comme les Pays-Bas, le Danemark, la Suisse ou l'Allemagne.

Par exemple, nos taux de mortalité maternelle et périnatale sont respectivement deux fois et demi et 40 % plus élevés qu'en Italie (soit 1700 décès évitables par an), et notre taux moyen de survie en cas de cancer colorectal est inférieur de 3 % à la moyenne de l'OCDE. En 2010, moins de 30 % des diabétiques bénéficiaient d'un contrôle annuel adéquat de leur fonction rénale alors qu'il est de 90 % aux Pays-Bas.

Au cœur même de notre pays, les inégalités de soins ou de pratiques engendrent de curieuses conclusions : si le taux de recours à l'appendicectomie dans les grandes villes (où le diagnostic d'appendicite est sécurisé par les examens modernes) était le même dans le reste de la France, cela représenterait une épargne d'environ 15 000 interventions inutiles par an ! Le constat est à peu près le même sur le recours aux césariennes programmées en fonction de la nature des établissements et de leur activité.

À travers ces exemples, on voit bien qu'il y a un lien de proportionnalité tout à fait évident entre le degré d'innovation, d'expérience ou d'équipement, et l'amélioration potentielle de l'efficience et de la pertinence des soins.

De la même façon, la pratique d'examens parfaitement inutiles doit disparaître au profit d'une démarche qualité reposant sur un temps de consultation plus long, mieux rémunéré et plus minutieux. Le nombre invraisemblable d'examens biologiques prescrites au prétexte de faire

« un petit bilan » sans trop savoir ce qu'on cherche, la quantité intersidérale de radiographies du rachis lombaire prescris pour des lombalgies communes, alors qu'on sait par avance que cela ne montrera rien, sont autant de conséquences d'une médecine expéditive payée au lance-pierre.

On pourrait ainsi multiplier les exemples à l'infini.

Ils ont tous un dénominateur commun : la qualité des soins nécessite une approche par l'efficience du résultat, et certainement pas une approche de régulation par les actes.

2°) Réorienter nos investissements sur la prévention et le dépistage

C'est là une partie théorique de l'ADN des « assureurs » et des « mutualistes ». Ils savent mieux que quiconque qu'une cotisation est d'autant plus rentable en restant raisonnable, que le risque qu'elle couvre est évitable. C'est sur ce principe que chacun d'entre nous est enjoint à conduire prudemment pour éviter un accident, et ainsi pouvoir bénéficier d'un « bonus », et voir sa prime d'assurance auto baisser au fil de l'eau.

Aux États-Unis, où le régime de protection sociale est confié essentiellement à des assurances privées, ces dernières ne se gênent pas pour mener des politiques de prévention très agressives à l'endroit de leurs cotisants.

Or, en France, pour des raisons à la fois historiques et culturelles, on aime à garantir le financement de la réparation des risques, plutôt que d'investir massivement sur leur prévention. Résultat, dans son rapport de 2015 l'OMS chiffre entre 30 000 et 50 000 le nombre de morts dites « évitables » par an en France. Les causes de ces décès prématurés, c'est-à-dire survenant avant 65 ans, sont essentiellement dues à des facteurs de risques parfaitement identifiés, et sur lesquels des actions éducatives et préventives auraient un impact majeur sur l'incidence des pathologies ayant entraîné cette morbi-mortalité. On ne sera pas surpris d'y retrouver au premier chef le tabac (25 % en France contre 20 % en moyenne dans l'OCDE), l'alcool (11,1 litres d'alcool par habitant et par an contre 8,8 litres en moyenne dans l'OCDE), les suicides (en particulier chez les jeunes), ainsi que les facteurs de risques alimentaires conduisant à une forte incidence du diabète de type II, et des maladies cardio-vasculaires.

Si la prise de conscience des Français est là, leur motivation à prendre soin préventivement de leur santé est encore bien fragile.

Ainsi le professeur Serge Hercberg, qui pilote le programme national nutrition santé, rappelle que 85 % des Français connaissent le slogan « *Manger au moins cinq fruits et légumes par jour* », mais que seulement 45 % affirment l'appliquer.

Dans le même registre, nous avons vu tout le mal qu'Agnès Buzyn, ministre de la Santé du gouvernement d'Édouard Philippe, eut à faire passer la loi sur la politique vaccinale en France. Pourtant, il est évident que d'un point de vue de santé publique et d'un point de vue économique, cette mesure ne se discute pas.

Enfin, tout le monde s'accordera à admettre que l'on soigne et que l'on guérit d'autant mieux une maladie que celle-ci est dépistée à son début. Ceci est particulièrement vrai dans le cas du cancer. Il faut donc développer de façon agressive les politiques de dépistage précoce chez les sujets à risque. De gros progrès ont été faits en France dans le dépistage des cancers du sein, de la prostate et du côlon ces dernières années. Mais au vu du nombre de cas de ces cancers au stade avancé ou métastasé diagnostiqués et traités à ce jour, on se dit qu'il reste un long chemin à faire.

Le problème est que la rentabilité économique de ces « dépistages de masse » n'est pas toujours évidente. Par exemple, on sait depuis environ une dizaine d'années que la politique de dépistage des cancers de la prostate par le dosage systématique du PSA chez les hommes de plus de 50 ans a conduit à une augmentation significative des actes chirurgicaux (prostatectomie) dont les indications sont aujourd'hui remises en cause. Même constat avec les interventions (thyroïdectomies) pratiquées devant un nodule froid de la thyroïde, dont le nombre a flambé depuis dix ans. Il faut en réalité faire un savant ajustement entre les politiques de dépistage et l'identification des facteurs de risques pour que celles-ci trouvent une vraie pertinence d'un point de vue de la santé publique et d'un point de vue économique.

3°) Financer l'innovation par les gains de productivité ou d'efficience qu'elle génère

L'exemple type ici, est la question du financement de l'innovation thérapeutique.

Le progrès en matière de médicament a mécaniquement deux conséquences : il guérit des maladies chroniques, chronicise des maladies mortelles, et améliore la durée de vie en « bon état général ». Par conséquent, dans un grand nombre de situations, il est possible d'identifier les coûts structurels que permet d'épargner un traitement innovant. L'exemple que j'aime à citer est celui des anti TNF alpha, molécules innovantes proposées dans le traitement de la polyarthrite rhumatoïde (PR), et dont l'utilisation a transformé le pronostic fonctionnel de cette maladie inflammatoire articulaire. Une étude, menée par le cabinet Jalma en 2016 (11), s'est intéressée à l'impact du recours à ce médicament dans la PAR, et aux économies engendrées sur la prise en charge hospitalière de la maladie. En Allemagne les économies réalisées par le système de soins, suite à l'introduction des anti TNF alpha (delta de 5 points) sont plus importantes qu'en France (delta de 0,5 points). En d'autres termes, si la France avait connu une organisation similaire à l'Allemagne, elle aurait économisé près de 70 millions d'euros supplémentaires pour les patients atteints de Polyarthrite Rhumatoïde.

On peut appliquer la même méthodologie d'analyse médico-économique à toutes les innovations de rupture et estimer ainsi le « manque à gagner » lié à la mauvaise adaptation du système de soins à l'innovation.

Ainsi, l'étude Jalma révèle-t-elle que, appliqué au cancer de la prostate métastatique, ce modèle permet de chiffrer à plus de 360 millions d'euros, le montant des économies réalisables en activant ces leviers structurels.

En ayant ainsi une meilleure lecture des innovations attendues, il est tout à fait possible de prédire avec une certaine solidité, les modifications substantielles du parcours de soins du patient conséquentes à ces innovations, et donc des économies potentielles liées à la disparition de certaines étapes de ce parcours devenues inutiles.

En cancérologie par exemple, le développement des thérapies orales a rendu le recours à l'hospitalisation pour ainsi dire superflu dans toutes les situations qui ne relèvent pas de soins palliatifs ou de complications aiguës.

L'idée serait donc de créer un « observatoire de l'innovation » sur lequel l'État, les partenaires industriels et les professionnels de santé pourraient s'appuyer pour décider ensemble des réformes structurelles à apporter à notre système de santé. La DSS pourrait ici être tout à fait utile à calculer les transferts de coûts résultant de ces réformes, plutôt qu'à compter le bas de laine pour voir les quelques deniers que l'on peut y économiser chaque année...

4°) Introduire massivement le numérique et la délégation de tâche dans le diagnostic et le traitement des patients

Le numérique permettant une gestion à distance du suivi des patients, la délégation de tâche permettant aux médecins de se recentrer sur leur vraie valeur ajoutée, tous deux, permettront de lutter efficacement contre les déserts médicaux, l'excès de consultations (notamment aux urgences), et le nomadisme médical.

Nous avons vu plus haut le gain d'économie extraordinaire que peut procurer le développement de la télémédecine en France.

Cela suppose donc de redéfinir de façon claire le rôle de chaque professionnel de santé, de créer de nouveaux métiers d'interface avec les patients, et de former les acteurs de santé à l'utilisation des outils numériques et au partage des données.

5°) Modifier les modalités de rémunération des professions de santé ainsi que la tarification hospitalière en inventant un système qui soit basé sur la performance et l'atteinte d'objectifs qualité validés par des indicateurs tangibles. Nous y reviendrons plus loin

Ces cinq principes économiques du système de soins nécessitent une grande coordination des professions de santé, des industries de santé, ainsi que des représentants des patients qui doivent être partie prenante de cette révolution technologique, économique et sociale.

Ce changement de logiciel économique est un énorme chantier qui prendra du temps. Il y a donc une certaine urgence à s'en occuper.

L'épineuse question de la régulation économique du système de soins

Quand bien même on assisterait, médusé, à un immense courage politique mettant les forces vives de la santé en marche vers cette mutation économique, la route devrait être jalonnée de radars afin d'éviter les excès toujours possibles, quel que soit le système.

C'est le principe de la régulation économique.

Tous les systèmes de financement de la santé, partout dans le monde, qu'ils soient privés ou publics, doivent se munir d'un appareil de régulation. Autrement dit, une mécanique budgétaire avec des bornes hautes et basses qui permette, en théorie, de maintenir le système à l'équilibre.

Le système français est, de ce point de vue, assez complexe, et n'a malheureusement pas toujours démontré une grande efficacité à en juger le déficit chronique de la branche maladie de la sécurité sociale.

Le principal défaut de notre « régulateur de vitesse », c'est qu'il repose sur des silos qui ne se parlent pas, et dont chaque élément est lui-même régulé par des mécaniques budgétaires différentes, et parfois incompréhensibles pour quelqu'un qui n'a fait ni HEC ni l'ENA.

Si bien que les technocrates eux-mêmes s'emmêlent parfois les pinceaux dans la rédaction de leurs textes de lois ou de leurs amendements.

Il m'est, par exemple, impossible d'expliquer en détails, dans un ouvrage qui se destine à un public de non spécialistes, les mécanismes qui président à la régulation économique du médicament, au risque de vous ennuyer profondément.

Mais imaginez que pour le seul secteur du médicament, il existe un comité spécifique (le Comité Economique des Produits de Santé ou CEPS) qui s'occupe de fixer les prix des médicaments en fonction de leur degré d'innovation jugé lui-même par une haute Autorité indépendante (l'HAS, ou Haute Autorité de Santé). Il s'occupe également de réguler l'évolution des prix de ces mêmes médicaments, incluant les génériques, selon des modalités contractuelles assez mécaniques, mais néanmoins subtiles, le tout afin de faire respecter les sous-objectifs de l'ONDAM dévolu à l'enveloppe des médicaments. Imaginez que pour la régulation du secteur du médicament, cet objectif est lui-même régulé par un taux L (prévu avec un plancher de croissance de 0,5 % par an sur les trois prochaines années) dont le calcul de l'assiette est d'une abominable complexité, et impose aux industriels de reverser environ 65 % de ce qui dépasse de l'enveloppe, à l'État. Imaginez qu'il existe par ailleurs, en dehors de l'impôt sur les sociétés, 11 taxes spécifiques sur l'activité des industries du médicament. Imaginez enfin que les parlementaires votent tous les ans au PLFSS, une bonne dizaine d'articles de lois qui viennent compléter cette régulation sur des sujets spécifiques touchant aux produits de santé. Vous ne serez donc pas étonnés d'apprendre l'existence de plusieurs Masters universitaires spécialisés en économie de la santé, et que les étudiants qui en sortent sont souvent dotés d'un bon vernis de base, mais nécessitant d'être poli par plusieurs années de pratiques pour en faire de bons spécialistes. Il en va de même pour les énarques qui sont de l'autre côté du manche ! À moins d'être passés par les arcanes de l'IGAS (Inspection Générale des Affaires Sociales), les technocrates du ministère de la Santé n'échappent pas à un long parcours d'apprenant !

Quand un système de régulation est aussi complexe que celui que je vous ai épargné de vous décrire, il est à craindre des bugs réguliers en fonction de l'évolution des contraintes environnementales, obligeant les gouvernements successifs à amender sans cesse les textes existants, ajoutant par là à la complexité des lois.

Sur le système de régulation, là aussi, il faut faire un peu le ménage.

D'abord, il conviendrait de définir un objectif de dépenses de l'Assurance maladie sur une modalité pluriannuelle. Il est en effet inconcevable d'entreprendre des réformes structurelles dont les impacts se feront sur le temps long, en gardant comme principe de régulation un ONDAM annuel voté par des députés dont les trois quarts n'y comprennent pas grand-chose.

Ensuite, il serait opportun de rendre les enveloppes « fongibles », au moins dans leur analyse budgétaire, c'est-à-dire de permettre que les gains d'économies portés par certains acteurs, financent une partie du progrès technologique dont leurs structures bénéficient.

Enfin, il faudrait simplifier tout cela. Les mécanismes sont abominablement complexes, et sincèrement, ils gagneraient à être plus simples, plus lisibles et surtout plus stables.

En revanche, ce qui est certain, c'est que quelles qu'en soient les bases économiques, le système de santé français devra toujours se doter d'un appareil de régulation, surtout pour des dépenses qui sont appelées inéluctablement à devenir très inflationnistes.

Le cas particulier des honoraires des médecins

En France, la régulation des honoraires des médecins exerçant en secteur libéral dépend d'un agrément conventionnel entre la CNAM et les organisations professionnelles représentatives.

Cet accord, revisité périodiquement, définit le tarif unique de la consultation (le « C ») en secteur 1 (conventionné sans dépassement d'honoraires) ainsi que les différentes mesures incitatives aux bonnes pratiques de prescriptions (celle des génériques par exemple). Depuis 1980, on assiste avec la création du secteur 2 à honoraires libres, au retour de l'entente directe, même si l'octroi de l'agrément d'exercice en secteur 2 est soumis à des conditions assez drastiques. Depuis le 1er décembre 2013, est entré en vigueur le « contrat d'accès aux soins » visant notamment à limiter les dépassements d'honoraires des médecins. Ainsi, la CNAM a proposé aux médecins spécialistes (plus de 70 % des spécialistes du secteur 2 y ont adhéré en 2016), de s'engager à geler le coût de leurs consultations pendant trois ans, en échange de certains avantages, dont le paiement d'une partie de leurs cotisations maladie et retraite par la sécurité sociale, ainsi que des garanties de prise en charge pour le patient. En fait, on voit bien que ce type d'accord achète à crédit une limitation de la hausse des honoraires du secteur 2, principale source d'inflation pour les caisses.

Pour le secteur 1, depuis le 1er mai 2017, le tarif de la consultation chez le médecin généraliste est passé de 23 à 25 euros (30 euros pour les enfants de moins de 6 ans).

6 mois de négociations entre les syndicats de médecins libéraux et la CNAM pour 2 euros ! En réalité, du fait d'une course effrénée à l'acte, les deux euros de plus vont coûter au bas mot 450 millions d'euros par an à l'État. Le prix à payer du tiers payant généralisé imposé par Marisol Touraine, et dont la mise en œuvre fut différée par Agnès Buzyn.

Avec cette politique de rémunération, il faut avoir conscience que, d'après une étude de l'Insee en 2013, la majorité des médecins généralistes installés en secteur 1 ne dépassaient pas 100 000 euros de chiffre d'affaires par an, et encore, en travaillant comme des fous et pratiquement sans vacances. Une fois les frais du cabinet déduits, les honoraires nets descendent très souvent aux alentours de 60 000 à 85 000 euros par an de revenus imposables. Franchement pour 10 ans d'études, ce n'est pas volé !

La vraie révolution réside sans doute dans l'introduction progressive de tarifs spécifiques pour des consultations dites « lourdes » (cancer par exemple) ainsi que dans le début d'un commencement de prodrome de tarification de la télémédecine.

On voit poindre ici une volonté partagée de « désarmement » conventionnel en revalorisant la qualité pour tenter de réduire la quantité d'actes.

Seulement, l'exercice est périlleux, car le transfert de masse n'est pas immédiat.

Il y a plusieurs raisons à cela :

– L'appât du gain d'abord. Il y a fort à parier que certains confrères, certes minoritaires, tenteront par un effet d'aubaine de profiter de l'augmentation progressive des honoraires, pour les appliquer à un rythme toujours soutenu de consultations, laissant le principe de qualité un peu de côté. `

– La pression des patients ensuite. Nous sommes dans un pays où on aime bien aller chez « le Docteur » pour un oui ou pour un non, ce d'autant qu'avec la petite carte verte et maintenant le tiers payant, beaucoup de patients ont l'impression que tout cela est gratuit. Il y a bien le reste à charge pour le malade (1 euro, le prix d'une baguette en province), mais on ne peut pas considérer que dans un pays ou 95 % de nos concitoyens ont une mutuelle, cet euro-là soit de nature à les faire hésiter de passer la porte du cabinet de consultation.

– L'hétérogénéité de la carte sanitaire dans l'accès primaire aux soins joue, hélas, un rôle dans le rythme des consultations dans certaines zones plus ou moins désertifiées.

Bref, l'idée d'une rémunération forfaitaire « variable » selon le parcours de soins, avec éventuellement un dépassement d'honoraires contrôlé chez le spécialiste, apparaît comme une piste séduisante, mais économiquement risquée. Les gouvernements en ont conscience et craignent d'en faire les frais. Mais 215 583 médecins étaient inscrits à l'Ordre au premier janvier 2016. Électoralement cela pèse.

Irrémédiablement, le système conventionnel de la fixation des honoraires des médecins libéraux commencera à se fissurer, le jour où on aura introduit une certaine « automatisation » de la consultation, sous l'égide de professionnels de santé moins capés.

Souhaitons que mes chers confrères en prennent conscience, et si possible pas trop tard…

L'activité hospitalière : la productivité avant tout

La régulation économique hospitalière repose sur un mécanisme mis en place il y a une vingtaine d'années, destiné à éviter la cacophonie de l'attribution des budgets sur la base d'enveloppes fermées.

Le mécanisme, dit de la tarification à l'activité ou T2A, repose sur le principe de rémunération proportionnelle à la nature et à la quantité des soins prodigués, et par conséquent au nombre de patients hospitalisés sur une période de référence.

D'un point de vue économique, la T2A porte une logique de rendement, et permet d'aligner l'enveloppe budgétaire sur la dynamique de rentabilité de l'établissement.

Néanmoins, si ce système sanctionne la performance économique, il élude l'essentiel : la qualité et la performance des soins.

Par ailleurs, la T2A n'a pas prévu d'incitation financière au développement des soins en ambulatoire, ce qui est pour le moins contradictoire avec les politiques de santé promues par les différents ministres depuis dix ans.

Bien que ce soit là un des inconvénients de la tarification à l'activité, il faut savoir qu'elle ne représente que 53 % du financement des établissements publics, les autres recettes étant tributaires de soins qui ne sont pas liés à l'hospitalisation. Enfin, il faut reconnaître que l'introduction de ce système a permis une répartition de l'ONDAM hospitalier de façon plus équitable, a facilité l'accompagnement de projets médicaux, et a encouragé l'efficience du système hospitalier, sans jamais empêcher la coopération entre le monde libéral et l'hôpital. Jusqu'à preuve du contraire, on n'a pas encore trouvé mieux.

La réalité, c'est qu'il conviendrait d'ajouter à ce système des indicateurs de qualité et de résultats, qui permettraient « d'encourager » les établissements publics et privés à se focaliser sur la qualité des soins. On pourrait ainsi prendre en considération la satisfaction des patients à travers des auto-questionnaires d'évaluation (du type Isatis), ou encore l'appréciation de la qualité des soins par le personnel soignant lui-même.

À cela, il conviendrait d'ajouter des indicateurs de performance objectivés par les résultats obtenus à distance des actes prodigués à l'hôpital : morbi-mortalité, complications (post opératoires en particulier), infections nosocomiales, effets secondaires des thérapies, retour à la vie normale, qualité de vie, etc.

Sur ce point, la plupart des acteurs du système hospitalier sont d'accord.

Lors d'une conférence sur ce thème à Paris en janvier 2018, Clémence Mainpin, chef de projet GHT (Groupements Hospitaliers de Territoire) à la DGOS (Direction Générale de l'Offre de Soins), Didier Jaffre, Directeur de l'offre de soins à l'ARS Île de France, Élisabeth Hubert, Présidente de la FNEAD, ou encore Frédéric Valletoux, Président de la FHF (Fédération des Hôpitaux de France), convergeaient vers un modèle plus orienté vers la qualité des soins.

En attendant, c'est une pression volumétrique considérable qui s'abat sur les hôpitaux français, en particulier ceux des grandes métropoles. Les urgences hospitalières sont ainsi le reflet de la souffrance qui règne chez le personnel hospitalier faisant face à l'afflux croissant de patients, en particulier de personnes âgées. Ainsi le 16 mars 2018, le ministère de la Santé se trouvait-il contraint d'activer le plan « hôpital en tension » chez 97 hôpitaux sur les 650 comptant une structure d'urgence. Ce dispositif permet notamment de libérer des lites dans les différents services en reportant des opérations programmées. Depuis le début du mois de mars 2018, les services d'urgences adultes des établissements de l'Assistance publique-Hôpitaux de Paris (AP-HP) observaient une augmentation inhabituelle de 15 % à 25 % du taux d'occupation ainsi qu'une hausse de 8 % à 20 % des personnes de plus de 75 ans admises aux urgences (édition du *Monde* du 19 mars 2018, p.9). La situation que connaissent les hôpitaux publics n'est pas directement liée au système de tarification en vigueur. Mais la faillite de ce système retentit sur l'équilibre budgétaire des établissements hospitaliers (200 millions d'euros de déficit pour les seuls hôpitaux de l'AP-HP), et par conséquent sur la qualité des soins et les moyens mis à la disposition du personnel soignant. Il faut donc revoir la « productivité » hospitalière et son mode de financement, afin de générer un cercle vertueux fondé sur la qualité des soins et l'efficience structurelle des établissements hospitaliers, dont il faut revoir le nombre à la baisse.

À ce titre, tous les espoirs sont permis à en juger les intentions de la ministre de la Santé, aujourd'hui matérialisées par sa réforme du système de soins intitulée « Ma Santé 2022 ».

Le meilleur pour la fin : la régulation du médicament

« Tu comprends mon cher Patrick, vos nouveaux médicaments, c'est bien, mais honnêtement ils coûtent une fortune ! Et puis tout cela se passe dans la plus grande opacité ! Tu te rends compte ! 50 000 euros pour un traitement par Sovaldi (contre l'hépatite C), et j'ai même entendu qu'il fallait débourser pas moins de 100 000 dollars pour certains traitements contre le cancer aux États-Unis ! C'est fou ! Les firmes fixent des prix insensés ! Tout cela menace notre sécurité sociale ! Vraiment, vous vous en mettez plein les poches avec le cancer… J'ai même lu un article dans « le Parisien », qui explique qu'à ce rythme-là on ne pourra même plus se soigner dans vingt ans ! »

Voici en quelques phrases ce que j'ai entendu cent fois ces dernières années, parfois sur un mode agressif, parfois comme ici, sur un mode amical, presque désolant de naïveté.

Il y a dans cette phrase que vous avez vous aussi certainement déjà lue ou entendue, le plus grand concentrât de contre-vérités sur la question du prix et de la régulation des médicaments. Cela ne veut pas dire pour autant que le système est parfait, ni qu'il ne mérite pas quelques ajustements, mais enfin, la peur et la défiance qu'il engendre chez nos concitoyens ne sont vraiment pas justifiées. Disséquons la chose par la preuve des faits ou « fact checking » pour les branchés.

Première allégation : « ces médicaments coûtent une fortune ».

Si l'on regarde le chiffre d'affaires régulé net de l'industrie du médicament sur ces huit dernières années (Données GERS) on constate qu'il était en 2009 d'environ 23 milliards, et de 23,1 milliards en 2017. Ceci s'explique par le fait qu'entre 1990 et 2015, les prix publics des médicaments remboursables ont diminué de 37,5 %, alors que dans le même temps, l'inflation a augmenté de 48,4 % (12). On y trouve ici la part croissante des génériques sur le marché des produits remboursés, et la politique de baisse de prix mise en œuvre par le Comité Economique des Produits de Santé (CEPS). Comme dirait Monsieur de la Palisse, si les prix flambaient, ça se verrait sur l'évolution du chiffre d'affaires.

Par ailleurs, dans une étude publiée par la CNAMTS en 2009, la consommation de nos médicaments en France est pile-poil dans la moyenne Européenne en prenant comme base, huit classes de médicaments les plus prescrites. Pour trois d'entre elles (statines, anti-ulcéreux, antidépresseurs) la croissance française est la plus faible d'Europe. La seule exception à la règle reste les antibiotiques et les anxiolytiques que nous surconsommons. Il n'y a donc pas d'effet volume à proprement parler.

Quant aux nouveaux médicaments (contre le cancer, contre l'hépatite C), s'il est vrai qu'ils coûtent beaucoup plus cher que des médicaments classiques ou génériqués, leur coût net est bien inférieur à ce qui est publié, du fait des remises concédées par les laboratoires qui peuvent atteindre plus de 40 % du chiffre d'affaires perçu. Si le montant de ces remises n'est pas connu individuellement, c'est parce qu'elles reposent sur des accords contractuels entre l'État et l'Industriel, et que ces « contrats » relèvent juridiquement du secret des affaires. En revanche, dans son bilan annuel d'activité, le CEPS publie le montant total des reversements (remises produits, ATU et clause de sauvegarde) collectées sur ces médicaments, essentiellement les plus chers. En 2016, ce montant était de 1 280 millions d'euros. On voit donc que le prix constaté net de remise de ces produits innovants est en réalité bien inférieur à ce qui est publié. Il dépasse rarement 40.000 euros par an et par patient pour les médicaments les plus innovants dans le cancer par exemple.

Deuxième allégation : « tout cela se passe dans la plus grande opacité »

En général, nos concitoyens ont une fâcheuse tendance à qualifier d'opaque ce qu'ils ne comprennent pas, ce qu'ils ne connaissent pas, ou ce qu'ils ne veulent surtout pas savoir.

Pour l'heure, le système de fixation et de régulation des médicaments est tout sauf opaque ! Il obéit à des règles algorithmiques très strictes, elles-mêmes fixées par un accord-cadre signé entre le Leem et le CEPS. Cet accord revisité tous les trois ans est lui-même encadré par des articles de lois publiés dans le cadre des PLFSS successifs. Franchement, si le système était opaque et malléable, nous serions les derniers des idiots de ne pas avoir profité de cela pour doubler notre chiffre d'affaires sur ces huit dernières années ! En réalité, le principe est tellement sécurisé, que le poste « médicament » de l'ONDAM est un des rares postes à être régulièrement sous-exécuté !

En pratique, la régulation de fixation des prix repose sur un principe assez simple : à l'entrée sur le marché, chaque nouveau produit est évalué par une commission indépendante (Commission de la Transparence de l'HAS). Elle est chargée, avec des experts eux-mêmes non liés à des intérêts particuliers, et en présence de représentants d'associations de patients, d'évaluer scientifiquement l'apport du médicament nouveau par rapport à l'état de l'art existant. Pour faire simple, elle va attribuer pour chaque médicament un taux de remboursement (essentiellement en fonction de la sévérité de la pathologie et de l'efficacité du produit) ainsi qu'une « note » appelée « Amélioration du Service Médical Rendu ou ASMR » allant de 1 à 5.

Les notes de 1 à 3 sont attribuées à des médicaments très innovants, le 4 à des médicaments qui améliorent l'efficacité ou la tolérance par rapport aux comparateurs, et le 5 est gratifié à tout ce qui n'apporte rien de nouveau. Ce système d'ASMR est en cours de réforme pour laisser la place à un système à peu près similaire (VTR ou valeur thérapeutique relative), mais plus simple, plus lisible et plus adapté aux molécules modernes issues des biotechnologies.

Une fois la note attribuée, l'industriel devra soumettre un dossier « médico-économique », en particulier pour les produits reconnus innovants, dans lequel il doit mesurer factuellement l'efficience budgétaire de son innovation (autrement dit, répondre à la question : est-ce médicalement rentable), ainsi que l'impact budgétaire de son utilisation prévue (autrement dit, combien ça va coûter à la sécu).

L'étape suivante est gérée par le CEPS, un organisme pluridisciplinaire et interministériel, où siègent entre autres la CNAM, l'UNOCAM, la DSS, le ministère de l'industrie, des membres permanents du CEPS, dont son Président (Maurice-Pierre Planel, ancien conseillé de Marisol Touraine), et plus récemment fut un introduit une convention avec les associations de patients octroyant à ces dernières un rôle consultatif sans droit de vote.

Le CEPS va donc examiner la proposition de prix de l'industriel, et s'assurera que ce prix est compatible avec la « grille » que le fameux accord-cadre prévoit en fonction de chaque situation. Là encore, pour simplifier, les trois premiers niveaux d'ASMR bénéficient d'une garantie d'un prix qui ne sera pas inférieur à celui pratiqué dans les 4 principaux pays de l'UE référents, et ce pour une durée de 5 ans. Après, le prix baissera irrésistiblement. Il peut du reste baisser plus vite à l'occasion d'une extension d'indications. Les ASMR 4, en règle générale, ne peuvent pas espérer grand-chose par rapport au prix du médicament le plus récent de la même classe thérapeutique.

Quant aux ASMR 5, la sanction est immédiate, c'est - 30 % minimum par rapport à la moyenne du prix de la classe thérapeutique (incluant le prix des génériques). En cas de désaccord, un article de loi voté dans le PLFSS de 2016, laisse toujours à l'État la possibilité de fixer unilatéralement le prix du médicament.

On voit bien que par ce mécanisme, la fixation des prix laisse peu de place à la gaudriole.

Par ailleurs, il faut savoir que ce même CEPS, est chargé de mener chaque année une politique de convergence des prix, en pratique, une politique de réduction des prix portant surtout sur les produits les plus matures. Ainsi, au cours des cinq dernières années, les industriels du médicament ont concédé environ 700 à 900 millions de baisses de prix par an !

À tout cela, vous ajoutez le fameux « taux L » qui cape le chiffre d'affaires au-delà duquel les industriels doivent reverser le trop-perçu, et la boucle est bouclée.

Opaque, non. Compliqué, oui. Efficace, plutôt, en tout cas d'un point de vue du rendement pour l'État !

Troisième allégation : « J'ai même entendu qu'aux États-Unis, il fallait débourser plus de 100 000 dollars par an pour un traitement anti-cancéreux ».

C'est la vieille litanie chantée par les altermondialistes du type Médecins du Monde, la Ligue contre le Cancer et autres « va-t'en guerre » contre les prix des médicaments.

Le problème c'est qu'ils utilisent comme base de comparaison, des prix pratiqués dans un pays, les USA, où il n'existe aucune régulation. Outre-Atlantique, c'est l'économie de marché aux mains des assureurs privés (HMO's) qui fait la loi. Si fait que les prix invoqués sur le marché américain n'ont paradoxalement aucune valeur. Pas plus que cela n'a de sens d'invoquer le prix particulièrement bas du même médicament en Égypte ou en Chine. Que je sache, à peu près tout ce qui se vend en Égypte et en Chine est beaucoup moins cher qu'en Europe.

Quatrième allégation : « tout cela menace notre sécurité sociale ! »

S'il y a bien une chose qui menace la pérennité de notre système de soins, c'est l'absence de réformes structurelles et non le prix des médicaments, même si celui-ci doit impérativement continuer à être régulé. Les médicaments ambulatoires remboursés représentaient (source CNAMTS) en 2016, 13,2 % des remboursements de l'Assurance maladie, alors que les médicaments hospitaliers pesaient quant à eux 3,6 %. En monnaie sonnante et trébuchante, cela représente 17,3 milliards d'euros, dont 12 pour les médicaments remboursés à 100 %. Sur la même année, le taux moyen de remboursement des médicaments fut de 80 %.

Bien évidemment, cela n'est pas négligeable. Mais en tout état de cause, le poste médicament de l'ONDAM reste le poste le mieux contenu. Ce qui pèse lourd dans le système, ce sont les affections de longues durées (ALD). Il y avait au 31 décembre 2015, 10,1 millions de patients sous ALD (16,6 % des assurés du régime général !). Au départ, sans aucun doute pour de bonnes raisons, ces patients se sont vus octroyer une prise en charge à 100 % de l'ensemble des soins. Le problème c'est qu'ils n'en sortent plus, même quand ils sont guéris. Or, aujourd'hui on guérit un cancer sur deux. Quelle est donc la légitimité à laisser un patient sous ALD, et donc à prendre en charge tous ses soins à 100 %, quand sa maladie est derrière lui ? Il semblerait que le droit à l'oubli ne s'applique pas au système de prise en charge. N'y a-t-il pas là un sujet, quand on réalise que ces pathologies lourdes et chroniques pèsent 96,3 milliards d'euros de remboursement et totalisent près de 62 % des dépenses de l'Assurance maladie ? C'est sur cette population qu'il convient de faire des efforts sur la qualité des soins et l'efficience de leur prise en charge.

Cela a d'autant plus de sens quand on sait que le dernier vingtile des ALD (soit 400 000 personnes), consomme en moyenne 388 boîtes de médicaments par an, soit un remboursement moyen de 3500 euros par an et par patient.

À ce rythme-là, effectivement, on peut se demander comment serons-nous soignés dans vingt ans, surtout en s'obstinant à ne pas vouloir faire des choix.

Mais ce n'est pas en jetant la pierre au médicament, aux médecins ou à l'hôpital que l'on trouvera la solution. C'est en regardant le système de la régulation de façon holistique et en améliorant la qualité, la productivité et la performance des soins au seul bénéfice des patients que nous trouverons la clé d'une régulation moderne et compatible avec le progrès et l'innovation.

LE POLITIQUE ET LA SANTÉ

Cela pourrait être le titre d'une fable :
Un Politique sur un maroquin perché,
Tenait en son sein la Santé.
Maître Citoyen, par l'odeur alléché,
Lui tint à peu près ce langage :
Et bonjour, Monsieur le ministre,
Que vous êtes puissant ! Que vous me semblez courageux !
Sans mentir, si votre langage,
Se rapporte à votre message,
Vous êtes le Phénix des hôtes de nos lois.
À ces mots, le ministre ne se sent pas de joie,
Et pour montrer sa belle voix,
Il ouvre une large consultation,
Et laisse tomber une loi.
Le Citoyen s'en saisit, et dit : Mon bon Monsieur,
Apprenez que tout réformateur
Vit aux dépens de celui qui l'écoute.
Cette leçon vaut bien, hélas, une loi sans doute.

J'ai toujours eu une certaine attirance pour le monde politique.

Pourtant, par certains aspects, il me déçoit.

Je pense que cela tient entre autres à l'ambivalence de ce que j'appellerais « l'engagement politique », terme usité dans ce monde très éclectique.

En France, comme dans la plupart des démocraties occidentales, l'engagement politique repose avant tout sur les idées, pour ne pas dire sur l'idéologie, qui anime la vie des partis. C'est pour cette raison que la France est coupée en deux artificiellement : les gens de droite, et les gens de gauche. L'appartenance à l'un ou l'autre des deux bords est plus « éducative et culturelle » que fondée sur de réelles convictions sociales ou économiques (sinon les artistes qui habitent 250 m2 boulevard St-Germain ne seraient pas de gauche).

Ainsi, dans notre pays profondément attaché à l'idée républicaine de liberté, on a réussi l'exploit qui consiste à créer une opposition durable entre un monde aux valeurs sociales et un autre aux valeurs libérales. Jusqu'à Macron.

Or, que la France ait été gouvernée par la gauche ou par la droite, le taux moyen de déception un an après la mise en place du gouvernement et de sa politique, est à chaque fois le même. La raison pour moi est assez évidente : les idées servent à conquérir le pouvoir, mais l'exercer est une autre affaire. Si bien qu'indépendamment de l'idéologie qui servit de véhicule à la conquête, tous les gouvernements ont agi à peu près selon la même doctrine : au centre.

On peut même penser que dans une démocratie dotée d'institutions républicaines, il est quasiment impossible d'exprimer de façon discriminante une politique ultra-sociale ou une politique ultra-libérale. Sans doute faudrait-il pour cela un retour à une vraie royauté, ou ce que je ne souhaite pas plus, s'exposer aux dangers d'une pseudo-dictature. Il n'y aurait donc que des idées de gauche ou de droite, et une seule voie pour gouverner : celle tracée par nos institutions.

De ce point de vue, la politique conduite en matière de santé en est une cruelle illustration. Pourtant, on peut penser que s'il y a bien un élément qui puisse faire la différence entre deux courants, c'est bien le « social ».

En réalité, le degré de contraintes imposé par nos institutions et notre technostructure sont tels, que l'espace de liberté et de créativité pour réformer ce pays est trop étroit pour pouvoir conduire une politique de droite ou de gauche.

En matière de politique de santé, tous les gouvernements ont conduit une politique de santé publique fondée sur les grandes priorités du moment, et tous les gouvernements ont régulé les dépenses de santé selon les mêmes principes, avec plus ou moins de succès, certes, mais enfin selon les mêmes règles.

Les politiques pensent que les Français les jugent sur leurs idées, leur bonne mine, leurs prestations à la télé, ou encore leurs discours ou leurs couacs. Je n'en suis pas certain. Nos concitoyens sont bien trop préoccupés par l'urgence de la situation pour faire de la politique. C'est cela qu'ils ont rejeté en masse.

À ce titre, le mouvement pour le moins chaotique des « Gilets Jaunes » qui s'installa dès le mois de novembre 2018, montre bien toute la distance qu'il y a entre l'appareil d'État et la réalité perceptuelle d'une partie de nos concitoyens.

Les Français rejettent la politique, mais paradoxalement, veulent être partie prenante d'une démocratie participative. Ils aiment le débat d'idées, ils aiment râler, se contredire, incarner des postures, mais au bout du bout, ils jugent sur pièce, c'est-à-dire sur l'action.

C'est ce qu'Emmanuel Macron avait parfaitement compris. Pendant que d'autres, Giscard, Barre ou Bayrou, s'obstinaient à vouloir inventer le chas d'aiguille par lequel pouvait passer une doctrine centriste, Emmanuel Macron tuait la gauche, la droite et le centre dans l'œuf avec ce concept génial : ni de droite, ni de gauche.

En clair, l'action n'a pas de couleur politique. Ce qui importe c'est de faire, et il ne faut pas craindre de bousculer le conservatisme pour peu que le mouvement ne heurte pas les valeurs républicaines et la générosité dont le peuple français aime à se vanter. Écraser l'idéologie en revendiquant des idées pour agir ! Génial. Maintenant, il faut mettre en œuvre, et même en marche, cette dernière peut-être haute. Les Gilets Jaunes nous le rappellent chaque samedi !

Mes cinq années à la présidence du Leem (Les Entreprises du Médicament, fédération professionnelle regroupant les 270 entreprises du médicament en France), m'ont produit de nombreuses occasions de me familiariser avec cet univers du pouvoir et les arcanes de l'État.

Par ailleurs, je dois confesser que j'ai toujours côtoyé le monde politique, de tout bord. Un monde dans lequel certains ou certaines ont eu un destin national vis-à-vis desquels je resterai discret, et par principe bienveillant quant à leur engagement et leur action.

Je n'ai donc pas résisté à l'envie de vous faire partager mon expérience d'immersion dans ce milieu aussi fascinant que parfois décevant.

Les codes du pouvoir

La première chose qui frappe l'esprit, dès lors que l'on est amené à interfacer avec l'État, ce sont les codes, et même la langue pratiquée par ceux qui en détiennent les clés.

J'ai eu au début beaucoup de mal à m'y faire, et je me suis souvent dit que la palanquée de députés de la « République en Marche » issus de la société civile avaient dû se retrouver « *lost in translation* » pendant plusieurs semaines.

On ne sait trop si c'est l'effet de « corps », ou bien l'éducation technocratique qui prévaut à ces règles, mais le fait est qu'elles ne s'apprivoisent pas en un soir.

Dans ce contexte, il convient de distinguer deux catégories d'autochtones : les politiques, et les Hauts Fonctionnaires de l'État qui composent la technostructure.

Les codes des politiques obéissent aux lois de la politique : déférence, respect, écoute et grande prudence en matière d'engagements.

Les codes de la technostructure sont différents : intérêt, méfiance, rapport de force et grande appétence pour la rationalité des lois.

C'est du reste à se demander parfois comment les politiques qui n'ont pas fait l'ENA, arrivent à cohabiter avec la population qui en est le pur produit.

Je fus tout d'abord surpris par l'appétence que ces personnes ont pour les titres et les fonctions.

On ne plaisante pas avec un « Monsieur le Directeur » ou un « Monsieur le président », et il fait très mauvais genre d'appeler votre interlocuteur par son nom, même précédé d'un respectueux « Monsieur ». Au début, je pris cela pour une marque de condescendance, une sorte de politesse surannée issue tout droit de la galerie des glaces du Château de Versailles. Ainsi, le jour où il m'eut été donné la chance de visiter le Président de la République dans son bureau à l'Élysée, cela me fit tout drôle de le voir m'accueillir avec un « bonjour Monsieur le président ! ». Il y a Président et Président…

En réalité, je compris bien plus tard que cette habitude vient de ce que les serviteurs de l'État apprennent à ne pas « personnaliser » la fonction, mais plutôt à l'incarner, le temps de leur mandat ou de leur nomination. Si c'est le cas, il y a de la grandeur dans ce symbole. Malheureusement j'ai pu constater, à de nombreuses reprises, une tentation de personnalisation de la fonction qui transgressait un peu tous ces codes.

Deuxième élément de mon rapport d'étonnement, les codes de la hiérarchie.

Il y a un véritable mode d'emploi à la façon dont il faut connecter avec les arcanes du pouvoir, et un manuel de pilotage de 747 ne suffirait pas à en décrire toutes leurs subtilités.

Fort heureusement, j'ai eu la chance de partager ces cinq années à la présidence du Leem, avec un Directeur Général de l'institution qui en maîtrisait parfaitement le fonctionnement. Philippe Lamoureux, recruté à la direction générale du Leem par mon prédécesseur Christian Lajoux, est un brillant produit de l'ENA et de l'IGAS, puisqu'il fit une bonne partie de sa carrière dans ce corps d'État, notamment en tant que patron de l'INPES (Institut National de

Prévention et d'Education pour la Santé). Son passage au cabinet de Martine Aubry comme conseiller technique entre 1998 et 2001, et au cabinet de Bernard Kouchner en 1992, lui conféra par ailleurs un certain sens politique. J'avais donc mon traducteur et mon maître pour apprendre la langue locale.

Revenons donc aux codes de la hiérarchie. Il est des choses à savoir. Par exemple, on ne grille pas la politesse à un N-1 ou un N-2 dans la gestion d'une information. Non pas qu'il en ressentirait une quelconque offense, mais plutôt parce qu'il faut toujours laisser la possibilité à l'échelon du dessus de faire un arbitrage.

Lorsqu'on parle au ministre, il est préférable que ses conseillers et son Directeur de Cabinet connaissent la partition par avance et par cœur. Pour autant, avec Philippe, nous avons souvent su jouer d'une certaine ambiguïté en me réservant toujours la possibilité d'improviser un petit morceau de musique qui n'était pas prévu sur la partition du rendez-vous. Il ne faut pas en abuser, mais parfois c'est bien utile.

Les « rendez-vous ministre » ne durent jamais plus d'une heure. À la limite, si cela dure plus longtemps, ce n'est pas bon signe. Cela peut signifier que le ministre n'était pas préparé(e) au sujet (ils ou elles détestent cela), ou que l'arbitrage ne peut pas se faire à son niveau (ce qui signifie qu'on est parti pour une grosse galère !).

Il vaut mieux se présenter avec deux ou trois sujets cibles. Les listes de doléances à la Prévert sont à proscrire, c'est le meilleur moyen de repartir avec une concession sur le sujet dont tout le monde se fiche.

Les usages veulent que les ministres vous reçoivent toujours flanqués de leurs conseillers et de leur Directeur de Cabinet. S'il en manque un, c'est qu'il est très malade ou qu'il ne fait plus partie de l'équipe ministérielle. Il est amusant de voir à quel point, en séance, leur rôle est d'une importance inversement proportionnelle à leur temps de parole. Il n'est en effet pas rare de les voir, pendant que vous exposez votre point de vue, passer subrepticement sous le manteau un petit bout de papier au ministre, sur lequel ils ont griffonné un chiffre, une petite phrase ou un « attention, dites ceci ou cela ». Époque du tout numérique, certains correspondent entre eux par SMS interposés, ce qui je ne vous le cache pas, a le don de m'exaspérer. Mais il paraît que cela se fait.

Il faut rarement espérer avoir un arbitrage clair et définitif en rendez-vous.

Là aussi il y a des codes :

Le « nous allons examiner cela » est plutôt bon signe, mais sans garantie que ce qui revienne soit conforme à l'espoir que vous en attendiez.

Le « cela va être difficile, nous sommes dans une situation budgétaire très tendue », veut clairement dire qu'ils n'ont pas envie de s'ennuyer avec une décision qui peut coûter des sous et qui ne rapporte rien sur le plan politique.

Le « il faudrait que l'on travaille sur ce sujet », signifie qu'il y a un enjeu politique, voir quelque chose à gagner. Si en plus vous êtes convié à y travailler avec eux, c'est qu'ils ont besoin de vous pour trouver la solution. Sinon, ils s'en occupent tous seuls.

Enfin, si la réunion démarre par « nous devons évoquer un sujet », vous pouvez être à peu près certain que le sujet va se régler en grande partie à vos dépens.

Dans tous les cas, avec un bon ministre, je veux dire un ministre qui est vraiment doué pour faire de la politique, quel que soit le contenu de la réunion, vous ressortirez souvent avec un curieux sentiment que ce fut un « bon rendez-vous », même s'il n'y a rien à en attendre. Avec l'expérience, on apprend à pondérer son enthousiasme !

Je simplifie un peu, car en réalité tout cela est d'une grande subtilité. Il faut parfois savoir interpréter des silences, un regard croisé entre la ministre et un de ses conseillers, une passe d'armes feinte entre deux membres du cabinet, ou encore des renoncements qui n'en sont pas. On apprend vite.

Mais ce qui est amusant en étant issu d'un parcours tout à fait différent, c'est que je me suis aperçu que mes propres codes de médecin étaient tout aussi déroutants pour eux, que les leurs pour moi. Je me mis donc à en user avec parcimonie.

Et puis il y a les ors de la République, et de cela, il ne faut jamais se moquer.

Personnellement, architecturalement parlant, les différents bâtiments ministériels ainsi que l'Élysée que j'ai eu la chance de visiter, ne m'ont jamais fait rêver.

Il y a des gens qui aiment les dorures, moi pas. Je les trouve inconfortables, peu fonctionnelles, et vieillottes.

Lorsque je fus invité à dîner à l'Élysée en présence du Président de la République lors du dernier CSIS en 2018, je me disais en regardant le décorum de ce palais, que tout cela était beau, mais un peu daté. Je trouvais que cela ne collait pas bien avec le style « Macron ». Le voir ainsi parler d'innovation, du numérique, des réformes que la France doit entreprendre, le tout sous le « ciel » des anges à demi-nu, jouant de la trompette pour des muses en état d'extatique, me fit esquisser un sourire contenu.

Mais enfin, je peux imaginer qu'il y ait une certaine excitation à s'asseoir, même provisoirement et parfois pour un passage éclair, dans un fauteuil de ministre, et a fortiori de Président ! De même, je peux comprendre que la position stratégique de tel ou tel conseiller ou directeur dans l'épicentre des bureaux ministériels est, à la limite, plus importante que sa position sur l'organigramme du cabinet. Il faut dire qu'au vu de la longueur des couloirs des ministères, en particulier ceux de l'Avenue de Ségur, la proximité avec le bon Dieu à une précieuse valeur, au moins calorifique.

Quoi qu'il en soit, on respecte le protocole et c'est bien.

À ce propos, quand on a l'honneur d'être reçu par le Président de la République, on a exceptionnellement le droit de garer son véhicule dans la cour de l'Élysée, moyennant quelques évidentes précautions de sécurité, plan Vigipirate oblige.

Lorsque je visitais François Hollande en 2016, on me demanda très courtoisement si je souhaitais rentrer avec mon véhicule dans le Saint des Saints. Je dois dire que j'eus une petite hésitation, car en vérité, je circule toujours à moto. Je me suis dit que l'arrivée devant la grille avec le blouson et le casque intégral sur mon gros cube ne ferait peut-être pas ton sur ton. Mais bon. Je ne résistai point à la tentation susurrée par mon esprit rebelle.

Ce fut, c'est idiot, un moment assez jouissif que de voir les grilles à double battant s'ouvrir sur le perron de l'Élysée, et, après avoir enclenché la première, rouler doucement en entendant le froufrou des gravillons sous mes roues. Sauf que j'ai failli me vautrer au milieu du carré de l'Élysée à cause de l'incroyable épaisseur de gravier qui le recouvrait… Comme quoi, un caprice égotiste peut vite tourner au ridicule !

Qui veut être ministre de la Santé ?

On peut penser qu'à cette question majeure posée par la constitution d'un gouvernement, n'importe quelle femme, ou n'importe quel homme politique doté d'une ambition nationale se précipiterait pour lever le doigt et dire « moi ! ».

Pour autant, ce n'est pas le maroquin le plus prisé, et loin de là.

La raison est que c'est un ministère « à risques » et surtout un ministère « à crises ».

En cas de crise sanitaire, les coups sont d'une violence inouïe, et les ennuis peuvent vous griller à jamais, même quand on se dit « responsable, mais pas coupable ».

Et puis les réformes de santé sont politiquement et électoralement peu rentables. En plus, il faut dealer avec six ou sept corporations différentes qui tirent toutes la couverture à elles, et par-dessus le marché, gérer trois ou quatre directions spécifiques qui se tirent parfois dans les pattes. Et puis il y a Bercy qui tient les cordons de la bourse. Non, franchement, pour être ministre de la Santé, il faut être soit très ambitieux, ce qui était probablement le cas de Xavier Bertrand ou de Bernard Kouchner, soit être un champion de la politique et de la négociation, ce qui était le cas de Roselyne Bachelot et de Marisol Touraine, soit empreint d'un fort engagement personnel qui n'enlève rien à l'expertise, ce qui est sans doute le cas d'Agnès Buzyn.

Mais je peux attester avoir connu les cinq que je viens de citer, et globalement je les ai respectés, même si j'avoue garder une petite rancœur pour Xavier Bertrand et le rôle qu'il a joué dans l'affaire Mediator, et une réelle admiration pour Agnès Buzyn qui est une « belle personne ».

Ce qui est certain, c'est que chacun de ces ministres a eu à gérer des périodes et des problématiques très différentes. Bernard Kouchner dans le gouvernement Bérégovoy eut à prendre position sur des sujets délicats relatifs à la loi bioéthique, Xavier Bertrand eut à gérer la crise du Mediator, Roselyne Bachelot s'est empêtrée avec la crise de la grippe H1N1 et sa pharaonique commande de vaccins, Marisol Touraine quant à elle fut la ministre du Redressement des comptes sociaux « au forceps », et Agnès Buzyn sera la ministre des Réformes structurelles…ou pas.

Aucun de ces ministres, dans leur rôle, leur style et leur époque, n'a pour autant manqué de courage à certains moments de leur mandat.

Défendre la loi bioéthique et le droit d'information aux malades face à une flopée de députés conservateurs néo-réactionnaires, n'était pas plus facile pour Kouchner, que défendre la loi sur l'avortement ne l'était pour Simone Veil. Éteindre l'incendie du Mediator face à l'emballement médiatique autour d'Irène Frachon ne fut certainement pas simple pour Xavier Bertrand, ce d'autant qu'il était aux affaires au moment où le produit fut maintenu au remboursement. Gérer la crise de la grippe H1N1 et en même temps Bernard Laporte, un calvaire pour Roselyne Bachelot. Marisole Touraine qui résista un quinquennat entier, en ne bougeant pas d'un cil sur l'objectif de redressement des comptes sociaux malgré l'agacement indescriptible de tous les acteurs de santé, force le respect. S'attaquer dès le premier mois de son exercice ministériel au dossier des 11 vaccinations obligatoires, témoigne d'une réelle témérité chez Agnès Buzyn.

Je reconnais, indépendamment des opinions politiques que je partage ou pas avec ces ministres, qu'ils ont tous eu à « faire le job », alors que l'exercice était franchement compliqué, et j'en parle en connaissance de cause.

Il m'est souvent arrivé d'en discuter avec Élisabeth Hubert qui fut ministre de la Santé dans le premier gouvernement Juppé en 1995. Même si je ne l'ai pas connue à cette époque, elle est devenue depuis une personne avec laquelle j'entretiens une réelle relation amicale. Elle est aujourd'hui Présidente de la FNEHAD (Fédération Nationale des Etablissements d'Hospitalisation à Domicile), et joue à ce titre un rôle capital dans les orientations que nous devons donner à notre système de santé, en particulier dans la prise en charge des maladies chroniques lourdes. Elle m'a plusieurs fois avoué avoir « adoré » la politique et son passage au ministère, mais ne souhaiter pour rien au monde y revenir. Il y a chez elle, j'en suis certain, non pas un désabusement, mais simplement la prise de conscience de la complexité de la tâche, surtout dans le contexte actuel de défiance des Français à l'endroit du pouvoir politique.

Aussi, par empathie, mais aussi un peu par tactique, me suis-je souvent demandé ce que je ferais ou ce que je déciderais à leur place. Je dois avouer avoir été souvent un peu perplexe quant à la bonne décision à prendre. Tout récemment encore, je me suis posé cette question au moment de « l'affaire Levothyrox ». Que fallait-il faire ? Tenir bon sur ses convictions ou lâcher sous la pression des associations de patients, d'Annie Duperey et des médias ? Sincèrement, sur la base de la rationalité scientifique et pharmacologique de la situation liée à la nouvelle formule, il n'y avait aucun argument sérieux pour remettre sur le marché l'ancien Levothyrox qui posait des problèmes de stabilité. En même temps, ignorer la plainte des malades et la judiciarisation de cet imbroglio était pour le moins politiquement risqué. Agnès Buzyn a géré au mieux, mais dans tous les cas une décision « provisoire » n'est jamais satisfaisante.

Faire de la politique en santé, ce n'est pas nécessairement faire une politique de Santé.

Les exemples de cet adage ne manquent pas.

En juillet 2009, Roselyne Bachelot alors ministre de la Santé du gouvernement Fillon 1, commande 94 millions de doses vaccinales afin de faire face à la pandémie annoncée de grippe H1N1. Une commande disproportionnée, même si l'on se réfère aux prédictions alarmistes des épidémiologistes et spécialistes de l'époque. En effet, le nombre de cas décrits et leur vitesse de progression pandémique n'ont eu finalement qu'un impact modéré sur les populations européennes. De plus, tout le monde s'accordait à dire que l'adhésion à la vaccination par les Français serait faible malgré les campagnes médiatiques les incitant à se protéger. Je tiens de l'un des acteurs présents à une réunion qui se déroula au ministère, que même les industriels producteurs du vaccin, convoqués pour l'occasion par la ministre, contestaient eux-mêmes le bien-fondé d'une telle commande. Pourtant, d'aucuns disait à l'époque que celle-ci constituait une aubaine pour les producteurs de vaccins. Mais en réalité, ils n'avaient pas intérêt à ce qu'une partie des quantités produites leur soit retournée. Quoi qu'il en soit, et malgré la mise en scène de la vaccination de Roselyne Bachelot devant les caméras, les Français ne furent que 6 millions à se faire vacciner. Il faut dire que de surcroît, la procédure de prise en charge mise en place par le Direction Générale de la Santé, s'avéra particulièrement lourde et inefficace, les médecins traitants, premiers remparts contre la maladie, étant curieusement écartés du processus. Pour tenter de limiter les dégâts, Mme Bachelot avait, dès le mois de janvier 2010, annulé auprès des laboratoires pharmaceutiques la livraison de 50 millions de doses encore non facturées. Un dédommagement de près de 48 millions d'euros fut versé aux industriels, et on donna 12 millions de doses à l'OMS. Le reste, soit 19 millions de doses non utilisées, furent progressivement incinérées. Cette histoire est symbolique du dilemme entre une politique de santé et faire de la politique avec la santé. D'un point de vue de santé publique, face au vent de panique (bien réel celui-là) qui soufflait sur la population, face à l'emballement médiatique à coups de JT et de « unes » de quotidiens, et considérant le principe de prudence face à une menace endémique, la réaction de Roselyne Bachelot était la bonne : mettre tout en œuvre pour prévenir une situation de crise sanitaire majeure. Là où tout dérape, c'est quand elle y met un enjeu politique qui lui fait prendre les bonnes décisions, mais dans une proportionnalité totalement déraisonnable. C'est clairement par peur des conséquences politiques d'une crise mal gérée, que les mesures décidées et mises en place se sont révélées d'une amplitude excessive.

Jusqu'à la mise en scène de la ministre se faisant vacciner : inutile et surtout inefficace. Les Français ne sont pas stupides au point de penser que si la ministre se fait vacciner, c'est qu'il faut le faire. En réalité, pour pousser à la vaccination, il n'y a que deux moyens : l'obligation vaccinale quand on est pressé, ou la pédagogie quand on a du temps devant soi.

Un autre exemple de lancement de grands programmes politiques en santé, est le « plan Alzheimer » voulu par Nicolas Sarkozy en 2008. Pour quelle raison, dès la campagne présidentielle, Nicolas Sarkozy avait-il fait de la maladie d'Alzheimer une priorité, ça, je n'en sais rien. Toujours est-il qu'à chaque fois qu'il devait parler de santé, il parlait « d'Alzheimer ». Il est vrai que cette terrible maladie nécessite une véritable action coordonnée pour en améliorer sa prise en charge, mais constituait-elle pour autant une priorité de santé publique ? Au risque d'être un peu provocateur, cela se discute.

La raison qui me fait douter, c'est qu'en pratique, la problématique posée par cette maladie neuro-dégénérative, repose sur la prise en charge de la dépendance qu'elle entraîne, et en l'absence de traitements efficaces, sur la stimulation cognitive par des aidants. En quelque sorte, des mesures peu spécifiques de la maladie, mais plutôt communes à la vraie menace que constitue le manque de moyens dans la prise en charge du vieillissement de la population. Mais voilà, les politiques ont besoin de s'approprier une cause en santé, et Sarkozy avait choisi Alois Alzheimer (du nom du médecin allemand qui en fit la description en 1906). L'idée est louable, et à la limite, les conseillers techniques qui ont élaboré le fameux plan Alzheimer en « 10 points » ont transformé cette idée en un projet plutôt bien ficelé. Tous les ingrédients y étaient : développement de l'aide au diagnostic, amélioration de l'accompagnement des malades pour préserver au mieux leur autonomie, mise en place d'un réseau de soins avec des coordinateurs régionaux, création d'unités de soins adaptées, développement de « structures de répit » pour soutenir les aidants, et enfin création d'une fondation de coopération spécifique pour stimuler la recherche.

Seulement voilà, pour que la volonté politique se transforme en une réalité concrète, il faut des moyens lourds et puissants. C'est particulièrement criant dans le cas d'une maladie pour laquelle on ne comprend rien à la physiopathologie, pour laquelle on a magistralement échoué sur les thérapies cognitives médicamenteuses (déremboursées depuis), et pour laquelle le futur thérapeutique passera probablement par des biotechnologies encore lointaines. En pareille situation, il faut un plan de charge qui mobilise tous les acteurs, privés et publics.

Dix ans après, on ne peut pas dire que le plan Alzheimer de Nicolas Sarkozy soit un échec - il fut du reste prolongé par son successeur François Hollande - mais malheureusement pour les familles, en 2018 la prise en charge d'un proche atteint de cette maladie, reste un parcours du combattant, et nous n'avons toujours pas de traitement efficace à proposer à ces patients.

Le dernier exemple que j'aime à citer, c'est celui de la greffe et du don d'organe. Tous les gouvernements ont fait de cette cause une priorité de santé publique. De plus, sans cynisme aucun, la greffe d'organes porte des valeurs d'altruisme et de générosité dont les politiques sont assez friands. Pour autant, le nombre de greffes d'organes a, en France, une croissance faible ou nulle depuis plusieurs années, et le nombre de « refus » de prélèvement d'organes sur des sujets en état de mort encéphalique s'élève à 30 %. Pourtant, la loi sur le consentement présumé est très claire : toute personne qui ne s'est pas inscrite sur le registre des refus de son vivant est présumée consentante au don d'organes. Mais pour toute une série de bonnes raisons, on demande quand même à la famille si elle n'a pas connaissance « d'objection exprimée » par le patient au don d'organes. Dans le doute, une fois sur trois, la famille refuse, soit parce qu'elle ne sait pas, soit parce qu'elle est elle-même réticente au principe. Voilà un vrai sujet politique, pour lequel il suffit de faire appliquer la loi, mais en développant les réseaux d'infirmières coordinatrices de prélèvement dont le rôle est d'expliquer, de convaincre et de réconforter la famille pour les persuader de la bonne décision. En Espagne, cette politique fut entreprise il y a plus de dix ans et a porté ses fruits, en faisant reculer le taux de refus à moins de 20 %. Il n'est pas besoin de faire de la politique avec ce sujet, ni même de faire revoter une loi, il suffit juste de décider de la mise en place de moyens humains et structurels dans un réseau déjà existant et plutôt bien formé.

Les serviteurs de l'État

Les serviteurs de l'État, ce sont les hauts fonctionnaires au service des ministres et promus à la Direction ou la sous-direction des grandes administrations sous tutelle des ministères. Quel sacerdoce ! Il faut une sacrée dose d'abnégation pour ne connaître que des rudiments de vie de famille, enfiler des journées à plein tour de cadran, et gérer l'essentiel des dossiers compliqués dans l'urgence absolue. De ce point de vue, ils n'ont rien à envier à « ces nuits-là » que je décrivais au début de ce livre.

Tous ceux que j'ai pu rencontrer, et avec lesquels j'ai eu parfois à négocier des dossiers difficiles, me sont apparus comme des personnes d'une intelligence bien au-dessus de la moyenne, connaissant bien leurs sujets, et somme toute dotés d'un certain sens sinon politique, au moins tactique. Il n'est pas à en douter que l'illustre école strasbourgeoise dont ils sont pour la plupart issus, y est pour quelque chose. Auréolés du nom de promotions prestigieuses, Montesquieu (1966), Charles de Gaulle (1972), la fameuse promotion Voltaire (1980), ou encore Liberté Egalité Fraternité (1989), les énarques sont bien préparés aux rouages de l'État. Ils ont un sens à la fois analytique et structurant des problématiques de gouvernance du pays. Plutôt rapides dans la compréhension des situations complexes, ils vont assez vite chercher un compromis entre une sortie politique et une solution légaliste. Pour la plupart de ceux que j'ai côtoyés, leur verbe était juste, leur plume habile, et leur culture générale plutôt fournie.

J'ai donc, vous l'avez compris, un certain respect pour les hauts fonctionnaires de l'État, et pour certains d'entre eux, une profonde admiration. Ils se reconnaîtront.

Malgré cela, je dois avouer qu'ils ont su parfois m'agacer.

La technostructure a les défauts de ses qualités.

Tout d'abord, et c'est un peu dans leur ADN, ils ont une vision très française des choses, et sont peu enclins à prendre exemple sur nos voisins européens.

Dans une certaine mesure, selon la métaphore du sociologue Philippe Bezes, on peut dire que l'appareil d'État a « le souci de lui-même ».

Ensuite, à quelques rares exceptions qui ont une expérience dans le privé, ils manquent furieusement de sens pratique et d'expérience de terrain. Cela a comme conséquence de les mettre trop souvent « à distance » du sujet, alors que paradoxalement, ils en comprennent assez vite les ficelles.

Néanmoins, depuis l'élection d'Emmanuel Macron, on assiste à une hybridation croissante entre parcours publics et parcours privés dans la constitution des équipes ministérielles. Ainsi, au sein du cabinet présidentiel, à dominante largement masculine, 19 conseillers sur un ensemble de 45 proviennent du secteur privé, principalement du monde de l'entreprise (Total, Areva, etc.), de la finance, du conseil ou de la publicité. Certains ont même fait des thèses à Harvard, Yale ou au MIT, ce qui est très nouveau. Si une majorité de conseillers restent issus de la fonction publique, on observe là une transformation indiscutable.

La troisième critique que je ferais, et qu'ils ne m'en veuillent pas, est que je ne suis pas certain qu'ils soient tous doués pour le management d'équipe. Quelques signes ostensibles de manque d'empathie, des fonctionnements très verticaux, et quelques situations concrètes de gestion interhumaine que j'ai pu observer de mes yeux, me font douter de leur formation sur ce sujet. Le management de l'administration est un management « en étoile », c'est-à-dire que tout passe par le chef, tout doit être visé par l'échelon du dessus, aucune information confidentielle ne doit être partagée autrement que par des codes très précis. Dans l'administration, les notes fusent, elles sont « blanches » ou « bleuies ». Bref, ça date. Mais je pense sincèrement que la « matrice gouvernementale » impose ses codes, et qu'il est difficile d'y échapper.

Enfin, ils sont empreints d'un fort esprit de corps. Je ne jetterais pas la première pierre, le corps médical n'est guère plus reluisant de ce point de vue là. Mais tout de même, ça se voit un peu trop ! Je ne saurais trop dire comment ils vous le font sentir, mais on le sent. Ce n'est pas du mépris, ni de la condescendance, c'est quelque chose d'indescriptible. Cela oscille entre l'estime et la méfiance vigilante.

Quoi qu'il en soit, c'est avec eux qu'il faut composer. Les ministres donnent les impulsions et parfois leur assentiment, mais un bon « Directeur de cab » peut être bigrement influent.

Il en va de même pour les directeurs des grandes administrations.

Certains d'entre eux ont, au-delà de leur mission, une réelle personnalité et ont marqué de leur empreinte le fonctionnement de leur administration. C'est le cas par exemple de Noël Renaudin ou de Dominique Giorgi, tous deux Présidents du CEPS, de Didier Houssin ou de Benoit Valet à la DGS, de Thomas Fatôme à la DSS, ou encore de Dominique Martin à l'ANSM, de Jean-Luc Harousseau à l'HAS, et bien d'autres encore.

Au-delà de leur engagement pour l'État, ils me laissent le souvenir de personnes « justes », essayant de servir l'intérêt général en nuisant le moins possible aux intérêts particuliers, et surtout dotées de vraies valeurs.

Rien que pour eux, et quand bien même ils ne représenteraient pas la majorité, le jugement que nos concitoyens portent sur l'appareil d'État mériterait un peu plus d'indulgence.

Mon royaume pour une « circo »

Dans le domaine de la santé, le rôle des députés est essentiel, et sûrement plus important qu'ils ne l'imaginent au moment où ils briguent « une circo » (traduisez dans leur jargon, une circonscription).

Il existe au moins trois sujets sur lesquels ils peuvent interagir au niveau régional, et par conséquent en tirer l'expérience nécessaire au moment du vote des lois de portée nationale :

– Le maillage territorial d'accès aux soins, incluant le maillage hospitalier public et privé,

– Les besoins spécifiques de leur région en matière de prévention, de dépistage, et même de prise en charge (incidence particulière de certaines pathologies),

– Enfin l'attractivité territoriale pour les industries de santé, celles du médicament, du diagnostic, du dispositif médical par exemple.

Le principal problème posé par les candidats à la députation, c'est que ces sujets pourtant primordiaux aux yeux de leur électorat, passent souvent au second plan de leur campagne. À une exception près néanmoins : l'hôpital.

Comme pour briguer une mairie, la conquête d'une circonscription passe toujours par la case hôpital, Centre Hospitalier Général (CHG) pour les plus reculées, et les emblématiques Centres Hospitaliers Universitaires (CHU) pour les plus urbaines.

La raison en est simple : l'hôpital (ajouté du secteur hospitalier privé), reste toujours un des premiers employeurs de la ville, et donc du département.

Nonobstant qu'il rassemble un électorat qui pèse assez lourd dans le nombre de voix, il est le symbole de la qualité de la médecine à l'échelon du département, voire de la région.

Promettre à l'hôpital, c'est promettre que tout le monde pourra se soigner convenablement. Hélas, ça n'est pas vrai du tout.

La raison majeure est que le système tutélaire des hôpitaux est constitué des Agences Régionales de Santé (ARS), établissements publics d'État à caractère administratif, sous tutelle du ministre de la Santé, chargés de la mise en œuvre de la politique de santé dans leur région. Concrètement, un des rôles des ARS est de moderniser et rationaliser l'offre de soins et de veiller à la bonne gestion des dépenses hospitalières et médicales.

Le conseil de surveillance de chacune des 17 agences est composé de trois représentants de l'État (dont le Président de l'ARS), dix représentants de l'Assurance maladie, trois représentants des usagers du système de santé, social et médico-social, quatre personnalités qualifiées et seulement quatre représentants des collectivités territoriales.

Le poids des élus est donc relatif dans la gouvernance régionale du système de soins.

À l'échelon de l'hôpital local, s'il est toujours exact que le maire de la commune où est localisé le centre hospitalier et le président du conseil général sont, respectivement, président du Conseil d'Administration communal et départemental, leurs rôles restent limités dans la politique de gestion de l'établissement.

Par conséquent, les candidats à la députation disposent, avec l'hôpital de leur secteur, d'un vrai sujet de campagne sur lequel les promesses n'engagent que ceux qui les écoutent !

Il reste bien le sempiternel sujet de la désertification médicale, mais la plupart du temps, leur approche consiste à regarder où l'on peut financer une maison médicalisée, et à chercher quelle mesure d'incitation mettre en place pour attirer un ou deux médecins généralistes, et le cas échéant, de l'étranger.

A contrario, le niveau moyen de connaissance du système de santé, de sa régulation, de ses enjeux d'innovation, et de sa gouvernance de nos chers députés est, à quelques rares exceptions près, très faible. Le constat n'est guère plus brillant à la chambre haute, où l'on compte sur les doigts d'une main les sénateurs connaisseurs du sujet.

Fort heureusement, depuis plusieurs décennies, le Palais Bourbon a toujours fait naître quelques vocations chez les professionnels de santé, en particulier de médecins et de pharmaciens. S'ils viennent majoritairement de l'exercice libéral, certains ont eu une expérience hospitalière, voire une expérience de maire, qui les ont enrichi de la culture du système, faisant d'eux des députés avertis, voire experts.

C'est souvent par l'intermédiaire de ces députés que nous avions l'occasion de discuter des projets de lois, et de proposer d'éventuels amendements quand nous jugions qu'ils étaient mal ficelés. Cette action de « lobby » est tout à fait légale, et aujourd'hui, avec la loi Sapin II, tout à fait transparente. D'ailleurs, au moment des PLFSS, ce sont généralement les députés et les sénateurs, sous l'impulsion du rapporteur général de la loi, qui nous convoquaient pour une audition.

Dans mon expérience nourrie des nombreux débats que j'ai pu avoir avec certains de ces députés, celles et ceux qui s'intéressaient au sujet de la santé, s'y intéressaient vraiment.

Ce fut le cas de Catherine Lemorton (Pharmacien, députée PS de la 1ère circonscription de Haute-Garonne élue en 2007 et 2012, et

Présidente de la Commission des Affaires Sociales de l'Assemblée Nationale en 2012), de Jean-Pierre Door (Médecin cardiologue, député LR de la 4ème circonscription du Loiret depuis 2002, et membre de l'Office parlementaire d'évaluation des choix scientifiques et technologiques), de Gérard Bapt (Médecin cardiologue, député PS de la 2ème circonscription de Haute-Garonne de 1997 à 2017, et Président des groupes « Numérique et santé » et « santé environnementale » à l'Assemblée), de Jean-Pierre Barbier (Pharmacien, député LR de la 7ème circonscription de l'Isère de 2012 à 2017, et actuellement Président du conseil départemental de l'Isère), de Bernard Debré (Chirurgien Urologue, député LR de la 4ème circonscription de Paris de 2012 à 2017, et membre du comité consultatif national d'éthique), de Jean Léonetti (Médecin cardiologue, député LR de la 7ème circonscription des Alpes-Maritimes de 2012 à 2017, et rapporteur de la célèbre loi bioéthique qui porte son nom), et enfin d'Olivier Veran (Médecin PUPH Neurologue au CHU de Grenoble, élu en 2017 député LREM de la 1ère circonscription de l'Isère, et rapporteur du PLFFS 2018). Je n'ai cité là que quelques personnalités emblématiques de l'Assemblée Nationale qui étaient reconnues pour leur maîtrise des sujets relatifs à la loi de finance de la sécurité sociale, mais le parlement compte aujourd'hui 41 députés issus de professions médicales (majoritairement LRM), soit 7,11 % des élus.

Il faut donc bien comprendre qu'à l'exception des quelques personnes que je viens de citer comme expertes, la plupart des élus sont à mille lieues de d'appréhender l'impact des articles de lois que le gouvernement prépare à chaque PLFSS, du moins pour les articles les plus techniques. C'est la raison pour laquelle les débats sur le PLFSS à l'Assemblée, ont tendance à se concentrer sur des projets de lois de portée générale comme le prix du paquet de cigarettes, ou la vaccination obligatoire. Mais dès lors que l'on aborde les sujets de régulation budgétaire, a fortiori les articles de lois de portée technique sur tel ou tel aspect du médicament, beaucoup votent « comme on leur a dit de voter » sans trop chercher à comprendre le fond. Honnêtement, je peux difficilement leur en vouloir, et j'imagine que si j'étais moi-même député et qu'on me demande de me prononcer sur le tarif des poulets au kilo, il faudrait que je me documente un peu !

En revanche, même s'ils ne sont ni médecin ni pharmacien, dès lors qu'ils ont dans leur circonscription une usine productrice de produits de santé ou un centre de recherche, et donc un bassin d'emplois de nouvelles technologies, leur appétence pour les sujets de santé est décuplée. Il serait tout à fait hypocrite de ne pas reconnaître qu'il s'agit là d'un levier de sensibilisation aux problématiques sectorielles. Mais de mon expérience, cela n'a jamais vraiment influencé l'orientation des grands textes de lois à la main des cabinets ministériels ; tout au plus cela a-t-il facilité l'adoption de quelques amendements, en général rédactionnels ou de portée mineure.

De ce point de vue, je pense que nos concitoyens fantasment complètement sur la nature des lobbies, en particulier ceux de l'industrie pharmaceutique. Certes, quelques exemples qui appartiennent désormais au passé ne nous aident pas. Mais je peux attester que les choses se passent aujourd'hui de la façon la plus convenable qui soit, et que l'essentiel de nos échanges avec les parlementaires n'ont pas d'autre objet que de leur expliquer notre analyse de la portée des textes, de leur impact, et le cas échéant des raisons de notre désaccord, et donc nos suggestions d'amendements. Cette pratique appartient à la démocratie, et engendre en outre la connaissance et la pédagogie sur des sujets abominablement complexes.

Il serait complètement fou de vouloir les interdire, comme il est aussi stupide de penser qu'il existe des experts omniscience, indépendants de tous liens avec le monde du « privé ».

L'interaction entre la représentation publique et le monde civil et industriel est indispensable, elle doit même être encouragée. C'est là, de mon point de vue, un rôle fondamental des députés.

Pour cette même raison, je ne suis pas convaincu qu'il ait été judicieux d'interdire le cumul de mandat de maire et de député. La mairie est un territoire électoral de proximité avec le peuple, elle permet de se rôder à l'échelon local aux différents aspects de la gestion de la vie publique, et par conséquent participe à la mise à jour du logiciel « gouvernemental et constitutionnel » des élus.

Le risque, et peut-être le pari, pris par le Président Macron et la République en Marche en envoyant quelque 56 % de ses députés issus de la société civile au front, est leur inexpérience aux choses de la vie politique et parlementaire. L'avantage indéniable est d'avoir fait rentrer à l'Assemblée, un souffle de pragmatisme né de l'expérience d'entreprise, du monde libéral, commerçant ou associatif. La réalité, c'est que la politique ne s'improvise pas, et que le droit constitutionnel reste l'apanage de celles et ceux qui ont acquis quelques connaissances dans ce domaine.

J'ai toujours milité pour la création de « groupes parlementaires mixtes », thématiques, qui permettrait d'interfacer un échantillon représentatif de députés avec les représentants d'un secteur, par exemple ici la santé. Réunir autour de la même table, médecins, pharmaciens, hospitalisation, industriels, associations de patients et élus aurait du sens. Sans en faire un « contre-pouvoir », ce type de « collectif » (appelons cela « comité » pour faire plaisir à Théodule) aurait le mérite de contrebalancer le poids de la technostructure, et sans doute d'éviter de vraies fausses bonnes idées.

Car des vraies fausses bonnes idées qui sont passées comme une lettre à la poste, au vote des bancs de l'Assemblée désertifiés entre minuit et une heure du matin, on en a un wagon.

Parmi les chefs-d'œuvre du genre, dans le domaine des produits de santé, il faut citer la loi sur la transparence des liens du 29 décembre 2011 (impulsée par Xavier Bertrand après l'affaire Mediator) qui était bien évidemment au départ une bonne idée, mais qui s'est retrouvée être un cauchemar pour les entreprises et même pour les administrations de santé, du fait de son côté « extrémiste » et surtout de son mode opératoire totalement décalé par rapport aux normes européennes existantes.

La loi Jardé sur la recherche clinique en France, publiée le 5 mars 2012 et rentrée en vigueur en 2017, engendre encore aujourd'hui des difficultés technico-administratives qui obèrent l'attractivité de la France en matière de recherche.

Une loi votée en 2016 lors du PLFSS, a modifié le régime des ATU (Autorisations Temporaires d'Utilisation pour les nouveaux médicaments n'ayant pas encore d'autorisation de mise sur le marché). L'idée de base, légitime, était de mieux réglementer les aspects financiers inhérents à l'accès précoce autorisé pour ces molécules très innovantes. Les industriels, le Leem donc, étaient d'accord sur le principe. Nous avions même suggéré un mécanisme assez simple qui garantissait à l'État de ne pas payer plus cher que le prix fixé au moment de la mise sur le marché du produit. Eh bien, c'était sans compter sur la créativité de certains « technos », qui ont transformé une bonne idée simple, en un mécanisme complexe, dissuasif, illisible, et qui fut voté par la majorité sans même s'intéresser à son impact sur l'accès à l'innovation. Il faut d'ailleurs noter, que malgré l'extension du régime des ATU aux nouvelles indications thérapeutiques, la loi de santé 2019 n'a guère amélioré le système de régulation.

Et ainsi de suite.

La France ne peut pas rester malade de son régime parlementaire.

Les institutions de la Vème République, ont prévu que les lois étaient votées par le parlement qui devait à ce titre, représenter le peuple et garder son indépendance à l'endroit de l'État et du Président de la République. La moindre des choses, c'est de leur donner plus de moyens pour qu'ils puissent travailler dans la connaissance des sujets et autour d'un débat serein, respectueux et démocratique, surtout quand on parle de Santé.

Les invectives politiciennes, les brouhahas, les effets de manche, et les numéros de claquettes se terminant par le traditionnel micro que l'on « plie » d'un geste brutal à la fin de son intervention, ne sont que du théâtre, et n'ont guère de place dans un débat qui engage l'avenir et la santé de nos enfants. Tout cela mériterait, sinon un peu plus de dignité, un peu plus de méthode et d'expertise. Et peut-être un peu moins de lois !

Les Présidents de la République et la Santé

Les Présidents de la République sont par nature prudents avec les sujets relatifs à la santé. Nous l'avons évoqué, la raison principale tient au fait qu'ils considèrent la santé comme un sujet beaucoup trop technique où il n'y a que des coups à prendre. La seule chose qui les intéresse, du moins au moment des comptes et du bilan, c'est le déficit de la Sécurité Sociale. Mais pour le reste, faisons-en sorte de ne pas fâcher bêtement l'électorat avec ce totem fragile.

En pratique, les présidents en exercice ou les candidats à la présidence, sont amenés d'une façon ou d'une autre à passer un peu de temps sur le délicat chapitre de notre système de santé. Il peut y avoir plusieurs déterminants qui les conduisent à se pencher sur tout ou partie du berceau de notre système de soins :

– La situation budgétaire des comptes sociaux d'abord, dans la mesure où la correction des déficits entraîne fatalement quelques prises de positions sur des sacrifices d'autant plus grands, que l'on a fait par ailleurs d'autres promesses dispendieuses.

– Leur propre état de santé ensuite, ou celui de leurs proches. Ces éventuelles épreuves de vie leur font parfois jeter un regard un peu plus ciselé sur l'importance de maintenir un haut standard de qualité de notre médecine. Ce fut le cas de François Mitterrand et de Jacques Chirac, tous deux pour des raisons et dans des circonstances très différentes.

– Leurs accointances avec certains professionnels de santé avant qu'ils ne deviennent célèbres ou président. Cet « entourage » peut avoir une certaine influence dans l'élaboration de programmes « santé » dans leur campagne. Ce fut une des raisons qui conduit entre autres, Alain Juppé et Bruno Lemaire à développer tout particulièrement le sujet santé dans leurs programmes pour l'élection des primaires de l'UMP en 2016.

– Enfin leurs épouses, celles-ci ayant souvent comme « chasse gardée » le social, dès lors qu'elles élisent domicile au Château. Ce fut très clairement le cas de Claude Pompidou, de Bernadette Chirac (avec les pièces jaunes), et tout récemment de Brigitte Macron.

Peu importe donc les circonstances, une bonne fée peut toujours, et à tout moment, se pencher sur le berceau de la santé, et d'un coup de baguette magique, provoquer quelque juste initiative. Si en plus la fée est jupitérienne, tout espoir est permis !

Mais encore une fois, dans l'histoire de la Vème République, bien rares sont les situations où l'on a vu un Président s'engager en première ligne sur une cause structurante de notre système de santé.

Toutefois, un examen à la loupe des septennats et des quinquennats, permet de retrouver quelques symboles marquants.

D'abord, sous le Général de Gaulle, en 1958, trois ordonnances successives constituèrent une véritable réforme hospitalière dominée par la création d'un nouvel établissement, le CHRU, unissant le CHR et la faculté de médecine afin d'assurer un meilleur enseignement des futurs médecins. Ensuite, interviendra le 11 décembre 1958, une ordonnance majeure qui instaura une gouvernance nationale de la conception et de la conduite d'une vraie politique hospitalière. Toutes ces réformes ont surtout été marquées par l'énorme effort financier de rénovation et de modernisation de notre appareil de soins décidé par de Gaulle dans une période qualifiée encore « d'exceptionnelle ». Ce fut à peu près la seule initiative importante qu'il « porta » de sa grandeur. Pour le reste, il se contenta à l'occasion de sa conférence de presse du 5 février 1965, de répondre à un journaliste qui lui demandait « Comment allez-vous ? » :

« Je ne vais pas mal, mais rassurez-vous, un jour je ne manquerai pas de mourir ! »

Georges Pompidou, qui s'intéressait plus à l'art et aux voitures (« les français aiment la bagnole » disait-il lors d'une visite au Salon de l'auto), n'a pas impulsé par lui-même de grands projets de santé. Il continua la politique de modernisation initiée par de Gaulle, et les trente glorieuses firent le reste. Il décédera le 2 avril 1974 d'une forme de lymphome (la Maladie de Waldenström) qui, grâce au progrès que l'industrie de médicament à su produire, trente ans après, aurait été complètement maîtrisé.

Giscard d'Estaing aura marqué son septennat par son engagement à faire évoluer la législation sur l'interruption volontaire de grossesse (IVG). Confiée à une magistrate nommée ministre de la Santé, Simone Veil, cette réforme emblématique n'était pas gagnée d'avance et déchaîna les passions. Après une bataille qui força le respect, seule devant une opposition conservatrice et virulente, à force de discours à l'Assemblée restés célèbres autant que courageux, Simone Veil fit promulguer sa loi sur la dépénalisation de l'IVG le 17 janvier 1975.

François Mitterrand croyait aux forces de l'esprit, et au Docteur Gubler. Ce dernier fut radié de l'ordre des médecins en 1997 pour avoir tenté de publier ses petits secrets médicaux et ses remèdes herbeux glanés tout le long de la maladie de son illustre patient. Le premier président socialiste de la Vème République, bien que hanté par la mort, n'était pas un passionné des sujets de santé, et il délégua volontiers ces épineux sujets à des ministres et des conseillers de grand talent qui, eux, eurent quelques visions assez géniales sur l'avenir du système de santé.

Il y eut ainsi deux personnages issus de l'ère mitterrandienne : le premier est Didier Tabuteau (13) et le second est Raymond Soubie, singulièrement plus proche des sphères politiques de droite.

Après avoir dirigé le cabinet de Bernard Kouchner au ministère de la Santé en 1992 et 1993, et avoir travaillé avec Claude Evin de 1988 à 1991, Didier Tabuteau (X et ENA !) fut un des grands spécialistes du système de protection sociale et de la santé. Il porta et impulsa une bonne partie des évolutions du système de soins alors qu'il était aux affaires sous le deuxième septennat de Mitterrand. Il reste aujourd'hui un des experts incontestés, et des plus brillants, de tout ce qui a trait au système de santé.

En septembre 1991, le commissaire général au plan confiait à Raymond Soubie, ancien conseiller social de Jacques Chirac à Matignon entre 1974 et 1975, les responsabilités d'une « réflexion prospective sur l'avenir du système de santé français à l'horizon 2010 ». Ce document de référence a durablement influencé les travaux sur l'organisation du système de santé en France et la régulation des dépenses de l'Assurance maladie. Il a retrouvé tout son sens dans la préparation et l'adoption de la loi du 21 juillet 2009 portant la réforme hospitalière et la territorialité du système de soins, loi plus connue sous le nom de « loi HPST » (pour Hôpital, Patients, Santé et Territoires). Cette loi fut à l'origine de la création des Agences Régionales de Santé (ARS), et inspira encore récemment la création des GHT (Groupements Hospitaliers de Territoire) impulsée par

Marisol Touraine. Ce rapport contient par ailleurs beaucoup de recommandations structurelles particulièrement visionnaires, notamment sur l'évolution du rapport à la maladie, le vieillissement de la population, l'impact des maladies « sociales », les maladies transmissibles et l'incidence croissante des pathologies liées au cancer.

On retiendra de Chirac le « plan cancer » dont il fut le premier géniteur en 2003. Outre les mesures structurelles et les incitations à la recherche sur le cancer, issues de ce premier plan, on saluera la mesure emblématique de « l'interdiction de fumer dans les lieux publics », et l'augmentation de 35 % du prix du tabac sur les 4 ans qui ont suivi. Les mesures avaient été efficaces, puisque la consommation de tabac avait chuté de 25 % sur la même période. Ce qui est remarquable, c'est que tous ses successeurs ont pérennisé le plan cancer en l'enrichissant à chaque fois de mesures concrètes permettant une meilleure prise en charge des malades, un accès précoce aux innovations, une incitation à la recherche, et le développement de structures spécialisées.

Et puis on retiendra de Bernadette Chirac, l'opération « pièces jaunes » qui fut un réel levier à la modernisation de certains hôpitaux et aux structures hôtelières pour les parents d'enfants malades. De toutes les présidences de la République, le couple Chirac a sans doute été celui qui s'est le plus mobilisé sur la santé.

Nicolas Sarkozy, nous l'avons évoqué, s'était emparé du sujet Alzheimer, mais je pense sincèrement, faute de vrais moyens, qu'il n'est pas certain que ce fût un grand succès.

En revanche, il est jusqu'à cette période, le seul Président à s'être emparé personnellement du Conseil Stratégique des Industries de Santé (CSIS) qu'il présida lui-même au début de son quinquennat. Il envoya indéniablement un signal fort aux industries de santé, et provoqua par là même, jusqu'à la crise du Mediator, un élan de dynamisme du secteur.

François Hollande ne fit pas grand-chose, à part se plaindre au G7 à Tokyo en 2016 du prix exorbitant des anticancéreux, sous les conseils partisans de son ministre de la Santé. Néanmoins, lors d'un entretien avec lui la même année, précisément pour lui expliquer tout le mal que je pensais de la façon dont il abordait le problème, je fus agréablement surpris de la qualité d'écoute qu'il manifesta à mes arguments. Bien préparé, attentif, ne bricolant pas (comme d'autres) avec son Smartphone, il écoutait, relançait, posait des questions et synthétisait. Cela n'a pas changé de façon drastique le cours des choses, mais enfin, j'ai la faiblesse de penser que nous avons, le temps d'un rendez-vous, éclairé quelque peu son esprit d'un jour différent.

Emmanuel Macron, que j'ai eu l'occasion de rencontrer plusieurs fois alors qu'il était à Bercy, n'est pas non plus un grand passionné des sujets de santé. Pourtant, son père, Jean-Michel Macron était un éminent professeur de Neurologie au CHU d'Amiens.

Il est plutôt intéressé par les nouvelles technologies, le numérique, et l'innovation en général. Si celle-ci trouve ses applications dans la santé, tant mieux ! Mais c'est bien sous ce prisme qu'il examina les choses. De ce point de vue, son implication dans le CSIS 2018 était un engagement qui apparut aux yeux de tous les observateurs comme évident. À l'inverse, en choisissant Agnès Buzyn comme ministre de la Santé, il a très clairement transféré et délégué les sujets de santé publique à l'avenue de Ségur.

Perception de la santé en politique

> « Toutes les perceptions de l'esprit humain se résolvent en genres distincts que j'appellerai impressions et idées. La différence entre ces deux genres consiste dans les degrés de force et de vivacité avec lesquels ils frappent l'esprit et pénètrent notre pensée ou notre conscience. »
>
> HUME, *Traité de la nature humaine* (15)

La santé est une notion difficile à cerner pour le politique.

Il l'appréhende à la fois de façon intuitive, et essaye d'en rationaliser le fonctionnement par une approche sociale et économique. Or, pour chaque individu vivant sur notre bonne vieille terre, la santé c'est d'abord l'absence de maladie ou de symptômes, « c'est la vie dans le silence des organes » pour reprendre la formule de René Leriche. Chacun d'entre nous peut dire avec une certaine subjectivité que l'on se « sent bien portant », mais avec une forme de déni que cela prendra sûrement fin un jour et que le système de soins est là pour nous protéger de cette échéance, et en même temps nous réparer de cet accident de la vie que nous redoutons tous. Cette vision intime du bien-être et de la maladie, le politique n'en a pas conscience autrement que pour lui-même. En ce sens, il est un humain mortel comme un autre. En fait, sa vision de la santé est par nature collective, statistique et économique.

Cette notion « politique » de la santé est née au XVIIIe siècle, et Michel Foucault la décrit selon la théorie du « biopouvoir » (14), c'est-à-dire d'un pouvoir qui ambitionne de protéger et de réguler la vie de ses concitoyens, et non plus seulement d'en assurer la protection militaire, l'éducation ou encore de leur demander par l'impôt une contribution à la vie collective. La médecine devient alors une « norme » et un « droit », et la santé se mute progressivement en un phénomène social. Avec Michel Foucault, on voit apparaître une dimension sociale et donc structurante de la santé, dont tous les politiques s'inspireront dès la IIIème République. Depuis le XIXe siècle, la santé s'est ainsi imposée comme une problématique politique. Elle définit progressivement une politique de santé publique (en particulier sous l'influence des grandes épidémies de l'époque), un système, celui des professionnels et des institutions de santé, mais aussi des organismes d'assurance maladie, et une économie des comptes sociaux.

Mais en France, l'appareil politique fit toujours progresser son système de soins sous la contrainte. Le politique, face à des enjeux de santé publique, eu très longtemps le réflexe de refuser l'obstacle. L'exemple le plus emblématique fut la question de la création d'un ministère de la santé sous la pression de l'épidémie de grippe espagnole en 1918.

Mais malgré les rapports parlementaires de l'époque, suggérant de se hâter dans la mise en œuvre d'une politique d'hygiène et de santé publique, il fallut attendre deux ans de plus pour qu'un ministère de l'hygiène de l'Assistance publique et de la prévoyance sociale soit constitué. Cette structure, dépourvue de moyens, disparut en 1924 pour renaître en 1930 sous l'intitulé de ministère de la Santé publique.

Depuis cette époque de l'entre-deux-guerre, l'intégration de la santé dans la vie politique et la gouvernance du pays imposa aux différents gouvernements d'en faire un sujet à part entière. Pourtant, ce ministère fut régulièrement balloté entre des structures de taille et d'autonomie variables, tantôt intégrant les sports, parfois l'action sociale, ou l'égalité, parfois sous la tutelle d'un ministre d'État, parfois relégué au strapontin de secrétariat d'État. Une sorte de patate chaude. Ceci explique sans doute que le ministère de la Santé n'a jamais vraiment acquis les lettres de noblesse des administrations régaliennes. Il faudra attendre le premier grand scandale sanitaire, celui du sang contaminé, pour s'apercevoir de la maigreur de ses moyens, et de son incapacité à se doter d'une expertise digne de ce nom. Ce fut, du reste, une des conclusions du rapport de l'Inspection Générale des Affaires Sociales (IGAS) de l'époque.

Si j'ai pris le temps de rappeler ce contexte historique relatif à la gouvernance du système de santé en France, c'est pour mieux signifier que la réticence à incarner la santé dans la vie politique se trouve quelque part dans les gènes de la République.

Il n'est donc pas très étonnant de voir ce sujet relégué au second plan dans les débats précédant les élections présidentielles.

Sur les trois dernières élections nationales, la santé ne figura jamais parmi les sujets exposés de façon claire dans les cahiers de campagne, et encore moins parmi les sujets retenus dans les émissions politiques faites à une heure de grande écoute. La sécurité, le chômage, l'éducation, la retraite, la dette publique, l'Europe, ont toujours constitué le menu des figures imposées par les journalistes. Parfois, une digression était tentée sur des sujets connus pour être aussi secondaires que polémiques : la PMA pour les couples homosexuels, la cuisine halal dans les cantines, ou l'impact de cet hypothétique aéroport de Notre-Dame-des-Landes. Mais les vrais sujets sur notre santé, non. Il y eut bien lors du dernier débat des candidats au premier tour de l'élection de 2017, un François Fillon pour tempêter, deux minutes avant de rendre l'antenne, à propos de l'absence de la santé dans le débat. Vu la pauvreté de l'exercice, à la limite, on s'en réjouit !

Le politique n'a donc pas été « formé » pour prendre la santé au sérieux.

Le squelette de l'action gouvernementale ne place pas la santé au cœur des problématiques régaliennes, et compresse son ministère entre le dictat de la politique budgétaire de Bercy et de la DSS, et les arbitrages quelquefois maladroits de Matignon.

Pourtant, l'avenir de l'assurance maladie est un défi redoutable pour une société dans laquelle elle constitue l'un des fondements du pacte social.

Aussi, la transformation du paradigme de l'action publique en matière de santé impose-t-elle l'appropriation par le débat public des enjeux politiques de santé.

C'est pourquoi l'inscription d'une telle politique dans le temps long est indispensable.

La pluri-annualité des prévisions budgétaires, la priorisation des chantiers de santé publique et l'adaptation permanente de nos structures aux révolutions technologiques et scientifiques ne souffrent pas le moindre relâchement.

Je suis à chaque fois désolé de voir ce sujet qui est au cœur des préoccupations des Français, qui est avec la sécurité la principale source d'inquiétude pour nos enfants, le symbole même de la fraternité et de l'égalité entre les hommes, être à ce point dégagé en touche par la plupart de ceux qui se trouvent aux responsabilités.

Pire, il faut attendre une crise, un scandale sanitaire, pour voir les uns et les autres s'improviser expert du sujet, polémiquer, et récupérer le tout à des fins politiciennes et électoralistes. Pitoyable. Le nombre invraisemblable d'âneries que j'ai pu entendre de la part de certains députés, représentants de partis politiques, et même d'administrations sur l'affaire Levothyrox ! Le nombre incroyable d'inepties et de contre-vérités déblatérées sur la Depakine, sur les vaccins, sur le rôle de telle ou telle molécule présumée cancérogène, sur le nuage de Tchernobyl qui ne passe pas le Rhin, ou encore à l'époque, sur le SIDA qui pouvait se transmettre dans le métro, par la salive ou je ne sais quel mécanisme saugrenu. Moins ils connaissent le sujet, plus ils parlent. Interviewés par des journalistes le plus souvent tout aussi ignares de la situation, ils récitent la petite note griffonnée par un stagiaire parlementaire, ou l'article lu dans le Parisien et le Figaro de la veille.

Les experts, les vrais, sont laissés de côté, soit parce qu'ils ne sont pas de « bons clients » dans le jargon des médias, soit qu'ils ont des prétendus conflits d'intérêt, soit les deux.

Parler sérieusement de la santé, faire une politique de santé et non de la politique avec la santé est le meilleur moyen de réhabiliter le sujet dans l'estime de l'appareil d'État et la hiérarchie des normes.

Cela dépend beaucoup de la sensibilisation des politiques à l'importance qu'elle revêt pour les générations futures.

Quelque part, la santé partage avec l'écologie cette idée que c'est « important », mais que l'on ne sait pas par quel bout le prendre. Pour ma part, je ne souhaite pas que l'avenir du système de santé de notre pays finisse comme la COP21 : des incantations, des résolutions, un coup de marteau sur la table et puis au bout du bout, un immense rétropédalage d'un des plus gros acteurs de la planète.

Gérer la santé au fil de l'eau, sans une vraie vision ni une vraie détermination à transformer les logiciels de pensée par l'opportunité que constitue l'innovation, nous expose à des incantations, des résolutions, et un coup de marteau sur les doigts.

Il y aura bien, pas très loin, un hôpital ouvert pour nous faire un pansement !

LES ATTENTES DE NOS CONCITOYENS

La santé chez nos concitoyens est un sujet de préoccupation majeure, et ils ont à cet égard un rapport au risque, au bien-être et à la maladie assez ambigu.

De façon assez logique, les attentes des Français vis-à-vis de leur système de soins sont très différentes en fonction de l'état de santé dans lequel ils se trouvent au moment où ils le jugent. Heureusement, la plupart de nos concitoyens ressentent plutôt un certain bien-être, et par conséquent voient plus l'appareil de soins comme une structure à laquelle ils ont recours pour des choses bénignes, dont ils ont une expérience positive puisqu'ils vont bien. Par conséquent, du fait d'une certaine qualité de la prise en charge de la maladie en France, la perception des usagers reste critique, mais en gardant une réelle lucidité sur la « chance » de disposer de telles structures.

Ceci a comme conséquence directe, ce que j'appelle le syndrome « du riche » : dès lors que j'ai conscience de disposer d'un niveau de service élevé, ma seule crainte, c'est de le perdre.

Laissez-moi vous prendre le pouls et la tension

Rien de mieux qu'une bonne étude, faite par un bon institut de sondage, pour y voir un peu plus clair.

La première étude à laquelle je veux faire référence, est « l'observatoire sociétal », réalisé en septembre 2017, pour le compte de la FHP (Fédération de l'Hospitalisation Privée), auprès d'un échantillon de 2000 personnes, représentatif de la population française âgée de 18 ans et plus (16).

Dans cette étude, il apparaît tout d'abord que globalement, les Français sont heureux et satisfaits de leurs conditions d'existence, puisque 21 % d'entre eux déclarent aller « très bien », 65 % « assez bien », et seulement 12 % « assez mal ». Seul 1 % déclare aller « très mal ». Il est d'ailleurs tout aussi intéressant de noter que l'âge n'influe pratiquement pas sur ces pourcentages, pas plus que la catégorie sociale (CSP+ vs CSP-). On notera même avec malice, que les seniors (65 ans et plus) disent à 83 % aller « assez bien » ou « très bien ».

Sans doute faut-il y voir une note « spinozienne » : en ayant conscience du temps qu'il reste, on déguste avec jouissance le temps présent, et par conséquent on va et on vit mieux.

Ce qui est tout-à-fait passionnant, c'est de voir se confirmer cette idée que nous avons développée plus haut, à savoir que les aspirations prioritaires derrière le « bien-être » sont de nature et d'importance très variables : « se sentir bien dans sa peau » (47 %), « se sentir bien dans son environnement » (41 %), « se sentir aimé » (37 %), « avoir confiance en soi » (33 %), « pouvoir compter sur la solidarité de ses proches » (15 %), tandis que « se sentir bien soigné » ne recueille que 12 % des suffrages.

Il apparaît ici très clairement que la santé « psychique » est mise au premier plan, probablement parce que nous savons inconsciemment que le mental joue un rôle majeur sur la survenue ou le ressenti de problèmes physiques, tout comme il a un rôle capital dans le processus de guérison.

Il y a un peu du Dr Coué là-dedans : si je « me sens bien » alors il ne m'arrivera rien.

Par ailleurs, si les Français sont globalement satisfaits de leur système de santé (plus de 60 % d'indice de confiance), on constate en revanche l'apparition de nouvelles conditions pour « être bien », à savoir, non seulement bien traiter les maladies et disposer d'une bonne qualité de soins, mais aussi pouvoir bénéficier d'une bonne écoute dans la prise en charge individuelle du problème de santé. De ce point de vue, il y a encore une grosse marge de progrès puisque seulement 31 % des personnes interrogées considèrent que les acteurs de santé prennent en compte les situations personnelles de chacun, au-delà des seules questions médicales.

Malgré tout, « l'hôpital », en dépit de ses difficultés structurelles, reste une institution sacralisée par les français. Public ou privé, la structure hospitalière est plébiscitée avec un indice de confiance de près de 70 %.

Si l'on étend l'indicateur de confiance non plus à la structure (l'hôpital), mais aux personnes (professionnels de santé), alors l'indice de confiance s'améliore : 84 % des Français font confiance aux professionnels de santé, les classant en tête des professionnels des institutions publiques et privées. Quel beau métier vous faites là, Docteur !

La raison de ce très beau score est essentiellement, dans ce sondage, justifiée par la qualité de la formation des professionnels de santé, leur écoute, et le fait qu'ils soient tournés vers l'innovation. Comme quoi, il y a un lien entre innovation et confiance, comme il devrait y en avoir un entre conservatisme et défiance.

Il n'est pas non plus très surprenant de voir que les institutions qui affichent un fort taux de confiance et qui se tiennent dans un mouchoir de poche, sont les professions dévolues à la « protection des personnes » : santé (84 %), gendarmerie (79 %), armée (78 %), police (76 %).

En revanche, les indices de confiance des grandes entreprises (31 %), des banques (29 %), des syndicats (26 %), des médias (18 %), des députés (16 %) et des partis politiques (7 %) affichent des scores préoccupants.

Ce qui est un peu agaçant, c'est que ce sont souvent les syndicats, les politiques et les médias qui jugent sévèrement la qualité du système de soins, les médicaments ou les professionnels de santé.

Quoi qu'il en soit, les Français font davantage confiance aux institutions régaliennes qu'aux institutions politiques, économiques ou financières qui sont, quant à elles, perçues défendant leurs propres intérêts.

Le problème, et il est de taille, est que ce sont précisément les politiques, les entreprises privées, et l'argent qui régulent tout cela !

Ce point est essentiel. Une des attentes des Français étant non pas l'absence de lien, mais plutôt une certaine transparence sur les règles et les liens.

Par exemple, s'il y avait un effet rebutant à la notion de profit dans la délivrance des soins, les établissements privés seraient moins bien « cotés » que les établissements publics. Or ce n'est pas le cas, puisque dans cette même enquête, 76 % des Français font confiance à l'hospitalisation privée, et 70 % à l'hospitalisation publique.

Nous verrons plus loin dans une autre étude, que le médicament, pur produit de l'entreprise privée, jouit également d'un indice de confiance très élevé.

Concrètement, l'enseignement qu'il faut en tirer, c'est que le clivage ne s'ordonne plus entre public et privé, mais entre des institutions ou des classes professionnelles perçues comme garantes de l'intérêt général, et d'autres perçues comme représentantes des intérêts particuliers et partisans.

La deuxième étude à laquelle je veux faire référence est « l'observatoire sociétal du médicament » (17), réalisé par l'institut

IPSOS pour le compte du Leem, auprès d'un échantillon représentatif de 1000 personnes âgées de 18 ans et plus, et de 250 patients chroniques, entre le 28 aout et le 5 septembre 2018.

Cette étude est intéressante en ce sens qu'elle montre clairement le décalage qu'il y a entre la perception d'un produit de santé, et la perception de ceux qui le fabriquent.

Dans cet échantillon, il faut d'abord noter que plus de 20 % des interviewés prenaient un médicament au moins une fois par mois.

L'indice de confiance exprimé à l'endroit « du médicament » était dans cette étude de 77 %, et de 83 % pour les médicaments qu'ils prennent. Pour mémoire, en 2011, en pleine affaire Mediator, l'indice de confiance était resté assez haut (82 %).

Cet indice de confiance est un peu plus élevé pour les médicaments sur ordonnance que pour ceux vendus librement en officine, et beaucoup plus élevé pour les médicaments de marques (dits « princeps ») que pour les génériques.

Le taux moyen de confiance pour les vaccins dans ce sondage était de 69 %, tandis que celui de l'homéopathie dépassait 70 %.

Là où s'opère un décalage, d'ailleurs peu surprenant, c'est que l'image des industriels du médicament qui fabriquent ces produits par ailleurs plébiscités, est nettement moins bonne. En effet, seuls 51 % des Français interrogés disent avoir « confiance » ou « tout à fait confiance » dans les industriels du médicament. C'est donc beaucoup plus bas que pour le médicament lui-même, mais cela reste un des trois secteurs, après l'aéronautique (72 %) et le bâtiment (61 %) le mieux évalué dans cette enquête.

En bas de tableau, on retrouve le nucléaire (38 %), la grande distribution (37 %), le pétrole (29 %) et la banque (29 %). Encore une fois, ce qui inspire sécurité, sérieux et innovation est toujours mieux perçu.

Malgré ce score de 51 %, les industries du médicament sont jugées utiles à 85 %, à la pointe du progrès à 78 % et efficaces dans leur recherche à 71 %.

Là où les Français attendent des efforts de la part des « labos », c'est sur l'éthique, la transparence, et plus récemment sur la question du prix des innovations.

Il y a une explication à ce décalage entre les attentes vis-à-vis du médicament (me guérir avec le moins d'effets secondaires possibles) et celles à l'endroit des industriels (transparence, éthique). On retrouverait probablement le même décalage entre la perception d'un modèle de voiture et son fabricant.

Voici l'interprétation un peu philosophique que j'en fais.

En réalité, quand on sonde sur un « indice de confiance », l'inconscient répond plutôt « j'aime » ou « je n'aime pas ».

Or, nos amis philosophes nous ont appris qu'il existait trois visages de l'amour : Eros, Philia et Agapé. Eros est le visage de l'amour-passion, de l'amour charnel, et par conséquent d'un amour possessif. Pour Socrate, l'amour est le fils de Pénia et de Poros, c'est-à-dire de la douleur et du dénuement. Eros, en possédant l'amour de l'autre comble sa souffrance et son dénuement. C'est un peu cet amour-là qui est exprimé vis à vis du médicament, celui que je prends « moi », mon médicament, ce qui me sauve, me guérit ou me soulage. Il y a une appropriation forte, et même une fusion corporelle avec le médicament (puisque je l'avale), et par conséquent, la relation de confiance que j'ai en lui ne peut être que totale. Philia, est l'amour bienveillant de la mère pour son enfant. C'est celui qui habite celles et ceux qui travaillent pour l'industrie pharmaceutique et qui ont un profond attachement pour leur entreprise, pour leur métier, en dépit de quelques errances critiquables.

Quant à Agapé, il incarne un amour transcendé, altruiste (au sens où le définissait Auguste Comte) et donc désintéressé. C'est vers cela que les industriels qui fabriquent les médicaments doivent tendre, s'ils veulent être à la rencontre des attentes de nos concitoyens.

On voit donc que les attentes des Français sont guidées par leur perception du système de santé et de son fonctionnement, et surtout par le degré de confiance qu'ils ont dans les structures et les acteurs qui le composent.

La confiance est donc l'élément clé de la relation entre la « santé » et ceux qui attendent qu'elle vienne à leur secours le jour où ils seront malades.

La confiance se traduit ici comme une sorte d'élément projectif, dont on voit bien les ressorts sécuritaires, et surtout l'immense espoir qu'elle suscite dans le rêve d'une vie plus longue et en meilleure santé.

De ce point de vue, bien qu'ils considèrent leur système de santé comme un des meilleurs au monde (sans avoir nécessairement la moindre notion de comment on est soigné ailleurs), les Français sont exigeants, ils veulent bénéficier de toutes les innovations, et tiennent plus que tout au symbole de leur pacte social qu'est l'assurance maladie universelle.

La tension est donc élevée !

Quelles attentes de la société ?

Les attentes de la société à l'endroit de notre système de soins sont floues.

La raison essentielle est qu'ils n'y comprennent pas grand-chose, et que finalement, tout se résume à une attente en forme d'espoir « être mieux soigné, et pouvoir guérir des maladies que je crains le plus ».

Il n'est donc pas surprenant de voir surgir en premier l'exigence de l'accès égalitaire aux soins, condition essentielle de la prise en charge optimum.

C'est pour cette raison que le débat sur les déserts médicaux fait florès. Il est par essence, l'illustration de l'inégalité sociale et rurale devant la maladie.

C'est de toute évidence une des problématiques à laquelle le politique doit répondre d'une façon ou d'une autre.

Il n'est pas non plus étonnant de voir émerger une demande forte d'information, de transparence et « d'éducation à la santé », de la part des patients. Dans une ère de l'innovation, où tout va très vite, et où les nouvelles thérapies se succèdent à un rythme effréné, les Français veulent être certains qu'on leur proposera le meilleur traitement et la meilleure technique dans les connaissances parfaites de l'état de l'art. D'ailleurs, ils veulent pouvoir s'en assurer par eux-mêmes. D'où l'effervescence autour des sites médicaux sur internet, des réseaux sociaux spécialisés sur la santé, et des associations de patients qui jouent aujourd'hui un rôle capital.

Or le sujet de l'information aux patients est un sujet qui nécessite une mobilisation de tous. Plusieurs histoires récentes démontrent à quel point le système est faillible.

Il y en a, de mon point de vue, deux qui sont emblématiques : l'histoire de la Depakine, et celle du Levothyrox. Je reviendrais plus loin sur ces deux « affaires », mais d'ores et déjà, il faut se convaincre qu'elles ont en commun un sérieux défaut d'information aux malades.

Au total, et pour faire simple, les Français considèrent qu'ils ont l'un des meilleurs systèmes de santé au monde, et qu'à ce titre, leur principal sujet est de ne pas le voir se dégrader.

Dans une étude intitulée « Baromètre 360 – Science Po / Odoxa » réalisée en février 2017 pour le compte du MEDEF (18), 78 % des Français interrogés plaçaient la France en tête des pays européens perçus comme ayant le meilleur système de santé, alors que les citoyens européens (non français) interviewés plaçaient la France en deuxième position derrière l'Allemagne, le UK arrivant en troisième position, suivi de l'Espagne et de l'Italie.

Si on regarde d'un peu plus près les attentes des Français sur les évolutions de notre système de soins, l'essentiel des réponses sont obtenues en « assisté », c'est-à-dire sur un menu déroulant de propositions. Les réponses « en spontané » sont assez pauvres, encore une fois du fait d'une connaissance limitée de la technicité du sujet. Voici, dans cette même étude, quelques attentes qui scorent assez haut :

– 90 % des sondés sont opposés au déremboursement des médicaments sur des maladies chroniques ou graves.

– 83 % sont favorables au développement des soins ambulatoires et à la réduction des dépenses d'hospitalisation.

– 72 % sont favorables au développement de l'usage des médicaments génériques, ce qui est assez orthogonal avec la méfiance qu'ils expriment vis-à-vis de ces molécules.

– 56 % sont favorables pour augmenter la prise en charge des frais de santé par les mutuelles (sans avoir nécessairement conscience de l'impact sur les cotisations !).

– 44 % sont favorables à « pénaliser » (par la baisse du remboursement ou l'augmentation des cotisations) les comportements à risques (tabac, alcool).

En ce qui concerne l'innovation, les Français sont unanimes, ils souhaitent plus de progrès, plus d'investissements en recherche, et 20 % d'entre eux pensent que les laboratoires pharmaceutiques sont les seuls à faire avancer la recherche (Enquête BVA de juillet 2017 pour les Universités d'été Pharmaceutique).

On voit ici le poids des mesures ou des actions susceptibles de favoriser la recherche.

Dans ce contexte, le succès du Téléthon en France est assez symbolique de l'attrait de nos concitoyens pour tout ce qui peut, par des techniques nouvelles, redonner un espoir à des personnes gravement malades.

On peut donc légitimement penser qu'il y a là un terrain de réconciliation entre les pouvoirs publics et les industries de santé : la recherche.

C'est typiquement sur ce genre d'axe stratégique, que le Conseil Stratégique des Industries de Santé (CSIS) doit se focaliser. Mais il doit le faire en renforçant les conditions d'attractivité de la France, en simplifiant les abominables procédures administratives et les textes législatifs qui grippent la machine de la compétitivité.

En faisant cela, non seulement on adresse un sujet majeur aux yeux de nos concitoyens, mais on le fait en restaurant la crédibilité des pouvoirs publics et des industries de santé.

Reformer, oui ! Mais pour quoi faire ?

Les Français ont une conscience aigüe de l'urgence qu'il y a à réformer notre système de soins. Assez irrationnelle d'ailleurs, mais elle est là, présente comme une intuition guidée par une sorte de pessimisme intérieur : 55 % d'entre eux estiment que leurs enfants seront moins bien soignés qu'eux-mêmes, d'après une enquête réalisée en 2017 par IPSOS auprès de 2000 personnes représentatives de la population, pour le compte du LIR (Les Industries de Recherche).

Cette inquiétude est essentiellement motivée par le fait que les Français considèrent que la situation relative à l'accès aux soins devient préoccupante.

D'un point de vue factuel, ils se réfèrent au nombre de médecins répartis sur le territoire (jugé préoccupant par 89 % d'entre eux), aux délais d'obtention de rendez-vous avec le médecin spécialiste (jugés préoccupants par 86 % d'entre eux), ainsi que les délais pour réaliser des examens de santé approfondis (jugés préoccupants par 76 % d'entre eux).

On voit ici que toute réforme du système de soins, pour être comprise et « populaire », devrait clairement adresser la question de l'accès aux soins et de l'égalité territoriale.

Le deuxième aspect de la réforme, si l'on se réfère à la hiérarchie des attentes des Français pendant la dernière campagne présidentielle, devrait garantir la sauvegarde de notre « système de soins », autrement dit sa soutenabilité. Cette préoccupation est exprimée par 86 % des sondés, à peu près au même niveau que la sauvegarde du système des retraites et de l'augmentation du pouvoir d'achat, alors que la réduction du chômage ne recueille que 72 % des votes auprès de cet échantillon, et la sauvegarde de l'environnement 68 %.

Il y a donc ici un élément capital à toute réforme du système de soins : elle doit porter comme promesse la pérennité de notre pacte social. En d'autres termes, les Français sont prêts à accepter des modifications de comportements, des changements de leurs habitudes, voire un peu d'austérité, à condition que les éléments de ce nouveau paradigme aient comme sens la préservation de notre modèle. On pourrait néanmoins y voir une sorte de contradiction : comment réformer pour préserver un modèle qui, par définition, est appelé à changer dans la réforme ?

De façon assez surprenante, nos concitoyens voient assez bien la place que l'innovation peut jouer dans cette quadrature du cercle : dans l'étude d'IPSOS, 7 Français sur 10 estiment qu'une réforme est possible sans qu'ils soient obligés de faire des sacrifices, mais en organisant plus efficacement le parcours de soins. Contrairement à ce que peut suggérer notre réputation, les Gaulois ne sont pas si conservateurs que cela. Ils sont même, par culture et par tradition, révolutionnaires. Le problème de la France, c'est qu'elle s'est spécialisée dans les révolutions faute de ne savoir faire des évolutions. Or le système de soins nécessite un grand ravalement, mais pas en jetant les pots de peinture sur la façade.

C'est tout le paradoxe de notre nation : révolutionnaire dans l'esprit, frileuse dans la mise en œuvre. Dans ce même sondage, le manque de courage des personnalités politiques pour prendre des mesures fortes sur la santé était jugé à 79 % comme un frein à la réalisation d'une grande réforme. Mais lucides, les Français pensent que le premier frein (82 %) c'est eux-mêmes ! En effet, ils sont conscients que la population (la population c'est toujours les autres) n'accepterait pas la réforme de peur de perdre certains « avantages », et que dans une certaine mesure, les professionnels de santé le craindraient aussi. Ils n'ont pas tort…

Il est évident que toute réforme du système de soins serait, de fait, perçue comme une perte de repères, puisque le progrès à vocation à remplacer ce qui devient plus ou moins inutile. Mais même cet inutile-là, les Français y tiennent. Tout simplement parce que dans leur esprit, le progrès doit venir s'insérer dans les vieux murs, et non les remplacer.

Le scanner oui, mais s'il peut être installé au premier sous-sol d'un centre de cures thermales à Forges-les-Eaux, c'est encore mieux !

Il va falloir faire preuve de beaucoup de pédagogie et de courage pour leur expliquer que cela ne va pas se passer tout à fait comme ça.

Je crois sincèrement que pour qu'une réforme du système de soins soit opérante et populaire, il faut poser au préalable cinq grands principes :

– D'abord jouer sur l'efficience des soins et sur le partage de l'information.

– Améliorer le temps de partage entre le malade et les professionnels de soins, donc préserver l'humanisme de la relation.

– Automatiser, simplifier, déléguer tout ce qui est technique.

– Garantir la sécurité.

– Et enfin assurer la soutenabilité des coûts dans l'exercice budgétaire du pays.

Si 82 % des Français pensent qu'il n'est pas nécessaire de couper dans les dépenses et les soins proposés, et que l'on peut faire mieux avec autant de moyens en changeant les pratiques et l'organisation des soins, c'est qu'ils ont conscience de « chauffer fenêtres ouvertes ». Mais là où je trouve nos concitoyens un peu de mauvaise foi, c'est qu'ils attribuent à tort cette surchauffe à des « pratiques » exogènes, alors qu'ils en sont la première cause.

Il existe encore toute une foultitude de comportements inappropriés dans la pratique médicale, dont le patient est le principal initiateur : la demande d'un arrêt de travail pour une petite grippette ou un coup de fatigue, un « bilan biologique » pour le même coup de fatigue, une radio « pour être vraiment sûr que je n'ai rien », un antibiotique pour une angine virale même si ce n'est pas automatique, une cure thermale entre le 20 et le 27 juin à Biarritz, le « mettez-moi sur l'ordonnance une boîte de Stromudol pendant que vous y êtes ! », ou encore « je vous ai ramené la petite parce qu'elle a toujours 38°2 ».

Bref, et ce ne sont pas les caisses qui me diront le contraire, on bouffe des soins, et c'est plutôt en mode « buffet campagnard gratuit ». Donc, soyons clair, on peut tout à fait réaliser ce que les Français attendent de leur système de santé, mais il va falloir être un peu raisonnable et changer ses comportements.

À propos de changement de comportements, autant commencer par la prévention, c'est quand même ce qui évitera statistiquement le plus les ennuis et donc les soins.

Il est en effet impératif qu'une réforme du système de soins porte en son sein la mise en œuvre d'une politique agressive en matière de prévention et de dépistage.

Sur ce point, on est nul. Il est invraisemblable de voir la consommation de tabac augmenter à ce point chez les jeunes, et chez les femmes. Cela veut dire qu'on n'a pas trouvé la clé éducative dès l'école, et dans le milieu du travail. Il est tout aussi incroyable d'avoir autant d'accidents de la route liés à l'alcool et à l'usage de stupéfiants, et désolé, mais les radars ne servent à rien sur ce point. Il n'est pas logique que dans un pays qui produit toutes les ressources alimentaires possibles et imaginables, on importe de la malbouffe et des plats préparés à plusieurs centaines de calories au 100g.

Enfin, il est tout de même stupéfiant que la principale attente de tout Français, avoir un boulot, devienne en même temps le principal sujet de stress au point d'avoir inventé cet incroyable concept de la « souffrance au travail ».

Tous ces facteurs de risques constituent à eux seuls la première cause de morbi-mortalité cardio vasculaire en France. Réformer, c'est aussi prendre conscience des urgences sanitaires.

Mais ce qui reste le point d'orgue d'une réforme du système de soins pour les Français, ce sont toutes les mesures permettant de fluidifier le parcours de soins :

– Développer les soins ambulatoires,

– Mettre en place des cabinets médicaux regroupant plusieurs professionnels de santé,

– Mettre en place le dossier médical informatisé et partagé,

– Encourager la délégation de tâches auprès d'infirmières, de pharmaciens, ou d'autres professionnels de santé correctement formés,

– Développer le numérique dans le suivi des soins,

– Profiter de l'innovation pour raccourcir les temps de prise en charge.

Sur tous ces points, les Français sont à plus de 80 % favorables à des mesures fortes permettant leur mise en œuvre.

Parmi ces mesures, on notera l'ouverture au partage des données de santé comme un élément facilitateur du parcours de soins. C'est un point suffisamment nouveau pour que nous nous y arrêtions quelques instants.

Les Français sont très majoritairement (78 % dans le baromètre IPSOS) favorables au partage de leurs données de santé avec l'ensemble des professionnels de santé qui les suivent, et presque une personne sur deux accepterait de rendre accessibles ses données sur des objets connectés. Si l'assentiment à l'égard de l'utilisation des nouvelles technologies et des données numériques est fort, c'est parce que les Français estiment qu'elles sont un facteur d'amélioration de la sécurité des soins et un accélérateur de la prise en charge. Pour la majorité d'entre eux, cela permettrait par exemple, de réduire le risque d'interactions médicamenteuses, d'adapter plus facilement et plus rapidement leur traitement en fonction de l'évolution de la maladie, de permettre un meilleur suivi lors d'une prise en charge en ambulatoire, de servir de système d'alerte, en particulier chez les personnes âgées, et enfin de mieux informer le patient et de répondre à ses interrogations au cours de son traitement. En outre, les personnes interrogées sont conscientes de l'apport du numérique dans l'accélération du remboursement des frais médicaux, dans l'accompagnement des malades dans leurs demandes de services sociaux, dans la facilitation des prises de rendez-vous (système de type Doctolib), et enfin dans l'accompagnement des mesures de prévention.

On voit donc que, dans une société où toutes les générations sont « connectées », l'introduction du numérique, de la télémédecine, des applications « santé », ne poserait en soi aucun problème d'adoption chez nos concitoyens.

La question du vieillissement de la population

Le vieillissement de la population, en particulier dans les pays développés, est un enjeu de société majeur. Du fait d'une faible fécondité et d'un allongement significatif de l'espérance de vie, ces pays sont mathématiquement confrontés à une augmentation importante de la proportion des seniors dans la population générale.

D'après l'INSEE (INSEE référence parue le 1/03/2016), au 1er janvier 2016, la France comptait 66,6 millions d'habitants. Avec l'allongement de la durée de vie et l'avancée en âge de la génération du *baby-boom*, les habitants âgés d'au moins 65 ans représentent à ce jour près de 19 % de la population, soit une progression de 3,7 points en vingt ans. La hausse est de 2,8 points sur la même période pour les habitants âgés de 75 ans et plus, qui représentent près d'un habitant sur dix au 1er janvier 2016.

Selon les projections de la population de l'INSEE, si la tendance démographique se maintient ainsi sur les trente prochaines années, la France compterait 23,6 millions de personnes âgées de plus de 60 ans sur ses 73,6 millions d'habitants en 2060. On pourrait alors compter pas moins de 200 000 centenaires du fait de l'allongement de l'espérance de vie !

L'Europe n'est pas en reste dans cette évolution démographique : d'après les projections établies par Eurostat, la population européenne compterait 517 millions d'habitants en 2060, et parmi eux, 151 millions seraient âgés de plus de 65 ans, et 61 millions de plus de 80 ans.

Au-delà de la question très sensible du financement des régimes de retraite par une population active proportionnellement très réduite, se trouve le sujet de la prise en charge de la dépendance et des pathologies liées à l'âge.

Par conséquent, il n'est pas étonnant de voir figurer cette préoccupation au cœur des attentes des Français, en particulier ceux qui se trouvent aujourd'hui dans la tranche 40-50 ans.

Cette question suppose qu'on l'aborde sous trois angles :

– Comment « mieux vieillir » ?

– Comment aborder la question de la dépendance et de la perte d'autonomie ?

– Quelle incidence aura le vieillissement de la population sur l'émergence de certaines pathologies ?

LaJaPF (Association des Laboratoires Japonais présents en France) a réalisé avec la société Nextstep en 2016, une étude sur le « bien vieillir en France en s'inspirant du modèle Japonais ». (19)

Cette étude qualitative faisait ressortir plusieurs pistes de développement afin de pouvoir assurer à nos seniors une meilleure qualité de vie et une préservation de leur autonomie aussi longtemps qu'il soit possible. Ces orientations étaient inspirées du modèle japonais, qui face à un vieillissement accéléré de sa population, est confronté depuis près d'une décade à ce problème. Voici les quatre propositions qui ressortaient de cette étude :

– Créer un organisme dédié à la participation sociétale des seniors, pilotant des pôles-silver-activités pour lutter contre le déclin cognitif des personnes âgées.

– Développer sur le territoire national des programmes de prévention destinés à préserver la qualité de vie et l'autonomie des seniors.

– Structurer la gestion et la prise en charge financière de la dépendance autour d'un organisme unique, la Caisse Nationale d'Assurance Dépendance Autonomie, pour assurer un accès universel aux soins.

– Promouvoir la « gérontechnologie » pour accompagner de façon innovante les seniors en perte d'autonomie et positionner la France sur ce segment économique en plein essor.

Ces quatre propositions se positionneraient comme les déterminants à résoudre l'équation :

Prise en charge + prévention + service d'aide + outils technologiques =

Réduction de la perte d'autonomie et de son impact sur les dépenses associées, pour l'État et les familles.

L'autre aspect du vieillissement inéluctable de notre population, est la résurgence de pathologies dont l'incidence augmente au-delà de 65 ans. Le cancer, bien évidemment, bien que l'on puisse penser qu'une politique de dépistage précoce permette de maintenir un bon pronostic des nouveaux cas détectés dans cette population.

En revanche, les pathologies neuro-dégénératives constituent a priori le principal fléau auquel il faudra faire face, au premier rang desquels la maladie d'Alzheimer.

Il n'existe actuellement aucun traitement susceptible de guérir cette maladie qui affecte la mémoire et le comportement. On estime à 850 000 le nombre de patients atteints en France (20), alors que 225 000 nouveaux cas sont diagnostiqués chaque année dans le monde, soit près d'un toutes les trois minutes ! Selon l'OMS, sur les 36 millions de personnes atteintes de démences dans le monde, environ 65 % des cas trouvent une origine liée à la maladie d'Alzheimer. Le principal problème posé par cette maladie, est la forme très particulière de dépendance qu'elle engendre, notamment du fait des troubles de la mémoire, des troubles cognitifs et de la désorientation spatio-temporelle dont souffrent les malades.

Si bien, qu'en l'absence de traitement curatif, seules des structures très spécialisées peuvent raisonnablement garantir la sécurité des patients. Or le nombre d'établissements médicalisés capables d'accueillir ce type de pathologie en France, et même en Europe, est largement insuffisant.

Enfin le dernier défi lié au vieillissement de la population est sociétal, et là encore, il engendre une forte inquiétude de la part de nos concitoyens.

En effet, une étude réalisée à la demande de la Commission européenne (21) avait ainsi mis en évidence que, du fait du seul vieillissement démographique anticipé pour la France, jusqu'en 2050, l'équilibre financier des régimes de retraite exigerait d'augmenter de 51 % le taux de cotisation vieillesse, ou de diminuer de 44 % la pension moyenne par rapport au salaire moyen. Dans cette même étude, il était aussi précisé que la croissance des dépenses de santé induite par la seule altération de la santé liée à l'âge, contraindrait à majorer de quelques 50 % le taux de cotisation maladie !

Un tel scénario n'est évidemment pas envisageable.

La question du vieillissement de la population reste donc posée et à ce jour, le politique ne sait que s'en inquiéter sans vraiment y trouver de remède.

En l'absence d'un « plan vieillesse », il est à craindre l'apparition d'une nouvelle forme de misère doublée d'une solitude conduisant nos aînés à une déchéance immaîtrisable.

La nécessaire réforme de notre système de soins doit impérativement intégrer ce paramètre.

J'admets qu'il soit nécessaire de reconvertir des établissements publics en structure d'accueil pour les SDF ou les migrants. Mais il est tout aussi urgent de penser la réhabilitation de ce type de bâtiments pour organiser la prise en charge des personnes âgées dépendantes pour lesquelles le maintien à domicile s'avérera impossible.

Or il me semble que dans le cadre des politiques d'urbanisation et de modernisation des grandes villes, ce sujet n'est pas souvent à l'ordre du jour des conseils municipaux. À Paris, le coût pharaonique des jeux olympiques, les millions engloutis dans les pistes cyclables, les fermetures des voies sur berge, ou Paris plage, me semblent complètement décalés par rapport aux urgences sanitaires d'une grande ville.

Mais au fond, quand les politiques font campagne, à qui s'adressent-ils vraiment ?

L'ANTENNE DANS TRENTE SECONDES !

Le rapport que les médias ont à la santé est très particulier.

Par ailleurs, le rapport que les Français ont aux médias est très ambivalent : ils attendent une information fiable, sont plutôt à l'écoute des canaux médiatiques, mais arborent une certaine méfiance quant à la qualité des informations.

Dans un sondage récent publié dans l'édition du 23 janvier 2018 du journal *La Croix*, la crédibilité accordée par les Français aux informations divulguées par les médias était de 25 % pour Internet, 48 % pour la télévision, 52 % pour la presse quotidienne, et 56 % pour la radio. D'autre part, ils sont 68 % à penser que les journalistes ne sont pas indépendants aux pressions du pouvoir. Ce qui est plus étrange, c'est que selon la manière dont les Français s'informent, ils ne perçoivent pas l'importance des événements de la même façon. Ainsi, parmi les utilisateurs des médias traditionnels, 35 % estimaient que l'on avait peu parlé de l'affaire du glyphosate, 37 % ne voyaient pas de quoi il s'agissait quand on leur parlait de la campagne « #balancetonporc », en revanche tout le monde avait vu l'enterrement de Johnny Halliday. Il est évident que dans un tel contexte, la santé aura bien du mal à se frayer un chemin dans la grande forêt médiatique.

D'ailleurs, que ce soit pour la presse écrite, comme pour la presse radio ou télévisée, la santé est souvent considérée comme un sujet trop technique, trop compliqué à traiter.

Pourtant, la santé est « médiatiquement bankable », c'est-à-dire qu'elle fait acheter du papier et génère de l'audimat. Tout est une question d'angle.

Les médias l'ont bien compris, il y a deux façons de traiter les sujets de santé pour que cela fonctionne :

– Soit en vulgarisant des problèmes de santé « communs », en traitant de pathologies fonctionnelles, de sexologie ou de bien-être.

– Soit en révélant un scandale, ou à défaut de faire les choux gras d'un problème sanitaire.

Le reste ne se vend pas, à l'exception de quelques « marronniers » du genre « le classement des 100 meilleurs hôpitaux en France », ou « les conflits d'intérêts avec l'industrie pharmaceutique ».

Par conséquent, en matière de santé, il existe une ligne éditoriale à respecter, et les rédactions sont intraitables là-dessus.

Cette règle concerne moins la presse spécialisée, ou les pages santé de la presse généraliste qui ont à cœur d'être un peu plus technique, en s'adressant à un public averti. C'est le cas en particulier de la presse médicale destinée aux professions de santé, de certaines revues ou quotidiens économiques ou de journaux tels que *Le Monde* ou *Le Figaro* qui consacrent l'un et l'autre une partie de leur édition à des sujets de santé, et ce de façon hebdomadaire.

Mais revenons à la partie la plus croustillante de ce chapitre : la radio et la télé.

La radio, le média d'information des Français

Contrairement à une idée reçue (peut-être issue des années 50 ?), la radio n'est pas le média préféré des Français, ainsi que l'atteste le 5e baromètre réalisé en 2016 par IPOS MédiaCT pour le Syndicat de la Publicité Télévisée (SNPTV). En effet, le petit écran reste le média auquel les Français sont le plus attachés, puisque 37 % des sondés estiment que la télévision leur manquerait si elle disparaissait, contre 27 % pour internet, 17 % pour la radio et 11 % pour la presse quotidienne.

Mais la réalité est un peu différente, car en fait, nos concitoyens utilisent évidemment beaucoup plus internet, écoutent quasiment tous les jours la radio, alors qu'ils ne regardent pas nécessairement régulièrement la télévision.

En revanche, la radio apparaît clairement comme le média d'information le plus crédible (55 %) aux yeux de nos concitoyens, devant la télévision (50 %) et internet qui ne totalise que 31 % d'indice de confiance.

De ceci, on peut déduire que sur un sujet d'information sérieux comme la santé, la radio est théoriquement le véhicule le plus adapté pour faire passer un message ou une information.

Chacun sait qu'en matière d'information santé, tout se joue autour de cinq grandes radios : RTL, Europe 1, France Inter, RMC et France Info.

RTL et Europe 1 ont mis en place depuis quelques années des émissions santé ou des chroniques santé à des heures de grande écoute. Dans les « matinales » par exemple, à l'instar de Laurent Géra et de Nicolas Canteloup, Michel Cymes et Gerald Kierzek se livrent une compétition féroce sur leurs chroniques santé. Chacun son style. Cymes fait du Cymes, ton un peu monocorde, pointe d'humour, sujets pas trop techniques et positionnement très « prévention ». Kierzek est plus « jeune french doctor ». Avec une image urgentiste la nuit et homme de radio le jour, il inspire la technicité, le savoir, et même une forme de modernisme. Plus rapide dans le ton, plus passionné dans son sujet, Gérald Kierzek est un bon pédagogue qui arrive à dire en deux minutes l'essentiel sur des maladies parfois assez complexes, tout en délivrant un ou deux messages pratiques assez pertinents. Tous deux se livrent également à l'exercice des « appels des auditeurs » pour animer des émissions à thème, en général sous le lead d'un animateur candide et si possible populaire. Ce type d'émission fonctionne bien, mais généralement les consultations en ligne, où les patients sont sélectionnés par les standardistes, ont un faible intérêt.

Et puis dès lors qu'on prend des « malades » à l'antenne, il y a quand même un biais.

Reconnaissons sans mépris aucun, qu'il faut quand même un profil psychologique un peu particulier pour aller étaler devant des millions d'auditeurs ses problèmes intimes. Je pense sincèrement que quand on est malade, on ne va pas bien, mais quand on est malade et qu'on demande un avis à Cymes à la radio, c'est qu'on ne va vraiment pas bien !

J'ai moi-même vécu l'expérience du direct-auditeurs à la radio, et ce n'est jamais un exercice très simple. Alors que la crise du Levothyrox battait son plein, je fus invité sur RMC par Jean-Jacques Bourdin pour répondre à ses questions sur ce sujet et sur d'autres. Effet du hasard ou pas, je passais à l'antenne cinq minutes après que le même Jean-Jacques Bourdin ait interviewé la ministre de la Santé, Agnès Buzyn.

Lors de cette émission, on me passa à l'antenne quelques « patients » qui voulaient me témoigner leurs problèmes, en l'occurrence ici, les effets secondaires de la nouvelle formule de Levothyrox. J'eu fort à faire avec une jeune femme qui se plaignait de tout un cortège de symptômes, certainement réels, mais dont la magnitude, la typologie, et le caractère « brutal », ne laissaient pas imaginer une seule seconde au médecin que je suis, que ses troubles avaient un quelconque rapport avec son traitement. Mais voilà, face à des milliers d'auditeurs qui n'y connaissent pas grand-chose, devant le désespoir émotionnel d'une jeune femme traitée pour sa thyroïde, le tout relancé par un Bourdin chauffé à blanc, que voulez-vous faire sinon de l'empathie en tentant d'expliquer ? Le format de ce type d'émission est de mon point de vue piégeur. Il ne permet pas de dédramatiser, de prendre du recul et de la hauteur, et par conséquent d'expliquer calmement les choses. Il impose, quel que soit celui qui s'y colle, de « répondre » et donc de « justifier ».

En dehors de ce type d'émissions, il y a les éditions du matin ou du soir, qui traitent des sujets d'actualité, et par conséquent, sont amenées à évoquer des sujets de santé. En règle générale il s'agit d'un scoop scientifique, d'un problème épidémiologique (la grippe par exemple), d'une réforme ou d'un changement dans le système de soins, et malheureusement trop souvent d'une crise, en tous cas de quelque chose présenté comme une crise voire comme une « affaire ».

Les animateurs vedettes de ces matinales ou de ces soirées, invitent à l'occasion des spécialistes du sujet pour faire cinq à six minutes d'interview sur l'actualité.

Les rédactions n'invitent pas n'importe qui.

Le premier critère, est évidemment d'être considéré par les auditeurs comme crédible sur le propos, que ce soit vrai ou non du reste. Un titre de professeur, un expert autoproclamé par la publication d'un bouquin peut faire l'affaire. Mais disons que la rigueur avec laquelle est sélectionné « l'expert » du sujet, dépend beaucoup de l'animateur de l'émission et du sérieux de la rédaction qui s'occupe de la tranche horaire.

Le deuxième critère est d'être, dans le jargon des médias, « un bon client ».

Un bon client, c'est un invité qui passe bien à la radio (ou à la télé, mais ce n'est pas la même chose), qui a une belle voix, qui « accroche » l'auditeur, qui ne jargonne pas, qui fait des réponses courtes, et si possible qui va « balancer » un peu, c'est-à-dire polémiquer, dire du mal, ou dénoncer quelque chose.

Si vous êtes expert, que vous avez sorti un bouquin, et qu'en plus vous êtes un bon client, alors on vous appelle tout le temps !

Ainsi, parmi les « experts en médecine », vous avez le style « bon client pur jus », l'insatiable Philippe Even, le « bon client sérieux », Jean-François Bergman (Professeur de Médecine Interne à Lariboisière), et le « référent », Bruno Lina (épidémiologiste, virologue, grand spécialiste des virus grippaux).

Dans le domaine du médicament, les « détracteurs », par définition bons clients, ne manquent pas : Michèle Rivasi (Députée Européenne EELV), Bruno Toussaint (Directeur de la rédaction de la revue Prescrire), Anne Chailleu (Présidente du Formindep), ou encore Jean-Paul Vernant (Professeur de cancérologie à Paris).

Du côté des journalistes, la connaissance des sujets médicaux est très aléatoire.

Les animateurs des matinales par exemple, ont une appétence variable pour les questions de santé, et cela a un impact majeur sur la qualité de l'interview. Car si les journalistes ont leurs bons clients, les professionnels de santé qui passent à la radio ont aussi leurs préférences.

Ainsi Yves Calvi est considéré par beaucoup comme un excellent journaliste pour les interviews sur ce genre de thème. Vedette de la matinale de RTL depuis 2010, c'est un homme agréable, sans concession, mais bienveillant. Quand on rentre sur le plateau ou en studio chez Calvi, on n'a pas l'impression que l'on va se faire massacrer. Ses questions sont ciselées, précises, et surtout il a le mérite de laisser à ses interlocuteurs un temps raisonnable pour répondre, ce qui n'est pas, tant s'en faut, le cas de certains de ses confrères. De surcroît, pour en avoir discuté avec lui, il considère les sujets de santé comme des sujets sociétaux majeurs, et étant soucieux de sa propre santé, il s'y intéresse.

Nicolas Demorand sur France Inter, et Patrick Cohen aujourd'hui passé sur Europe 1, ont l'un et l'autre été formés à la culture du service public. Nicolas Demorand a par ailleurs été à la codirection de « *Libé* » et on peut dire que sa « ligne éditoriale » garde l'empreinte de son passé. C'est un journaliste doué pour les sujets techniques, et qui prépare ses entretiens. Mais les interviews avec lui ne sont pas faciles, car un peu « sous pression ».

Mais rien ne vaut une bonne séance avec Bourdin. Ça vous fouette, ça vous réveille, et si vous n'êtes pas gavé de deux ou trois cafés, gare à vous, car les balles vont vite.

Au Leem, nous sommes deux à avoir eu le « bizutage » Bourdin, Eric Baseilhac, directeur des affaires économiques du Leem et moi-même. Curieusement, nous n'en gardons pas un mauvais souvenir. L'homme est plus « bienveillant » qu'il n'en a l'air. Il est dans son jus, c'est tout. Il faut le prendre comme il est, ne pas se laisser déborder sur les ailes, faire des réponses précises, assertives et courtes. Le « je ne sais pas » est proscrit chez Bourdin, Édouard Philippe, le Premier ministre en a fait les frais. Mais sur les sujets de santé, Jean-Jacques

Bourdin est prudent, il sait que ce n'est pas son « univers », et par conséquent il écoute.

Avec Patrick Cohen, comme avec Thomas Sotto, on a peu de temps pour la respiration. Ce sont à la fois des animateurs, des journalistes, mais aussi un peu des polémistes. Thomas Sotto, bien que très sympathique, aime bien « en placer une », et son opinion peut être parfois tranchée quitte à sortir de son rôle. Je l'ai entendu ainsi plusieurs fois faire quelques remarques que je qualifierais de personnelles, sur des sujets de santé impliquant des entreprises du médicament, sans avoir visiblement les tenants et aboutissants de l'histoire.

Quoi qu'il en soit, passer sur une tranche de 3 ou 4 minutes, en journal radio ou en matinale, n'est pas un exercice facile, surtout quand la question qui vous est posée est technique et médicale. J'ai plusieurs fois entendu des confrères experts venir expliquer tel ou tel aspect scientifique d'un sujet médical, et huit fois sur dix ils sont inaudibles. Trop jargonnesques, trop savants, ils se font couper par le journaliste qui est tenté de reformuler à sa façon, et souvent de la plus mauvaise qui soit. J'ai entendu il y a un an, sur une grande antenne de radio, un neurologue qui tentait d'expliquer en quoi consistait la crise « Grand Mal » dont sont atteints les épileptiques soignés par la Depakine : c'était catastrophique. On avait l'impression que les malheureux étaient atteints d'une maladie incontrôlable, touchant une population « particulière », dépourvue de toute vie normale, bref, un calvaire. Dieu merci, si cela reste une maladie invalidante, on est loin de ce tableau dans la plupart des cas.

Il en va de même pour les sujets plus « professionnels » ou corporatistes. Les éditions du matin sont friandes des réactions « à chaud » des protagonistes de telle ou telle négociation, ou les acteurs cibles de telle ou telle loi. C'est en particulier le cas des chaînes d'information en continu telles que France Info.

Ici, généralement, les « prises de son » se font par téléphone, ce qui complique un peu l'exercice, car on est moins attentif au temps de parole. Il vaut mieux dans ce cas, avoir préparé comme on dit, « ses éléments de langage », ce d'autant qu'ils vont être repris en boucle dans tous les flashs infos, et si vous avez manqué votre cible, ça se saura !

L'effet peut être assez désastreux. J'ai ainsi le souvenir du matraquage médiatique opéré sur les syndicats de médecins libéraux, au moment où la ministre de la Santé avait décidé du tiers payant généralisé. Hostile à la mesure, les présidents des deux principaux syndicats, Jean-Paul Ortiz pour la CSMF et à l'époque Claude Leicher pour MG France, y allaient chacun de leur intervention sur France Info. Du fait d'un temps très limité, l'un comme l'autre réduisaient leur argumentaire à des phrases-chocs, qui finalement ne passaient pas très bien aux oreilles du grand public. Invoquant la menace sur la liberté d'exercice, ou bien l'imbroglio administratif du remboursement par les caisses, la victimisation des médecins face à cette mesure donnait, à tort, le sentiment d'un combat d'arrière-garde.

Parfois ce sont les journalistes eux-mêmes qui véhiculent une information non validée, en l'assenant comme une vérité incontestable. Sur ce registre, les chaînes d'information en continu sont les plus redoutables. Pressées, avides de scoop, à la recherche de « l'exclu », enjolivant chaque journal d'un détail supplémentaire, elles finissent par s'auto-convaincre que leur opinion vaut justice. Le problème c'est que dans cette course effrénée à l'information, leurs méthodes de travail flirtent souvent avec le « quick and dirty ». N'ayant pas le temps de faire du journalisme d'investigation, les rédactions se contentent de recopier les dépêches AFP, de reboucler sur les articles de la presse quotidienne, et dans ce registre, *Le Parisien* est une source d'inspiration inépuisable.

Dans de telles conditions de gestion de l'information, les chaînes de radio sont capables de générer un vent de panique sans avoir pour autant le contrôle des faits.

Un des exemples emblématiques de l'info santé qui part en vrille, c'est la fameuse histoire du furosémide en 2013. Souvenez-vous, une vieille dame vient en juin 2013 montrer à son pharmacien une plaquette de furosémide (un diurétique) contenant un comprimé de nature différente, s'avérant être un somnifère, le zopiclone. Le pharmacien remonte le cas à l'agence du médicament et au laboratoire (le laboratoire Teva, fabriquant de la boîte de furosémide), et l'alerte est donnée. À partir de là tout s'emballe : malveillance, problème qualité sur la chaîne de fabrication du laboratoire, scandale sanitaire ? Très vite les radios sonnent l'alarme : la fabrication des médicaments n'est pas fiable, un laboratoire a mélangé deux produits, et une pauvre vieille dame a failli y laisser la vie. À aucun moment les journalistes n'imaginent une éventuelle erreur humaine en aval de la chaîne de fabrication. Dans cette histoire, la gestion de la crise par le laboratoire Teva s'avérera exemplaire. Se mettant à la disposition des enquêteurs de l'ANSM, gérant avec calme la crise médiatique, mettant en place une investigation quasi policière de leurs propres procédures de fabrication, Teva ne lâchera rien à la recherche de la vérité. Pendant ce temps-là les journalistes ne doutent pas : c'est encore une vilaine affaire de la pharma. Nous sommes deux ans après Mediator. Dès le mois de juillet, les investigations montreront que cette pauvre femme elle-même, en voulant remettre un comprimé de zopiclone qu'elle avait par mégarde enlevé de son blister, s'est trompée de boîte, le réinsérant dans un blister de furosémide. Le pharmacien n'y a vu que du feu, et la machine médiatique s'est emballée.

Quelques années plus tard, Teva, pas rancunier, investira quelques millions d'euros en sponsorisant le flash météo d'une grande antenne de radio !

Plus d'un Français sur deux fait confiance aux informations délivrées par la radio !

L'autre moitié a raison de rester vigilante.

Petite lucarne et grands reportages

La télévision a pour elle l'impact des images.

Dès lors qu'un thème est abordé avec l'appui d'une vidéo, quelle que soit la qualité de la réalisation, l'image apporte une certaine crédibilité à la voix off. Je crois ce que je vois, même si ce que je vois est une forme d'illusion.

De la même façon, la présence physique des invités sur un plateau, la possibilité de décoder leur non verbal, le cadre dans lequel l'émission se déroule ont une influence indéniable sur la perception qu'un téléspectateur peut avoir d'un débat.

La plupart des « magazines » (Grand Reportage, Des Racines et des Ailes, Zone Interdite, Cash Investigation ou Envoyé Spécial par exemple) ou des émissions « débats » à thème (C dans l'air, Le Débat, L'Info du Vrai) l'ont bien compris : il faut surfer sur l'actualité, soulever un lièvre, ou savoir tirer la ficelle d'une pelote et le tour est joué !

Par ailleurs, dans le domaine de la santé, plus spécifiquement, peu nombreux sont les magazines qui ont survécu à la sanction de l'audimat.

Dans ce domaine, la seule émission qui ait réussi à passer l'épreuve du temps, est indéniablement le *Magazine de la santé* et sa déclinaison *Allô docteur* animées par les inséparables Michel Cymes et Marina Carrère d'Encausse, elle-même rédactrice en chef des émissions de santé sur la Cinq. Concept lancé par Jean Minot en 1998, cette émission est un des rares vestiges des tentatives de pédagogie sur le thème de la santé mises en œuvre par les chaînes de télévision privées ou publiques.

Néanmoins, plus récemment, BFM business emboîta le pas avec « Check up santé », une très bonne émission présentée par Fabien Guez, médecin cardiologue de son état, et concurrent de son confrère Alain Ducardonnet qui opère sur la même chaîne.

De ces rendez-vous « magazine », s'en suivront quelques déclinaisons thématiques en prime time, toujours sur France 5 telles que *Enquête de Santé,* à laquelle Benoit Thèvenet vient s'ajouter au couple Cymes-Carrère d'Encausse, ou bien des émissions spéciales sur « le corps humain », présentées sur France 2 par Michel Cymes qui, cette fois-ci, préfère la compagnie plus people d'Adriana Karembeu.

Globalement, ces émissions thématiques sont plutôt bien faites et leur objectif culturel et éducatif sur la santé touche un public très varié. Et puis Cymes est un des présentateurs préférés des Français dans les sondages, et on peut raisonnablement en déduire que ces émissions tiennent aussi grâce à lui. À ce type d'émission, est venu s'ajouter tout récemment des mini-spots précédant le 20 h sur France 2, un peu à la manière des recettes culinaires de Laurent Mariotte, mais en mode « préservez votre santé ». Ces spots sont commentés par… Michel Cymes, encore lui.

C'est là le danger du culte de l'animateur, surtout quand celui-ci tient sa légitimité de sa profession de médecin. Parce qu'il est sympathique, qu'il est pince-sans-rire, qu'il est « cool », et qu'il a un peu réponse à tout (avec l'aide du prompteur), Michel Cymes se verrait assez facilement décerné le titre de Professeur de Médecine si les téléspectateurs en avaient le pouvoir. Mais faisons-lui au moins le crédit de l'humilité, car il a l'intelligence d'inviter sur son plateau des confrères experts du sujet traité, et du coup, se positionne assez habilement en « médecin candide ».

J'ai eu l'occasion de participer une fois à son émission en juin 2016. C'était sur le thème des accidents médicamenteux, et Marina Carrère d'Encausse avait réuni sur le plateau le Pr Alain Astier (Pharmacien à Henri Mondor), le Pr Benoit de Wazières (Gériatre au CHU de Nîmes), Bénédicte Papin (Avocate a la cour) et moi-même. L'émission était précédée d'un documentaire réalisé sur les accidents médicamenteux, plutôt bien fait, mais comme d'habitude un peu à charge pour les entreprises du médicament. Le débat qui s'en est suivi avait été de bonne tenue, et les deux animateurs avaient eu à cœur de respecter les temps de parole de chacun, et surtout d'essayer de clarifier de façon objective les causes des accidents médicamenteux, sans y voir systématiquement un complot des industriels. J'avais pu discuter avec Michel Cymes du sujet en dehors du plateau. Bien qu'il ne soit pas un « fan » de l'industrie pharmaceutique, il est un médecin sensé et honnête qui reconnaît sans hésitation la valeur des innovations issues de la recherche des laboratoires. Mais comme beaucoup, il se méfie de cette industrie que finalement, il connait assez mal.

Dans un registre différent, il y a les émissions dites « d'investigation ».

Dans ce domaine, la championne toute catégorie du genre, c'est Elise Lucet. Avec Cash Investigation et Envoyé Spécial, l'objectif de la journaliste vedette du service public, c'est de dénoncer des scandales, et en cas de besoin, de les mettre en scène.

Avant elle, il y eu Marie Drucker et *les infiltrés*, une émission qui, comme son nom l'indique, se propose d'infiltrer des univers en caméra cachée, de piéger des acteurs de cet univers, et donc de dénoncer des pratiques le plus souvent condamnables. S'en suivaient 45 minutes de débat en direct avec quelques invités sur le plateau de Marie Drucker.

Début 2013, les *Infiltrés* s'étaient intéressés aux pratiques de l'industrie pharmaceutique, et s'étaient offert une série de reportages complètement orientés à charge, même si, il faut le reconnaître, les caméras cachées avaient piégé plus d'un protagoniste du secteur. Parmi ceux qui se firent prendre la main dans le pot de confiture, il y avait un visiteur médical de la Martinique qui, ignorant la déontologie relative au secteur, avait organisé un évènement qui ressemblait plus à une « ch'ti punch partie » qu'à une manifestation scientifique. Il y avait aussi un président de labo (dont on a tous reconnu l'identité bien qu'il fut flouté !) qui se faisait enregistrer à son insu lors d'un séminaire de son entreprise, au cours duquel il exprimait sans vergogne son opinion rebelle sur la régulation du secteur pharmaceutique. Il y avait aussi, un délégué pharmaceutique démarchant les pharmacies pour le compte des génériques, qui expliquait avec talent comment il se débrouillait pour proposer des remises arrières au pharmacien. Un vrai festival ! Évidemment, si ces pratiques sont à tout le moins critiquables, elles ne constituent en rien la règle dans une industrie qui est plutôt soucieuse de la norme. Mais voilà, le mal est fait, et vu de l'autre côté de l'écran, ça fonctionne. Sur le plateau, après le reportage, étaient invités quelques « spécialistes » du sujet, mais là encore, surtout des détracteurs de l'industrie pharmaceutique. Seul, bien seul, mon prédécesseur à la présidence du Leem, Hervé Gisserot, affichait une mine de papier mâché. En face de lui, du lourd : Irène Frachon (la fille de Brest), François Wilthien (généraliste représentant le syndicat MG France), Catherine Lemorton (Député PS), Arnaud Robinet (Député UMP) et évidemment, le célébrissime, l'incontournable, l'impayable Philippe Even. Pauvre Hervé Gisserot ! L'exercice était plus que périlleux, et l'on n'était pas loin de « mission impossible ». Il n'y avait pas d'autre ligne que celle de condamner, le plus fermement qui soit, les éléments mis en exergue dans le documentaire. Mais voilà, il tarde un peu à le faire, fait de son mieux en se mettant sur la défensive, et laisse Marie Drucker donner l'ordre de tir au camp adverse. Résultat à la mi-temps, « anti-industrie » : 3, le Leem : 0. Score sans appel.

Dans ce genre de situation, il est très difficile de s'en sortir, et franchement, personne ne peut jeter la pierre à Hervé Gisserot, ce d'autant que la politique de la chaise vide n'étant pas la meilleure solution, il fallait y aller. Mais il y a une règle absolue dans ce type de plateau : attaquer. On peut très bien condamner sans appel les pratiques dénoncées, et s'insurger contre les méthodes peu orthodoxes des reporters, on peut faire preuve d'empathie vis-à-vis des opposants sur le plateau, mais rester assertif sur les contre-arguments, être sérieux et en même temps relâché. Mais surtout, il faut être bien préparé.

Le débat en direct est un exercice qui nécessite un peu d'entraînement.

Au début de ma présidence au Leem, je dois avouer que j'étais un peu réticent à aller m'exposer dans les médias télévisés. Je me souviens même que la première émission que j'eu à faire en direct, le grand journal de BFM télé avec Hedwige Chevrillon, m'a rendu très nerveux jusqu'au maquillage ! Une fois sur le plateau, j'oubliais les caméras, et ça allait mieux. Ce qui est difficile, c'est de répondre à des questions complexes par des phrases courtes, en gardant le fil conducteur des messages que l'on veut faire passer, le tout sans jargonner. Georges Marchais disait à Elkabbach : « vous venez avec vos questions, moi je viens avec mes réponses », il n'avait pas tout à fait tort ! Surtout sur des sujets techniques tels que les aspects économiques de la santé, ou les aspects de sécurité liés aux médicaments, mieux vaut avoir ses « éléments de langage ».

Parmi les émissions dédiées à la santé, les plateaux les plus difficiles sont ceux qui ont pour sujet la sécurité sanitaire ou les effets secondaires des médicaments, surtout quand ils ont comme substrat une affaire judiciaire.

C'est dans ce contexte que je fus invité le 16 novembre 2016 à l'émission de France 2, « la soirée continue », animée par Julian Bugier.

Le débat qui suivait un film de fiction intitulé « Envers et contre tous », avait pour thème racoleur : « scandales du médicament : à qui la faute ? ».

Sur le plateau, nous n'étions pas moins de sept invités : un journaliste spécialiste de ce genre de sujets, Jean-Christophe Brisard, un médecin généraliste, Philippe Grunberg, le Directeur Général de l'Agence Nationale de Sécurité du Médicament (ANSM), Dominique Martin, un des comédiens qui jouait dans le film présenté en première partie, Loup-Denis Elion, moi-même et deux patientes victimes d'effets secondaires de médicaments, toutes deux membres d'une association de défense de victimes.

Le téléfilm se voulait être un genre de thriller sur fond de scandale de corruption, impliquant une firme pharmaceutique, visiblement française, un homme politique corrompu, une mère dont le fils était victime d'un effet secondaire médicamenteux grave et visiblement dissimulé par la firme en question, ainsi qu'un jeune avocat défendant l'héroïne dans son combat contre le mal, tombé accessoirement amoureux de sa cliente. Le scénario assez médiocre, s'inspirait maladroitement de celui de l'excellent film « Le Fugitif » avec Harrison Ford sorti dans les années 90. Peu importe la qualité de ce film, diffusé avant un débat sur la sécurité du médicament, il définissait clairement la tonalité de l'émission. Le long-métrage terminé, les caméras zoomaient sur le plateau où les invités étaient assis face-à-face, avec un plan de table qui ne laissait rien au hasard : l'acteur, le médecin et les deux patientes d'un côté, l'ANSM, le journaliste et moi-même de l'autre. Sur les 45 minutes de débat, Julian Bugier laissa bien vingt minutes aux deux représentantes d'associations de patients pour témoigner de leur histoire. L'une relatait un accident avec le Distilbène, et l'autre avec la Depakine. Ces deux femmes étaient du reste, très dignes et très posées dans leur narration. Il y avait de l'émotion, mais aussi du recul dans leur analyse. Je fus touché par leur histoire.

Quoi qu'il en soit, il était bien difficile de prendre la parole après de tels témoignages.

Mais le ton du débat resta très juste durant toute l'émission, chacun respectant profondément la parole de l'autre, tant et si bien que nous étions arrivés à faire la part des choses dans la chaîne de responsabilités inhérente à ce genre d'affaire.

Mais ce fut une émission difficile, et il me fallut être particulièrement attentif et concentré sur les interventions de mes contradicteurs afin de préserver un fragile équilibre entre « ne pas laisser dire n'importe quoi » et l'empathie du médecin que je suis et que je reste, vis-à-vis des deux patientes qui étaient sur le plateau.

D'une façon générale, les émissions qui traitent d'un sujet de santé sous l'angle du « scandale sanitaire », sont des émissions où il est compliqué de défendre la cause de l'accusé. Les journalistes présentateurs n'étant pas des spécialistes de la santé, leur fil conducteur est plutôt à charge. Parfois, ils ne se privent pas de jouer les « indignés », comme le fait si bien Elise Lucet, et par conséquent induisent chez le téléspectateur un parti pris évident. Dans le style « journaliste d'investigation » ennemie de ce « mal » incarné par ses congénères, la présentatrice de « cash investigation » est certainement une des plus va-t'en guerre. Quel que soit le sujet, et la santé ne fait pas exception, la recette est la même : reportage en mode « Médiapart », caméra cachée dans le sac à dos, interviews piégeurs de protagonistes floutés à la voix de synthétiseur, questions du juge Lucet à l'accusé dont on coupe savamment les réponses au montage, et arrangement du tout sur une voix off qui vous colle des frissons dans le dos ! Si le patron s'enfuit, Elise lui court après micro au poing ! Mais l'équipe de *Cash Investigation* se rend aussi compte du risque d'effet négatif sur l'image de la présentatrice. Ainsi Emmanuel Gagnier, rédacteur en chef de l'émission, dit-il dans une interview donnée au *Monde magazine* de mars 2018 : « Il ne fallait pas qu'Elise devienne la fille qui court après les patrons. Elle le fait moins souvent d'ailleurs : je crois que beaucoup d'entreprises ont fini par comprendre qu'il vaut mieux nous répondre plutôt que l'on diffuse des images de fuite, qui sont terribles. Souvent, maintenant, on nous envoie les numéros deux, pour épargner le patron ». Pas très courageux ! Mais en même temps, on peut comprendre la réticence d'un dirigeant à se mettre dans une situation inconfortable. Quoi qu'il en soit, la méthode Elise, ça fonctionne ! Et moi le premier, il m'est arrivé de regarder certains numéros de « cash investigation » en ayant du mal à préserver mon libre arbitre, tant la ligne éditoriale est bien réalisée.

Seulement voilà, le parti pris de ce genre de programme, c'est de vous convaincre de la théorie du complot. Vrai ou pas, tout le mal que l'on nous fait ne peut être que le résultat de la malfaisance de quelques-uns, si possible pour de l'argent. Les titres au sommaire ne laissent aucun doute : « Les vendeurs de maladies : comment l'industrie pharmaceutique nous manipule », ou encore « les médicamenteurs : enquête sur l'influence pharmaceutique ». Ainsi dans l'une de ces émissions, les équipes de « cash investigations » s'étaient mises en tête de nous démontrer qu'on inventait des maladies pour pouvoir vendre des prétendus médicaments qui les soignent.

Exemple : l'ostéoporose. En quelque sorte, les centaines de publications sur le sujet seraient des études bidon réalisées par des médecins corrompus par l'industrie pharmaceutique, les experts de l'agence européenne du médicament qui délivrent des autorisations de mise sur le marché des escrocs, et les firmes qui font du marketing et non de la santé, des vendeurs de maladies. Aucun doute là-dessus, Elise est sûre d'elle.

C'est par ce genre de « média business » que l'on cultive chez nos concitoyens la défiance.

Il n'est donc pas étonnant de constater que plus de 50 % d'entre eux pensent que derrière chaque grand drame, il y a un complot, ou tout du moins une part de la vérité qui nous est cachée. Dans une étude de l'Ifop réalisée en 2018, près de 80 % des Français disaient croire à au moins une théorie du complot. Parmi lesquelles, les choses les plus invraisemblables étaient déclamées : le sida était une maladie créée de toute pièce pour tuer les Africains, Daech est une organisation à la solde des pays occidentaux, et Kennedy fut assassiné par la CIA. Le clou de l'enquête étant sans doute décerné aux centaines de Français interrogés qui croient que les astronomes nous mentent et que la terre est plate !

Loin de moi l'idée d'accabler Elise Lucet ou ses disciples, la télévision n'est certainement pas la plus responsable de cette tendance que l'on voit se développer, en particulier chez les plus jeunes. Les réseaux sociaux ont probablement une part bien plus importante dans la genèse des « fake news ». Mais diffusés à une heure de grande écoute, voire insérés dans les JT du « 20 heures », ces reportages tendancieux ne facilitent pas le développement d'une culture du libre arbitre dans une société qui est en mal de repères.

Sur des sujets aussi sérieux que la santé, le journalisme d'investigation a un rôle important à jouer pour dénoncer des pratiques qui ne sont pas acceptables. Mais il doit le faire avec un esprit critique basé sur des faits, une recherche équilibrée des facteurs en cause, et une déontologie irréprochable. Or bien souvent, l'angle choisi vient d'une conviction que le journaliste s'est lui-même forgée à partir d'un sujet déjà traité par un de ses confrères. J'ai dans ce milieu journalistique, quelques relations amicales. Certains m'ont avoué que, dans l'urgence, ils reprenaient souvent, au mieux les dépêches AFP, parfois un article dans *le Parisien*, demandaient à la hâte quelques avis à des contacts plus ou moins experts, et sur cette base, écrivaient leur chronique ou le script du documentaire.

Par conséquent, les médias chauds qui font du « direct », sont plus exposés aux risques de voir une information mal traitée, mal interprétée, et même présentée de façon erronée.

Malheureusement, les journalistes de la presse écrite ne sont pas épargnés : la pression qu'ils reçoivent pour traiter leur sujet selon tel angle, ou bien la titrologie qui leur échappe, leur confèrent parfois une indépendance toute relative.

La santé au quotidien

Les quotidiens, qu'ils soient nationaux ou de la « PQR » (Presse Quotidienne Régionale), traitent régulièrement des sujets de santé avec des angles très différents selon la structure éditoriale du journal. Par exemple, les deux grands titres nationaux *Le Figaro* et *Le Monde* disposent-ils d'un « cahier spécial santé » une fois par semaine, le lundi pour le premier, le mercredi pour le second. Les articles qui y sont publiés sont des articles de fond sur une maladie, sur une nouvelle technologie, ou parfois sur un aspect bioéthique du progrès médical. Rédigés avec le soutien d'experts, ces cahiers sont sous la houlette de journalistes spécialisés en santé. Florence Rosier, du *Monde*, n'hésite pas à s'attaquer ainsi, et avec talent, à des sujets aussi précis que l'imagerie embryonnaire (Cahier du « Monde », N° 22710 du 17 janvier 2018). La ligne du Figaro est un peu différente. Le cahier central du « Figaro santé » du lundi est en réalité une série d'articles sur deux ou trois colonnes, faisant le point sur une maladie ou un sujet médical via la plume d'un expert, le tout en s'efforçant de respecter une ligne pédagogique et un style « actu » plus facile à lire que les rubriques de son illustre concurrent du soir. Par ailleurs, alors que *le Monde* a fait le choix d'un cahier « science & médecine », le *Figaro* lui, se concentre sur les sujets médicaux en réservant sa quatrième à un article de fond plutôt « psycho », ou sociétal. Les deux ont leur positionnement et se complètent habilement.

En dehors de ces deux cahiers de médecine, les quotidiens traitent « l'actu » de la santé dans leurs colonnes « société ». Les sujets traités répondent alors à la grille sélective de la direction de la rédaction, et doivent avoir un impact suffisant pour accrocher l'œil du lecteur. Par conséquent, il ne peut s'agir que d'une « première médicale », une révélation scientifique majeure ou un scandale sanitaire.

Seuls les quotidiens plus « économiques », *Les Echos, La Tribune*, ou *l'Opinion* restent-ils focalisés sur les aspects institutionnels et économiques de la santé, sujets qu'ils traitent généralement avec beaucoup de précision et de rigueur, chiffres obligent.

Quels que soient les titres, les journalistes en charge de ces rubriques sont dédiés à la santé, et en général, connaissent plutôt bien leur sujet. Il faut savoir que, la plupart du temps, le journaliste qui rédige n'est pas celui qui titre. Les équipes de rédactions sont maintenant toutes dotées de « titrologues » spécialisés dans l'accroche des articles, si bien qu'il n'est pas rare de voir un décalage s'opérer entre le ton de l'article et celui du titre. Dans ce registre, je dois avouer que j'ai un petit faible pour le talent de « *Libé* » dans sa capacité à trouver des formules de titres particulièrement originales.

Selon les rédactions, les méthodes qui président à la sélection d'un sujet sont différentes. Dans la presse « PQR », en dehors du *Parisien*, la plupart des titres régionaux travaillent à partir des dépêches de l'Agence France Presse (AFP), ou parfois de l'Agence de Presse Médicale (APM). Pour les autres, ils ont leurs « journalistes fétiches » qui s'occupent souvent de constituer leurs propres dossiers, voire d'entreprendre leurs propres investigations. Néanmoins, dans bon nombre de cas, les « dossiers » sont recyclés. C'est-à-dire que le journaliste va reprendre les éléments d'une revue de presse et rédiger l'article comme s'il s'agissait d'une information glanée directement à la source. C'est d'autant plus tentant, que l'on n'est pas nécessairement un spécialiste des sujets de santé… Ce n'est évidemment pas systématiquement le cas, mais le journalisme d'investigation, le vrai, prend du temps et coûte cher. Alors, de temps en temps, la facilité ne nuit pas à l'efficacité !

Selon la rédaction, selon la tonalité du journal, l'orientation des articles et la façon dont ils sont construits, constituent une véritable signature, parfois reconnaissable « à l'aveugle », si je puis m'exprimer ainsi !

Parmi les plumes affûtées et colorées, il y a celle d'Anne Jouan, journaliste spécialiste des questions de santé au *Figaro* qu'elle a quitté en 2017. Classée plutôt « à gauche » bien qu'écrivant dans un journal de droite, Anne Jouan alors totalement inconnue du public, s'illustra en 2011 en rencontrant Irène Frachon en pleine tempête, non pas Brestoise, mais sanitaire : nous étions aux prémices de l'affaire

Mediator. Elle joua un rôle important en soutenant la célèbre pneumologue bretonne, et en se faisant très vite l'écho de ses révélations. À partir de fin 2011, Anne Jouan se rangera délibérément aux côtés d'Irène Frachon, et servira de chambre d'écho au combat de cette dernière. Dans le film « La fille de Brest », on y voit même le personnage de la journaliste jouer un rôle quasi « psychosocial », encourageant le Docteur Frachon à ne pas baisser les bras, l'accompagnant à ses rendez-vous à l'agence ou lui prodiguant quelques conseils en communication. Nul ne sait à quel point Anne Jouan s'est personnellement investie dans cette affaire, mais une chose est certaine, elle fut celle qui écrivit le plus grand nombre de signets sur Mediator. Jusque-là, il n'y a pas grand-chose à dire. Après tout, elle pouvait s'enorgueillir d'être la première à « médiatiser » l'affaire. Le problème vient plutôt de la suite. Beaucoup d'observateurs, y compris des confrères journalistes de Mme Jouan, regrettèrent une forme de « radicalisation » qui s'en suivi, à chaque fois qu'elle eut à traiter d'un sujet inhérent au médicament, à la sécurité sanitaire et donc au rôle de l'agence nationale de sécurité du médicament (ANSM). Que ce soit pour la Depakine, les études de Biotrial, les prothèses PIP, le distilbène, le Levothyrox ou n'importe quel problème lié à l'industrie du médicament ou du dispositif médical, Anne Jouan n'a pas de mots assez durs pour instruire à charge une théorie du complot impliquant des acteurs bourrés de conflits d'intérêts, et une agence d'État qu'elle ne rechigne pas à décrire comme incompétente, allant jusqu'à s'en prendre à son Directeur Général Dominique Martin contre lequel elle a visiblement une dent. Le 7 septembre 2017, elle n'hésite pas à faire titrer son article « L'agence du médicament est-elle une mystification ? », faisant un copieux amalgame entre Mediator et l'affaire du Levothyrox en considérant l'incurie de l'agence du médicament, comme étant le lien entre ces deux évènements. Même lorsqu'elle dut faire le portrait de la toute nouvelle ministre de la Santé, Agnès Buzyn, pour laquelle semble-t-il elle a un certain respect, elle ne put s'empêcher de rappeler les déclarations de la ministre en faveur d'une coopération entre la recherche publique et l'industrie du médicament, soulignant indirectement des liens potentiels d'Agnès Buzyn avec cette industrie. Idem lors de la loi sur la vaccination obligatoire, *Le Figaro* avait immédiatement pointé l'intérêt financier pour les laboratoires (en réalité très mineur) en lieu et place de l'intérêt évident de santé publique. Si je développe ici le cas d'Anne Jouan, c'est qu'elle incarne de mon point de vue le « journalisme radicalisé », c'est-à-dire une forme de journalisme qui se veut « d'investigation », mais avec un parti pris très clair : toute histoire est une affaire, toute affaire est un scandale, tout scandale cache un complot. Un côté « Médiapart » en somme. *Médiapart* ou *Le canard enchaîné* sont dans leurs rôles, et par définition, le lecteur sait à quoi s'attendre en lisant leurs colonnes. Mais dans une presse quotidienne qui se veut être une presse d'information plus qu'une presse d'opinion, la frontière entre la ligne éditoriale et le combat personnel est ténue.

Je reste persuadé que cet excès d'aspérités dans les opinions que l'on retrouve chez certains chroniqueurs comme Eric Zemmour ou Yann Moix, pose problème à la crédibilité des médias en général. Si les Français font à 70 % peu confiance aux informations de la presse, c'est en partie parce que le mélange entre les faits, l'interprétation et l'opinion que le journaliste exprime est pour le moins assez flou. Pourtant on aime ça ! Une rafale de Médiapart, un article un peu acide du Huffington Post, une chronique stridente de Zemmour sur RTL, ou l'édito d'Erik Emptaz du « volatile du Mercredi », ça se lit ou ça s'écoute sans problème. Pour autant, que retient-on de tout cela : une information ou une opinion ?

C'est la question fondamentale.

Dans le domaine de la santé, l'information mal ciselée, imprécise, voire fausse, est désastreuse. Par définition, tout sujet lié à la santé fait jouer l'émotion du lecteur sur le registre de la peur : peur de la maladie, peur de la mort, peur de l'accident thérapeutique, peur de l'erreur médicale, peur des autorités, peur de médecins incompétents peu scrupuleux, et peur des industries de santé qui se compromettent avec les intérêts financiers du grand capital. Il est assez facile de glacer les sangs en montant un scénario où tous ces acteurs arrivent sur scène, en claquant les portes des placards comme dans un théâtre de boulevard. S'il y a des placards, c'est qu'il y a des cadavres dedans.

Le traitement de l'information dans la presse écrite plus que dans les radios ou les télévisions doit obéir à des règles très strictes. Les mots imprimés sous l'encre des rotatives ne souffrent pas l'à-peu-près. L'urgence et le rythme avec lesquels on demande aux journalistes de « pondre » leur papier, de surcroît sous des contraintes de nombre de signets, rendent l'exercice périlleux. C'est la raison pour laquelle il faut lire avec prudence et parfois scepticisme les articles présentés comme des informations ou des analyses validées et sans failles. Dans le domaine de la médecine, par définition, rien n'est simple, rien n'est évident. Dès lors qu'un sujet est présenté comme vérité gravée dans le marbre de la science, il n'est pas inutile de prendre du recul.

L'exemple type, dont j'ai pu encore lire récemment tout une salve d'articles, concerne les effets anti-cancérogènes de certains aliments. En s'appuyant sur des études que les journalistes, le plus souvent n'ont pas lues, et dont la méthodologie échappe à toute critique rigoureuse, plusieurs papiers se sont fait l'écho de régimes alimentaires soi-disant protecteurs de la survenue de certains cancers. *Le Monde* titrait déjà dans une édition de juillet 2009 : « L'alimentation peut réduire le risque de cancer de 20 à 50 % », en s'appuyant sur les thèses du professeur Serge Hercberg, directeur de recherche à l'Inserm, coordinateur de l'étude Nutrinet menée sur internet, destinée à mieux comprendre les relations entre la nutrition et la santé en France. Le problème est que cette étude n'a rien d'une étude épidémiologique longitudinale réalisée sur une base méthodologique très solide. Les conclusions qu'Antonin Sabot, journaliste du Monde, tire de son interview sont d'une affreuse banalité : en clair, mangez cinq fruits et légumes par jour, et cela devrait aller bien. De là à réduire de 20, que dis-je, de 50 % le risque de cancer… Et puis lesquels, chez qui, à quel âge ?

En matière de santé et de médecine, on ne peut pas écrire sans substrat et sans preuves.

Les « il semble que », les « d'après untel » ou encore les « révolutions pleines de promesses » rassurent autant qu'ils font peur.

Quand on n'est pas trop certain de ce que l'on avance, mieux vaut s'abstenir.

Alors, un monde où seuls les « spécialistes » de la médecine et de la science auraient le droit d'informer serait-il meilleur ? Pas si sûr !

La presse spécialisée ou les articles du professeur Tartempion

Ce que l'on appelle dans notre jargon « presse spécialisée », est l'ensemble des titres destinés aux professionnels de santé, médecins, pharmaciens, infirmier(e)s, industriels du médicament…

C'est une presse destinée à un public limité, et par conséquent, dépendante d'un business model plus fragile, leur imposant par exemple des soutiens publicitaires pour pouvoir être « viables ».

La réduction drastique des budgets publicitaires des annonceurs, en particulier des industriels du médicament, dans les années 90, a ainsi entraîné la chute de nombreux quotidiens ou hebdomadaires destinés aux professions médicales.

Dans le domaine de la presse médicale généraliste, il ne subsiste plus que deux grands titres, *Le Quotidien (du Médecin ou du Pharmacien)* et *Le Panorama du Médecin.*

Si ces titres médicaux ont su trouver le moyen de vivre de leurs « abonnés » plus que de leurs subventions publicitaires, c'est essentiellement parce que le gâteau se partage désormais entre peu d'opérateurs.

Dans cet univers des « acteurs de presse spécialisée », il en est un qui se réclame d'un positionnement « à part » : *La Revue Prescrire* dirigée par Bruno Toussaint.

Cette revue contient essentiellement des mises au point thérapeutiques et une analyse critique des médicaments basées sur la « littérature » (c'est-à-dire les études publiées), avec une tonalité générale proche de celle de *60 millions de consommateurs* ou *Que Choisir*.

Le credo de *Prescrire*, c'est son indépendance vis-à-vis des acteurs privés, et en particulier de l'industrie pharmaceutique, ce qui semble assez logique du fait de la ligne éditoriale de la revue.

J'ai eu plusieurs fois l'occasion de rencontrer Bruno Toussaint. C'est un homme posé, s'exprimant avec des mots choisis, empreints de convictions fortes, mais sans grande émotion. Nous avons même débattu du sujet de la « presse professionnelle » et de l'information aux médecins lors d'une réunion professionnelle en 2016.

J'ai avec lui, et il le sait, des points de divergence profonds, bien que je respecte le travail de sa revue.

Le premier, c'est ce côté très « marketing » du positionnement de « revue indépendante », systématiquement repris comme slogan par tous les médias qui se font l'écho de *Prescrire.* C'est littéralement faux. *Prescrire* est financièrement dépendant de ses abonnés qui achètent la revue avec une attente bien précise : une analyse critique, si possible sévère et sans complaisance des médicaments, et une opinion à peine voilée sur l'industrie pharmaceutique qu'elle apprécie peu. Par conséquent, si *Prescrire* n'est pas tributaire d'annonces publicitaires, en revanche elle est totalement dépendante de sa ligne éditoriale. Il y a en effet fort à parier que si la revue se mettait à rédiger quelques lignes élogieuses sur l'industrie pharmaceutique, son nombre d'abonnés fondrait à vue d'œil ! Par conséquent, Bruno Toussaint et son équipe sont condamnés à être plutôt négatifs, que positifs sur les sujets du médicament. Ma critique ici, n'absout pas pour autant les revues « dépendantes » de leurs annonceurs, et qui excellent parfois dans la rédaction d'articles élogieux sur les produits qui les nourrissent !

Le deuxième point, est que l'analyse faite des médicaments mis « au banc d'essai », ne repose que sur des avis théoriques et sur une interprétation des études parfois décalée par rapport aux conclusions des auteurs. Par ailleurs, on peut reprocher à certains rédacteurs une connaissance de la pratique médicale en vie réelle qui laisse un peu à désirer.

Prescrire, ce serait un peu l'*Auto Journal* qui ferait écrire ses articles sur les nouvelles voitures par des journalistes qui n'ont pas le permis.

Dernier point, l'indépendance de *Prescrire* pourrait et gagnerait à s'exprimer par la non-compromission avec certains auteurs de livres à succès. Je pense en particulier aux propos élogieux de Bruno Toussaint à l'endroit des auteurs de « Guide des 4000 médicaments utiles, inutiles ou dangereux », l'indéfectible couple Even-Debré.

Ce livre est certainement l'un des plus discutables que l'on ait pu écrire sur le médicament. Bourré de contrevérités, affublant de notes fantaisistes tel ou tel produit que les auteurs n'ont probablement jamais prescrit de leur vie, ce bouquin fut pourtant un succès de librairie. Le principe est simple : voici la liste des bons remèdes et des poisons, achetez mon livre et vous éviterez un drame ! Encore une fois, en santé, le registre de la peur fait vendre. Il faut savoir que, dans sa deuxième édition, le livre de Philippe Even alors largué par son ami Bernard Debré, était enrichi d'une palanquée de propos diffamatoires sur certains de ses éminents confrères accusés de collusion avec l'industrie du médicament, de tromperie sur des publications et d'autres maux bien pires encore. Radié du conseil de l'Ordre des Médecins, et sous le coup de plusieurs actions en justice, Philippe Even, vieillissant, s'est un peu calmé. Mais je ne suis pas certain que le rédacteur en chef de la revue *Prescrire* ne regrette son soutien ostensible à l'ex-pneumologue, par ailleurs auteur d'un des plus grands canulars thérapeutiques sur le Sida en 1983 (conférence de presse mémorable visible sur YouTube).

Malgré cela, le positionnement de *Prescrire* fonctionne : quand la revue dit quelque chose, ses confrères de la presse généraliste partent du principe que c'est vrai, un peu comme quand *60 millions de consommateurs* dénonce l'obsolescence programmée d'une machine à laver le linge. Je ne me fais donc pas de soucis pour l'avenir de cette revue, qui, sur certains aspects, soyons honnêtes, n'est pas mal fichue.

Pour le reste, il faut savoir que les revues dites « scientifiques » se classent essentiellement en deux catégories :

– Les revues indexées (c'est-à-dire référencées sur le plan international) et dotées d'un comité de lecture indépendant

– Les autres…

Clairement, seules les revues indexées, pour la plupart de langue anglaise, peuvent se targuer de publier des articles originaux, des études méthodologiquement solides, et même des éditoriaux de bonne facture. Cela ne discrédite pas pour autant les autres revues médicales, mais disons qu'elles se positionnent plus comme des revues « d'enseignement postuniversitaire », asseyant leur réputation sur la qualité des « revues de la littérature » ou la pertinence de l'actualité sur telle ou telle pathologie.

En ce qui concerne l'industrie du médicament, il existe quelques revues plus ou moins spécialisées dans l'actualité du secteur.

Le titre principal, et de loin le plus lu depuis 25 ans, est la revue *Pharmaceutique.* Appartenant au groupe IMS Health, devenu IQVIA, et dirigé pendant plus de dix ans par Nicolas Bohuon, Pharmaceutique est un support reconnu comme étant de grande qualité sur tous les sujets inhérents à l'industrie pharmaceutique, à sa régulation, ou aux aspects économiques et professionnels des entreprises. Certains lui reprochent un ton trop bienveillant vis-à-vis des industriels et des acteurs de l'État. Mais c'est un faux procès, tant le sérieux avec lequel les articles sont rédigés constitue la marque de fabrique de la revue.

Dans un genre très différent, celui qui ne s'encombre guère de formules de politesse et de bisous dans le cou, c'est *Prescription santé*, une revue « bloggeuse » sur abonnement paraissant tous les jours sauf le mercredi, jour où son célèbre rédacteur en chef Olivier Robichon, s'occupe de sa fille chérie. J'ai, je le confesse, beaucoup de tendresse pour cet « écorché vif » de la presse, dont le pedigree ne laisse rien à envier à certaines célébrités du PAF. Le ton de sa revue est frais, les news sont elles aussi assez fraiches, et le côté people de la ligne éditoriale amusant. Avec un vrai sens « du titre », feignant une mauvaise humeur assez comique, Olivier Robichon, clope et café devant son ordinateur, informe et divertit. Il permet en outre aux férus d'orthographe de passer une bonne demi-heure à relever le nombre incalculable de fautes de frappe… ou d'accords. Mais on finit par se dire que cela fait partie de son style littéraire !

À part ces deux-là, il existe de nombreuses revues plus ou moins spécialisées sur les sujets industriels : HospiMédia, Usine Nouvelle, Chimie Pharma Hebdo, Visite Actuelle et d'autres encore, habituées des conférences de presse du Leem, et qui se font l'écho de l'actualité du secteur.

En dehors des revues, l'actualité de l'industrie des biens de santé (médicaments, dispositifs médicaux) et l'actualité du monde médical (innovations, congrès médicaux...) est couverte par une agence de presse spécialisée en santé, l'APM (Agence de Presse Médicale), sorte d'AFP santé.

Sous l'autorité bien renseignée de son directeur de la rédaction, Édouard Hubert, l'APM est souvent la première et la mieux informée des actus du monde médical et de l'industrie du médicament. Ce positionnement « exclusif » de l'APM en fait un organe de presse avec lequel il est parfois difficile de contenir une information sous embargo.

Basée sur le principe de « rédaction de dépêches » courtes et ciselées, l'APM fait référence, y compris dans les couloirs des ministères. Reposant exclusivement sur un modèle d'abonnement en ligne, l'APM n'est liée à aucun intérêt particulier... autre que celui de ses informateurs évidemment !

J'aime bien ce monde de la presse médicale. Il a un côté « famille », car peu nombreux sont ceux qui connaissent vraiment cet univers. Il est difficile d'y tenir une place, le métier n'est pas simple, et je pense que beaucoup d'entre eux ont des fins de mois difficiles. Dans le cartel des industries de santé, les budgets « pub » sont asséchés. De ce point de vue, mieux vaut se lancer dans une revue de mode ou spécialisée dans le luxe.

L'incroyable puissance des réseaux sociaux

J'aurais pu en faire un chapitre à part, ne pas commettre le crime de lèse-majesté en classant les réseaux sociaux dans la rubrique média.

J'aurais pu, tout simplement, confier à ma fille Mathilde ou à mes fils Matthieu et Alexandre, le soin de disserter sur ce sujet, tant j'ai l'impression de ne pas faire partie de la génération « Snapchat ».

Mais bon, je vais me risquer à parler de ce que je connais mal, ou du moins vous livrer le sentiment que cette fantastique révolution sociale me procure.

Le rôle des réseaux sociaux est extrêmement important dans l'information véhiculée au grand public sur tous les sujets de santé. Dans une étude intitulée « Quelle utilisation d'Internet dans la recherche d'informations santé ? » (22), Jean-Baptiste Richard, chargé de projet à l'INPES (Institut National de Prévention et d'Education pour la Santé), développe des statistiques intéressantes sur le sujet : en 2015, 69 % des Français étaient des internautes santé, dont 54 % qui déclaraient spontanément avoir cherché des informations ou des conseils sur la santé, soit une hausse de +17 % par rapport à 2010.

Parmi cette population d'internautes, les jeunes et les seniors prédominaient, et la majorité des recherches étaient effectuées par une population d'employés ou de cadres.

Il n'y avait pas, dans cette étude, de différences selon le sexe. Les sujets les plus consultés étaient relatifs à des problèmes de santé ponctuels, une maladie ou un traitement (70 %), à des problèmes de nutrition ou de prise de poids (40 %), à des sujets de santé relatifs à l'enfance (28 %), à la grossesse et la maternité (13 %, autant d'hommes que de femmes !), au tabac (10 %) et à l'alcool (9 %), à la consommation de cannabis ou de drogues illicites (8 %), à la contraception (8 %) et à la sexualité (8 %).

Pour tous ces sujets, Doctissimo arrive largement en tête avec 26 % des recherches, suivi d'une entrée par moteurs de recherche (type Google) (9 %), par encyclopédie (Wikipédia) (6 %), les sites institutionnels ne représentant que 6 %, à l'exception des sujets de nutrition pour lesquels ils représentent 14 % des connexions. Ce qui est par ailleurs étonnant dans cette enquête très bien faite, c'est le taux de connexions sur des forums santé chez les 15-30 ans, puisqu'ils sont 47 % à déclarer au moins une connexion sur ces sites. Enfin, la crédibilité accordée par les internautes aux informations trouvées sur la toile varie selon les sites : les sites institutionnels, sans surprise, caracolent en tête avec 53 % de réponses « tout à fait crédible », alors que les sites spécifiques à la santé ou Doctissimo ne réalisent respectivement, que des scores de 41 % et 26 %. Si Wikipédia affiche plutôt une bonne crédibilité globale (76 % le déclarent plutôt crédible), près de 12 % des internautes avouent ne pas accorder confiance aux informations glanées sur les sites internet en matière de santé.

De façon la plus factuelle qui soit, cette petite frange de la population de navigateurs Internet a bien raison de se méfier. Je vous propose, pour vous en convaincre, de faire le test avec moi. Bien évidemment, il peut y avoir quelques écarts liés au fait que je vais ouvrir Google au moment où j'écris ces lignes, et que vous le ferez quelques mois plus tard. Voici l'exercice que je vous propose : ouvrez Google, et tapez le nom d'un symptôme assez courant et somme toute banal mais parfois jugé « inquiétant », disons : *maux de tête persistants.*

Le premier site à apparaître en haut de page est « Doctorette », un site plutôt « féminin », dans lequel on trouve un peu de tout : du conseil diététique, des recettes de cuisine, des rubriques beauté, et des infos sur différents symptômes ou maladies. En l'occurrence ici, l'article fait le distinguo entre les migraines et les céphalées, et focalise très vite l'attention du lecteur (plutôt la lectrice) sur l'arthrose cervicale comme probable cause de ses malheurs. Et l'article de conclure quand même que le médecin pourra éventuellement prescrire une IRM ou un scanner. En bas de page, une habituée du site qui répond au doux prénom de Bernadette pose la question à la cantonade virtuelle : « Je souffre d'une irritation chronique temporaire au niveau de mon cerveau (*Sic*) lorsque je réfléchis un peu ou je m'énerve et en quelque temps ça disparaît. Quelles précautions dois-je prendre et quel médicament dois-je prendre ? Merci ». Tous les ingrédients sont réunis pour que cela parte en vrille ! Je vous passe les réponses.

Le deuxième site par ordre d'apparition est :

« sante-medecine.journaldesfemmes.com ».

À croire que les maux de tête sont l'apanage des femmes !

Agrémenté d'une vidéo, le site déroule de façon assez structurée, les symptômes et causes des céphalées, en séparant bien les causes neurologiques, les céphalées de tension et les migraines et les autres causes (oculaires, arthrosiques, vasculaires…). Le chapitre « traitement » quant à lui se focalise sur les remèdes à base de plantes. Je n'ai pas vu sur ce site de bêtise évidente, du moins sur le plan médical.

Le troisième site est le même serveur que le précédent, mais en mode « forum ». On y trouve toute une série d'échanges entre internautes, les uns décrivant avec inquiétude ce qui leur arrive, les autres donnant leur avis crédibilisé par la mention « moi aussi j'ai eu ça ! ». Ainsi « Axelle » répond-elle à une internaute, que pour savoir si les maux de tête sont liés à l'arthrose cervicale (cela ne peut être que ça !), le mieux est de, je la cite, « faire un tour avec la tête et si ça bloque, ou si ça fait mal c'est qu'il y a un problème ». Personnellement, au-delà de 90° de rotation, moi, ça bloque, et j'ai envie de dire, heureusement !

Le site suivant, « coupdepouce.com », n'apporte rien de particulier par rapport aux précédents, si ce n'est qu'il est truffé d'inexactitudes médicales, en particulier dans le chapitre « migraines », et conseille de consulter en urgence pour des symptômes qui ne sont pas nécessairement liés à une hémorragie cérébrale ou un AVC, mais plutôt à une maladie d'évolution progressive.

Doctissimo arrive en 8ème position avec un article écrit par un certain Docteur Jean-Philippe Rivière, traitant exclusivement de la migraine, qui ne correspond pas vraiment aux mots clés utilisés (céphalée persistante). Le site renvoie ensuite au « guide des médicaments antimigraineux et antalgiques dont on peut consulter des fiches qui ne sont pas validées par la Haute Autorité de Santé.

Un peu plus loin, on peut cliquer sur un site « promotionnel » pour l'antalgique Spedifen (Ibuprofène) de la gamme du laboratoire Zambon (médicament vendu en pharmacie sans ordonnance). Ce site délivre par ailleurs quelques conseils sur la prise en charge des maux de tête. Néanmoins, l'article est un peu confus : sous l'intitulé « migraine de l'adulte », il traite de tout et n'importe quoi en matière de céphalées. Seule la liste des symptômes incitant à consulter rapidement un médecin, mérite-t-elle un « bon point ».

Plus loin, un autre site pharmaceutique (celui de BMS, pour Efferalgan (paracétamol)) traite du même sujet de façon un peu mieux structurée.

Évidemment, chemin faisant, on peut intercepter de nombreux sites susceptibles de provoquer des réactions anxiogènes majeures, en titrant « cancer du cerveau », « hémorragies cérébrales » ou « accident vasculaire cérébral », ou encore « méningite ».

Au total, pour Monsieur ou Madame Tout-le-Monde qui s'inquiète quelque peu de céphalées persistantes depuis quelques jours ou quelques semaines, impossible d'y voir clair, impossible de se faire une idée sérieuse du lien entre les symptômes ressentis et la potentielle gravité de la situation. Au mieux, très inquiet, il ou elle aura pris ses jambes à son cou pour consulter le médecin le plus proche, au pire, aura conclu que c'était les cervicales après avoir fait « un tour de tête et que ça bloque » !

Cette expérience montre que la « consultation » via les sites internet est dangereuse, peu fiable, et aggrave l'anxiété naturelle de tous les hypochondriaques. En revanche, la toile peut s'avérer utile pour aller chercher un renseignement précis pour peu que l'on sélectionne correctement le site, en s'appuyant par exemple sur celui des associations de patients ou sur ceux des instituts nationaux ou des organismes d'État. (INCA, HAS, INVS…).

De ce point de vue là, Internet a participé de façon exponentielle à la mise à disposition d'informations dont le patient dispose tout au long de son parcours de santé.

Gerald Kierzek, médecin urgentiste et chroniqueur sur Europe 1 a été chargé par la ministre Agnès Buzyn de co-présider une mission sur le sujet de l'information santé auprès des patients et du grand public. Dans une interview au magazine Egora au mois de décembre 2017, voici ce qu'il dit sur les réseaux sociaux : « les réseaux sociaux, les chaînes d'information, l'urgence médiatique : l'information part très vite, les journalistes n'ont pas toujours le temps de la traiter. La puissance des réseaux sociaux donne une puissance de parole à des gens qui ne l'avaient pas forcément avant. C'est bien dans certains cas, mais c'est contreproductif dans d'autres. Et les journalistes qui sont là pour relayer, relaient parfois un peu rapidement ! ».

C'est un fait, Internet n'est pas seulement un moteur de recherche, c'est aussi un accélérateur puissant de l'information. Les patients sont devenus des acteurs de soins comme les autres, ils disposent de l'information en temps réel, et se préparent à la consultation chez le médecin.

Bon nombre de mes confrères m'avouent avoir en face d'eux des patients déjà « éduqués » sur leur maladie et la façon de la prendre en charge. Pour autant, il est préférable que tout cela soit un peu accompagné. Depuis quelques années, on assiste de plus en plus à des recommandations de « sites », délivrées par les consultations spécialisées privées ou hospitalières, à l'intention de leurs patients. Ces sites présentent à travers une architecture souvent bien pensée, des conseils hygiéno-diététiques, des renseignements sur la prise en charge ou sur les traitements, des informations sur la préparation de tel ou tel examen médical ou intervention chirurgicale, bref, des éléments « d'éducation thérapeutique » faits par des professionnels de santé, et donc sérieux.

Il manque, de mon point de vue, un système de référencement des sites internet en matière de santé, qui permettrait de guider l'internaute sur des pages au contenu certifié et validé.

Malheureusement, et c'est le principe même d'Internet, il est quasiment impossible de censurer l'expression de chacun sur la toile. Si bien que les réseaux sociaux peuvent être un excellent système d'alerte, mais aussi un redoutable générateur de panique. Nous y reviendrons plus loin dans le cadre de l'affaire « Levothyrox », où cet élément fut déterminant dans la crise.

En matière de santé, la non-maîtrise de l'information par des professionnels du sujet constitue toujours une source de risque majeur. Par définition, un peu comme avec les médias, les sites choisissent un angle éditorial pour traiter un sujet, a fortiori quand il a attrait à un acte médical. Si vous tapez le mot « statine » par exemple (une famille de médicaments contre le cholestérol), les deux premières pages de

Google sont à 65 % remplies de sites dont l'accroche est sur les effets secondaires ou le questionnement de leur intérêt. En d'autres termes, il est évident que les sites et les blogueurs ont bien compris qu'il est plus attractif d'alarmer que d'informer. À cet égard, internet se comporte plus comme un lanceur d'alerte que comme un réseau d'informations.

En reprenant mon exemple des statines, seul Wikipédia publie une fiche sur ces médicaments qui s'appuie sur des références à peu près solides (y compris les publications de l'HAS), et tente de donner une information aussi complète qu'objective.

Mais le plus sûr est encore d'aller sur le site de la Haute Autorité de Santé ! Mais celle-ci n'apparaît que si l'on tape « statine – HAS », faute de quoi, celui qui ne connaît pas l'HAS a peu de chance de trouver la référence dans les premières pages du moteur de recherche. Internet est un commerce, les producteurs de sites l'ont bien compris, les patients, pas toujours.

L'autre aspect de l'utilisation d'internet dans le domaine de la santé, c'est le « cloud » comme outil de stockage des données de santé générées par une application, ou bien les softwares éducatifs sur le bien-être et la prévention de facteurs de risques.

Ainsi existe-t-il aujourd'hui de nombreuses applications qui, connectées à un Smartphone, ou bien à une montre-bracelet, produisent en temps réel des analyses sur votre activité physique, le nombre de calories consommées, les pulsations cardiaques ou autres. D'autres applications servent de « coach » pour la méditation, la diététique, la pratique du Yoga, la gymnastique, le running, la mémorisation, etc. Toutes ces applications téléchargeables, sont autant de sources d'éducation sur la santé, et participent à la prévention d'un certain nombre de maladies liées aux écarts nutritifs, à la sédentarité ou au stress. Il existe également 4 applications qui permettent de consulter les fiches techniques sur les médicaments (en particulier leurs indications, leurs effets secondaires et leurs interactions), d'autres qui permettent de localiser la pharmacie la plus proche de votre situation, et bien évidemment la fameuse application Doctolib permettant la prise de rendez-vous en ligne avec un médecin.

Internet, c'est aussi l'uberisation progressive de la médecine. Si à ce jour les sites ne proposent que des systèmes visant à faciliter l'interface entre le patient et le professionnel de santé, il y a fort à parier que dans un avenir proche, de nombreuses sociétés utiliseront internet comme un outil d'information et de consultation interactive avec le patient. Les « services » du type « mesdocteurs », ou « medecindirect » se sont déjà engouffrés dans la brèche. Mais à quel prix en termes de qualité et de garanties de sécurité ? À ce titre, il sera intéressant d'examiner comment la jurisprudence évolue en matière de responsabilité médicale par rapport aux conseils personnalisés, voire aux actes ou prescriptions délivrés sur la seule communication des symptômes du patient.

LANCEURS D'ALERTE, DÉBATTEURS OU DÉTRACTEURS ?

Le sujet posé par le titre de ce chapitre, recouvre la question des lanceurs d'alerte dans le domaine de la santé, et de façon plus précise, la délicate frontière qui existe entre cette nécessité déontologique et la pratique qu'en font certains débatteurs ou détracteurs professionnels.

Dans le domaine de la santé, beaucoup d'affaires, de dénonciations de pratiques peu éthiques, ou encore de conflits d'intérêts sont, comme ailleurs, le résultat de lanceurs d'alertes internes ou exogènes à l'univers mis en cause. Mais nous allons voir que, si la démarche initiale est pavée de bonnes intentions, il n'est pas rare que les auteurs de ces dénonciations tombent par la suite dans un combat idéologique.

Les détracteurs de certains aspects de notre système de soins, ou de certains éléments qui le composent sont en réalité peu nombreux. Mais ils font beaucoup de bruit. La raison en est simple : les médias adorent les lanceurs d'alerte, et ne détestent pas les détracteurs pour leur côté « polémiste ». Et puis en France, la victime, par principe, dit la vérité. Si bien que, vraie ou fausse, solide ou pas, l'alerte lancée met un certain temps avant de retomber dans le cadre d'un débat calme et serein.

Peu importe, ce qui doit être considéré au premier abord, c'est le sens que le lanceur d'alerte donne à sa quête. Il y a, j'en suis convaincu, un sens humanitaire derrière la volonté de dénoncer quelque chose qui puisse nuire à la morale ou au bien collectif.

Dans son livre « l'Homme-Dieu, ou le sens de la vie » (23), Luc Ferry dit ceci :

« Bien qu'il doive beaucoup au christianisme, le devoir d'assistance humanitaire appartient à l'espace ouvert par l'avènement, avec la Révolution française, d'un univers laïque qui, justement parce qu'il rompt avec les traditions particulières, prétend s'élever au cosmopolitisme. Une nouvelle religion, celle de l'humanité, vient de naître ».

Par conséquent, le principe selon lequel l'acte révélateur d'une alerte, et donc d'un danger, serait par nature transcendantal à l'intérêt particulier, est une idée qui fait sens.

À moins d'être doté d'une perversité sans nom, un vrai lanceur d'alerte n'agit pas par vengeance. En revanche, il agit souvent à partir du moment où il s'est détaché du lien d'intérêt qui l'unit à la cible qu'il dénonce. Dans de nombreux secteurs, il n'est en effet pas rare de constater que celui ou celle qui dénonce, est un ancien employé de l'entreprise mise en cause dans un acte délictueux. Mais depuis la mise en place des mesures de protection des lanceurs d'alerte, on voit désormais de plus en plus de cas révélés par des employés encore en poste dans l'entreprise. De ce point de vue, la loi N° 2013-316 du 16 avril 2013 relative à l'indépendance de l'expertise en matière de santé et d'environnement et à la protection des lanceurs d'alerte, constitua une première avancée dans une législation toutefois lacunaire. Plus récemment, la loi Sapin 2 renforça les obligations en matière de transparence, en particulier celles dévolues aux interactions des lobbys privés avec la puissance publique. Pour autant, dès lors qu'un employé reste sous la dépendance, tout du moins financière, de son employeur, il peut être réticent à prendre le risque de dénoncer telle ou telle pratique impliquant sa hiérarchie, quand bien même est-il protégé par l'anonymat de tout risque de représailles. On ne sait jamais…

De cet état de fait, on ne peut faire abstraction qu'un lanceur d'alerte « mis à la porte », peut être tenté d'utiliser son combat, inconsciemment ou volontairement, comme un outil de pression voir de vengeance vis-à-vis de celui avec lequel il est en conflit.

De la même façon, il n'est pas rare de constater une certaine évolution psychologique des lanceurs d'alerte ayant dans leur parcours, à un certain moment de leur vie, agi pour le compte de ceux ou celles qu'ils dénoncent. Une sorte d'acte de repentance en somme.

Par conséquent, derrière chaque lanceur d'alerte peut se cacher un potentiel détracteur. Mais derrière chaque détracteur, il n'y pas nécessairement un ancien lanceur d'alerte.

Heureusement, il est des personnalités qualifiées qui, courageusement, luttent de toute leur force de conviction contre ces détracteurs.

Pour y voir plus clair, prenons quelques exemples.

La fille de Brest

Irène Frachon est sans aucun doute la plus emblématique des lanceurs d'alerte en France.

Irène Frachon, née le 26 mars 1963 dans les Hauts-de-Seine, est médecin pneumologue diplômée de la Faculté de Paris, où elle fit son internat dans les années 90. En 1996, elle décide de s'installer en Bretagne où elle devient praticienne hospitalière au CHU de Brest.

L'histoire du Docteur Frachon est intimement liée à l'affaire du benfluorex (Mediator ; Servier). En 2007, alors qu'elle fait des travaux de recherche sur l'hypertension pulmonaire, elle est alertée par des cas de valvulopathies chez des patients traités par Mediator. Ses soupçons sont étayés par des cas similaires décrits avec une autre amphétamine des laboratoires Servier, le dexfenfluramine (Isoméride), utilisé celui-là comme coupe-faim.

Elle entreprend contre vents et marées, c'est le cas de le dire, une étude épidémiologique visant à confirmer la relation entre le benfluorex et les cas de valvulopathies des patients ayant reçu ce traitement. Les affres de son combat sont relatées dans le livre qu'elle publia en juin 2010 sous le titre « Mediator 150mg, combien de morts ? » (24), qui lui valut d'être censuré dans un premier temps, pour reparaître ensuite sous le titre « Mediator 150mg, sous-titre censuré ». Néanmoins, il faut rappeler que le 25 janvier 2011, la cour d'appel de Rennes jugera que le titre avec la mention « combien de morts ? » ne constituait pas un trouble manifestement illicite ou un dommage imminent, justifiant la censure de la mention.

En 2016, le film *La fille de Brest*, s'inspira de l'histoire d'Irène Frachon, et retraça le rôle qu'elle joua dans ce qui devint ensuite une crise sanitaire, puis une affaire judiciaire doublée d'un scandale.

Jusqu'en 2013, indéniablement, Irène Frachon livre un combat « médical » pour le seul bénéfice des patients. À aucun moment, on ne peut la suspecter de servir quelque intérêt particulier, ni de s'acharner contre tel ou tel empêcheur de carrière. Elle fait ce qu'elle pense juste de faire, et de façon plutôt courageuse à en croire les nombreuses pressions qu'elle dit avoir reçues, et l'indifférence des autorités sanitaires à la lecture de ses travaux. Mais elle tient bon, et avec l'aide des médias (dont la fameuse Anne Jouan du *Figaro*), elle réussit à faire vaciller l'édifice Servier. Elle sera ensuite aux côtés des victimes et des associations de patients pour les soutenir dans leurs démarches judiciaires. Rien à dire.

L'image que j'avais alors de ce médecin dévoué était plutôt respectable, et à titre personnel, je ne l'ai jamais rencontrée.

En revanche, il m'a été donné l'occasion d'assister ensuite à plusieurs débats dans lesquels elle fut invitée dans les années 2014 à 2016, face à des représentants de l'industrie pharmaceutique. Bien qu'elle le fasse de façon convenable, on sent bien que l'idée qu'elle s'est forgée de l'industrie du médicament, n'est autre qu'un copier-coller de la piètre opinion, que dis-je de la haine, qu'elle éprouve à l'endroit du laboratoire Sevier.

Dans une interview à « *Libé* » le 7 mai 2017 à la journaliste Rozenn Morgat, elle dit ceci à propos d'Emmanuel Macron : « Je trouve que Macron est un personnage ambivalent (...). Après, quelle fermeté de conviction opposera-t-il aux intérêts des industries pharmaceutiques et à la corruption du corps médical ? Je n'en sais rien. Ses idées libérales doivent être nuancées. Un libéralisme aussi fort ne peut pas être appliqué à la santé. Jusqu'ici, tous les cabinets ont été infiltrés par les sbires de l'industrie pharmaceutique. Il faut que ça change. Même si je suis certaine que les lobbys piaffent déjà devant son cabinet ».

Même si je comprends la mécanique selon laquelle l'idéologie d'Irène Frachon s'est fondée, le moins qu'on puisse dire c'est que son combat a changé de braquet. De lanceur d'alerte sur un sujet médical étayé et sur lequel la chaîne de responsabilités est partagée, elle est devenue une pourfendeuse de l'industrie pharmaceutique dont elle pense qu'il n'y a pas une firme pour rattraper l'autre, l'autre étant bien évidemment Servier. Décrire, cette fois-ci sans preuves factuelles, l'industrie du médicament comme dotée de « sbires » piaffant devant les cabinets ministériels pour défendre leurs seuls intérêts de corrupteurs du corps médical, est pour le moins assez violent et surtout diffamatoire. De cette attitude, dont elle fera quelques émules, naîtra à partir de 2013 un courant de diabolisation de l'industrie pharmaceutique dont elle ne se remettra jamais tout à fait. Je ne tiens pas personnellement Irène Frachon responsable de cela, l'affaire Mediator étant sans aucun conteste le *primum movens*, mais elle aura largement contribué à faire de l'industrie une cible privilégiée des médias et une pestiférée aux yeux des politiques.

Placée sur un piédestal, considérée comme une héroïne nationale, le Docteur Frachon est intouchable. Les prudentes nuances que je viens de formuler à l'endroit de ses opinions seront déjà interprétées comme intolérables et inaudibles. Mieux vaut s'arrêter là !

Philippe Even : le Sulitzer des médicaments

Philippe Even, suggère chez moi, avec Paul-Loup Sulitzer, une étrange idée que je me fais de quelques auteurs : je ne suis pas certain qu'ils aient lu leurs livres.

Voilà un homme, professeur de médecine, lui aussi pneumologue de son état, qui une fois à la retraite, après avoir passé de nombreuses années à prescrire des médicaments, parfois complètement en dehors de leurs indications, après avoir travaillé avec l'industrie pharmaceutique, avoir été invité par elle à de nombreux congrès, après avoir été consultant, investigateur d'études cliniques, se découvre soudain une âme de Don Quichotte, les moulins étant ici remplacés par ces affreuses pilules qui ne servent à rien. Je force un peu le trait, mais c'est quand même la tonalité générale de son livre sur les « 4000 médicaments » à prescrire ou à proscrire.

Contrairement à Irène Frachon, je l'ai rencontré, et j'ai eu l'occasion de débattre avec lui, notamment en 2016, lors d'une émission animée par Natasha Poloni. L'homme est sympathique, ce qui le rend redoutable. Au prime abord, il ne vous veut pas de mal, ce d'autant que vous êtes comme lui, un bon docteur : nous sommes entre gens raisonnables et responsables, esprit de corps oblige ! Mais très vite, dès lors qu'un micro est devant lui, il s'opère chez Even une sorte de transmutation digne des plus terrifiants films de loups-garous. La voix un peu chevrotante, il va déballer toute une série de « preuves scientifiques » issues de publications tout aussi contestables que celles qu'il fustige, puis se lancer dans une diatribe contre quelques molécules qu'il a dans le pif. Les statines, par exemple, sont pour lui des médicaments sans intérêt et dangereux. Il va même jusqu'à vous démontrer que l'on peut vivre très bien avec 3 grammes de cholestérol et que cela vous protège de plein de maladies… peut-être pas des accidents cardio-vasculaires cher Professeur ! En écoutant ce grand expert des médias sur les ondes de radio, en 2015, des patients paniqués sont venus consulter leur cardiologue les avertissant qu'ils avaient interrompu leur traitement. Ceci valu à Mr Even une sérieuse bronca de la communauté scientifique cardiologique, terrifiée de l'ineptie de ses thèses.

Par la suite, les anathèmes et les dénonciations calomnieuses qu'il fit à l'endroit de certains de ses éminents confrères, lui valurent d'être mis au banc de la communauté médicale, de l'Ordre des médecins, ainsi que quelques actions en justice.

Voilà, Philippe Even, c'est un bon débatteur, un « bon client » comme disent les médias, une sorte d'expert pharmacologue auto-proclamé.

Mais il n'est pas un lanceur d'alerte. C'est un auteur de bouquins qui a fait avec son éditeur, le pari très commercial qu'ils publieraient des best-sellers.

La dernière fois que j'ai vu une édition de son livre, c'était dans un carton, sur le stand d'un vide-grenier à Saint-Valery-en-Caux (Seine Maritime).

Jean-Paul Vernant : assureur militant

Le Professeur Jean-Paul Vernant est un hématologue respecté et respectable, qui exerce son art à l'Hôpital de la Pitié-Salpêtrière. Formé dans les plus grands services d'onco-hématologie au début des années 70, Jean-Paul Vernant occupa de nombreuses fonctions universitaires, et fut un membre actif de plusieurs groupes de travail à l'Agence du Médicament, en particulier dans le domaine de l'immunologie et de l'onco-hématologie. Doté d'un très sérieux pedigree, auteur de nombreuses publications scientifiques, cette figure de l'hématologie française rayonne bien au-delà de nos frontières. Vous l'avez compris, dans son domaine d'expertise, l'homme est incontestablement l'un des meilleurs de la discipline.

J'ai une certaine admiration, et même une certaine affection pour cette personnalité un peu « brut de décoffrage », dont les convictions sont à la hauteur de l'humanisme qu'il puise au plus profond de son sacerdoce. Cheveux en bataille, veste de velours post soixante-huitarde, pull jacquard recouvrant une chemise au col ouvert sur un cou qui en a vu d'autres, Jean-Paul Vernant est d'abord un militant. Il croit profondément en l'avènement d'un monde plus juste, débarrassé du carcan capitaliste et des inégalités sociales qu'il engendre, ouvert au progrès, à condition qu'il ne détruise pas trop les acquis sociaux. Bercé par sa joute oratoire, en écoutant « Jean-Paul » (nous nous connaissons bien !) on en deviendrait presque trotskyste. Il y a chez ce Professeur issu des barricades, un côté sympathique et presque suranné des grandes heures de la place du Colonel Fabien !

Militant et social, il est une sorte d'assureur de la garantie égalitaire des soins sur la terre. On ne peut qu'adhérer à sa thèse, tant elle semble sincère. Il y a dans sa posture, un côté Kantien de la morale qu'il défend : universalité et désintéressement.

Son combat, c'est le prix des médicaments, ou plus exactement, le prix qu'il juge tout à fait excessif des innovations thérapeutiques, en particulier en cancérologie.

Nous retrouvons donc régulièrement Jean-Paul sur le ring de cette grande question : combien coûte l'innovation ?

Sur cette question, le Leem défend depuis longtemps la même thèse. Son directeur des affaires économiques, Eric Baseilhac est, sur ce sujet et bien d'autres, intarissable et talentueux.

Je me souviens l'avoir entendu débattre avec Jean-Paul sur ce thème : Eric défendait à juste titre, les investissements colossaux engagés sur le développement d'une molécule durant plus de dix ans, grossis par de nombreux échecs, et soumis au bout du compte à un avenir pour le moins incertain, du fait de la complexification des règles de l'accès au marché et de la fixation des prix. En quelque sorte, l'argument pivot réside dans la prise de risque des industriels, et la nécessité d'amortir et même de tirer profit des rares succès qualifiables d'innovations.

Mais à cette brillante démonstration, Vernant à un « scud » prêt au tir sur la rampe de lancement : « le modèle économique que vous décrivez, Mr Baseilhac, n'est pas celui qui nous inquiète ! » rétorqua-t-il avec malice, préparant ainsi son contradicteur à une forme d'estocade : « expliquez plutôt comment un laboratoire californien a spéculé sur le dos des systèmes de santé et des patients du monde entier, en rachetant 11,5 milliards de dollars la start'up américaine qui possédait déjà le fameux traitement révolutionnaire de l'hépatite C ! Qu'ont-ils inventé ceux qui auront généré des dizaines de milliards de dollars de profits ? Comment justifiez-vous les bénéfices faramineux des actionnaires ? »

On se croirait en plein meeting de Mélenchon ! C'est assertif, plutôt bien vu, et ça fonctionne à tous les coups. La raison est simple : Jean-Paul Vernant déplace avec une immense habilité et un très joli verbe, le débat du prix du médicament sur le terrain de l'injustice du monde capitalistique et de ses lois spéculatives. Ce n'est pas le procès du médicament qu'il fait (il reconnaît d'ailleurs volontiers leur caractère innovant et la révolution produite par certains anti-cancéreux), non, c'est le procès du modèle libéral et du capitalisme international.

Cette diatribe, je l'ai à mon tour éprouvée lors d'une réunion mémorable de « démocratie sanitaire » montée à l'initiative de Dominique Maraninchi, ex-directeur général de l'ANSM, à Marseille en 2016. Interrogé sur le prix des médicaments devant une assemblée nourrie, Jean-Paul me servit le même plat qu'à mon ami Eric. Il y ajouta au passage, un petit geste commercial en me rappelant la dégringolade du prix du Glivec, un produit révolutionnaire qui transforma le pronostic de certaines formes de leucémie de l'adulte. C'est vrai, comment expliquer que ce qui coûtait 100 il y a dix ans, ne coûte plus que 10 à fabriquer aujourd'hui ? « Et en plus avec « 10 » vous gagnez encore de l'argent ! » lança-t-il bravache.

Se dépêtrer de la situation dans laquelle Jean-Paul Vernant vous met, n'est pas chose facile.

Il y a néanmoins deux failles dans son raisonnement, et pas des moindres :

1°) L'erreur qu'il commet, c'est qu'il part du principe que le prix de vente du médicament est là pour se « rembourser des investissements et des coûts de production » auquel il concède, généreux, qu'une marge de 10 % serait « raisonnable ». Or, cela ne fonctionne pas comme cela. Le principe même du capitalisme, cher Jean-Paul, c'est de capitaliser pour financer l'avenir, intéresser les actionnaires à miser sur l'entreprise, et assurer l'assise financière du groupe pour qu'il puisse payer ses coûts fixes. En fixant le prix d'un médicament, l'entreprise finance d'abord son pari sur l'innovation à venir. S'il n'y avait pas de valeur à l'innovation dont les industriels puissent tirer profit, il n'y aurait pas de recherche, et il n'y aurait pas de nouveaux médicaments. C'est l'effet vertueux du capitalisme, si l'en est un.

2°) C'est précisément parce que la protection brevetaire est courte (10 ans en moyenne après l'AMM), que les industriels doivent tenir compte de l'échéance liée à l'arrivée des génériques, et à la chute progressive des prix liée à la mise sur le marché de nouveaux concurrents. Par conséquent, le modèle économique d'un médicament ne repose pas sur un prix à l'entrée, mais sur un « prix dynamique ». Quant à l'idée que si l'on vend un médicament « 10 » et non « 100 » en Égypte ou en Inde, c'est qu'on peut le vendre « 10 » en France, elle est pour le moins farfelue. Les industriels intègrent les différences de niveau économique et social des différents pays dans leur business model. Ceci est vrai pour une voiture, un « Macdo », et aussi pour un bien de santé. Et c'est plutôt une bonne chose, si l'on veut que chacun dans le monde puisse bénéficier de l'innovation.

Mais l'idéologie altruiste et égalitaire est puissante et séduisante, surtout en temps de crise. Le score de Mélenchon aux présidentielles l'a démontré. Le talent oratoire de Jean-Paul nous le rappelle !

Bernard Dalbergue : la vengeance du « concombre masqué »

Lorsque j'étais jeune, je lisais « Pilote » (Mâtin quel journal !), et je dévorais les bulles et les dessins de Gotlib, de Cabu ou de Mandryka, ce dernier étant l'auteur du fameux « concombre masqué », un cucurbitacée bavard et philosophe, évoluant dans un univers absurde doté d'une araignée au plafond. Les aventures du concombre se déroulaient selon un enchaînement d'évènements oniriques portés par un non-sens contextuel.

Bernard Dalbergue, ex-médecin de l'industrie pharmaceutique, fatigué de son pénible et long chemin chez l'américain Merck (MSD), semble avoir revêtu l'habit vert de la repentance, et décrit le monde auquel il a appartenu comme un « non-sens » absolu.

Peu de temps après avoir été licencié par Merck, Le Dr Dalbergue se répandit dans un livre intitulé « *Omerta dans les labos pharmaceutiques* » (25) qu'il publia en 2014. L'idée était de lever le voile sur des pratiques qu'il jugeait inquiétantes, mais pas au point de les dénoncer quand il en était l'acteur ! Voici ce qu'il disait à la journaliste Chloé Hecketsweiler la même année :

« Il y a, certes, beaucoup de médicaments inutiles, voire dangereux, mais globalement ils sauvent des millions de vies. La grande majorité des industriels est honnête, mais quelques-uns sont à l'origine de dérapages inacceptables ».

Ces paroles mesurées et finalement très « générales », pour ne pas dire « banales », cachent en réalité des propos beaucoup plus acerbes sur les pratiques douteuses, c'est ainsi qu'il les qualifie, de son ex-employeur.

Bernard Dalbergue prend ainsi l'exemple du Victrelis, un traitement indiqué dans l'hépatite C, et qui aurait selon lui, été lancé avec succès en 2011 grâce au concours de plusieurs médecins « acquis » à la cause du laboratoire, et « infiltrés » dans les instances chargées de statuer sur son autorisation de mise sur le marché (AMM). Sans dénoncer qui que ce soit, l'ex-médecin de Merck précise que son entreprise (avec, on peut le penser, sa bénédiction) a rémunéré à plusieurs reprises ces leaders d'opinion pour que qu'ils passent sous silence le mauvais rapport bénéfice-risque de la molécule. Et le même docteur de se réfugier derrière la complexité quasi-calculée des études cliniques : « les études cliniques – quand elles sont publiées – sont trop complexes à décrypter, avec des biais savamment dissimulés. Même les experts s'y perdent ! Dans ce domaine nous sommes aux mains des labos ! », dit-il, avec un « nous » qui signifie bien qu'il a changé de camp.

Certes, le monde n'est pas rempli que de gens vertueux. Mais enfin, on a un peu de mal à imaginer que les thèses de Mr Dalbergue résistent aux mailles du filet qui analysent et décortiquent au nom de puissance publique, la méthodologie et les résultats des études. Tout comme il est douteux que nos confrères agrégés de médecine, praticiens hospitaliers soient tous corruptibles à en perdre le sens de leur métier et de leur responsabilité.

Il est évident qu'il y a pu avoir, dans un passé plutôt lointain, des histoires peu glorieuses. Mais j'ai un peu de mal avec le principe de « lancer l'alerte » quand l'incendie est éteint et que l'on a quitté la maison en évitant soigneusement de se faire brûler.

Le repentir est respectable, et les confessionnaux sont remplis de pêcheurs troublés par leur passé. Mais chacun sait que l'on va « à confesse » plus pour sauver son âme que pour protéger les autres. En ce sens, je ne souscris pas à la démarche du concombre masqué.

Michèle Rivasi : « alerte générale ! »

Michèle Rivasi est une enfant de la Drôme. Députée européenne depuis 2009, c'est avant tout une militante convaincue de la cause écologique, et par conséquent membre d'Europe Ecologie Les Verts (EELV). Candidate à la primaire écologiste de 2016 dans la perspective de l'élection présidentielle de 2017, elle est battue au second tour par Yannick Jadot. Co-fondatrice et première présidente de la Commission de recherche et d'information indépendante sur la radioactivité (CRIIRAD) en 1986, après le drame de Tchernobyl, Michèle Rivasi fut un des acteurs majeurs qui contribua à la prise de conscience des dangers liés à l'insécurité des centrales nucléaires, et aux risques de contamination radioactive bien au-delà des périmètres politiques.

La radioactivité retombée, la députée européenne s'attacha à livrer un autre combat existentiel. Puisant dans le catalogue des marronniers médiatiques offrant une tribune politique, c'est tout naturellement qu'elle se tourna vers l'industrie pharmaceutique.

Restait à trouver le sujet d'alerte.

Celui qui lui parut le plus lumineux, bien que n'y connaissant pas grand-chose, fut le sujet des vaccins.

Ce combat à l'aveugle, motivé entre autres par ses lectures de blogs anti-vaccins et justifié sans preuve par la nocivité d'adjuvants aluminiques, fut un effet d'aubaine pour Michèle Rivasi en panne de médias.

Mais le problème de l'écologiste désormais bruxelloise, c'est qu'elle se fie un peu trop vite au dire de monsieur « n'importe qui » et de madame « tout le monde ».

C'est ainsi qu'en février 2017, avide de colloques pseudo-scientifiques, Mme Rivasi organisait une rencontre au parlement européen avec des spécialistes du vaccin, en réalité plus militants contre la vaccination que spécialistes. On y trouvait en lice des personnages aussi contestés qu'Andrew Wakefield, connu pour avoir tenté de faire un lien entre le vaccin ROR et l'autisme dans une étude aussi contestée que méthodologiquement critiquable.

Un peu chahutée dans son propre camp, elle tenta d'atténuer l'effet partisan en intitulant le colloque « Vaccins : leur sûreté en question », et en équilibrant son plateau par un panel plus mesuré.

Mais il n'empêche qu'à chaque fois que Michèle Rivasi prend la parole sur les ondes de radio, c'est pour dire le plus grand mal qu'elle pense des vaccins, et inciter indirectement à ne pas se vacciner. D'un point de vue de santé publique, c'est irresponsable et indigne du mandat d'une élue du peuple.

Cette position de « lanceur d'alerte » sur les vaccins est d'autant plus injustifiée qu'il n'existe à ce jour aucun lien scientifiquement démontré par des études sérieuses, qui associe l'adjuvant aluminium à une quelconque maladie. Si bien qu'emportée par ses convictions, elle recommande sans mesurer le contresens scientifique de ce qu'elle dit, de virer l'aluminium des vaccins ou de le remplacer par autre chose. Ce qu'elle ne comprend pas, c'est que précisément, l'aluminium est un adjuvant indispensable à l'efficacité du vaccin pour peu que l'on veuille administrer une dose faible, sécurisée et bien tolérée, du produit.

Peu importe les arguments scientifiques, pour la députée EELV, le vaccin est dangereux. Elle n'hésitera pas à déclarer vouloir un « moratoire » contre l'obligation vaccinale sans autre argument que ses convictions nourries par ce qu'elle glane ici ou là.

Dans son militantisme politique, Michèle Rivasi aime à jouer les troubles fêtes.

Ainsi, en 2015, alors que le Leem organisait sa première grande manifestation nationale baptisée « Pharmacité » à Paris (plus de 700 participants étaient présents), elle n'hésita pas, avec de grands renforts médiatiques, à organiser en même temps et dans les mêmes locaux, une sorte de « contre-événement » anti labos, avec un parterre de détracteurs de tout poil. Je trouvais la démarche pour le moins peu élégante. Toutefois, je lui proposais d'affronter, entre deux séances de notre colloque, son public pour le moins clairsemé (il devait y avoir une vingtaine de personnes dans l'amphithéâtre).

Cela ne se passa plutôt pas trop mal. Il y avait Jean-Paul Vernan, un journaliste de Médiapart, un médecin du Formindep, quelques militants associatifs et la députée au premier rang qui, rendons-lui hommage, s'attacha à ce que le débat reste courtois et respectueux. Mais il n'y avait pas grand-chose à tirer de cette rencontre. Toute tentative visant à convaincre, ou simplement à ouvrir l'esprit, était battu en brèche.

Il en est ainsi de son action : elle est opportuniste.

Un problème sur la Depakine, elle a un avis, une question sur Levothyrox, elle a une réponse. Dès lors que son rôle de députée peut être associé à un combat contre ce qui est susceptible de nous empoisonner, peu importe la vérité, Michèle Rivasi sera toujours là pour dénoncer l'effet satanique des lobbys.

Bernard Debré : chirurgien, mais politique avant tout

Bernard Debré, c'est le frère de Jean-Louis. D'abord destiné à faire médecin, il opta très vite pour la chirurgie urologique. À croire que les voies urinaires conduisent non seulement à la vessie, mais aussi à la politique !

Député LR de 1986 à 1994 et de 2004 à 2017, Bernard Debré est sans conteste une figure des bancs de l'assemblée. Son passé de chirurgien le poussa assez naturellement à se pencher de plus près sur les choses de la santé.

Mais voilà, il arrive que par des chemins détournés on fasse de mauvaises rencontres.

Ainsi, le couple qu'il forma avec Philippe Even pour écrire à quatre mains ce guide assez médiocre sur les médicaments utiles, inutiles ou dangereux, n'est certainement pas à mettre à ses faits de guerre.

Ce livre faisait, du reste, suite à un autre bouquin publié en 2015 chez Stock, intitulé très modestement : « Un homme d'action - *de l'hôpital à la politique* ». (26)

Le moins que l'on puisse dire, c'est que Bernard aime l'action.

Plus que l'action, il aime le débat, la controverse et l'opinion politique. Dès qu'il est exposé à un contradicteur, Bernard Debré s'emporte, prend la parole, parfois de force, et s'indigne. C'est un guerrier. Les arguments ne sont pas toujours bien affûtés, mais contrairement au bistouri du chirurgien, en politique cela n'a pas grande importance.

Bernard, qui par ailleurs est un homme avec lequel on peut passer un très agréable moment autour d'un verre, n'est pas à proprement parler un détracteur et encore moins un lanceur d'alerte. Il n'a guère le temps de se lancer dans le fond des choses pour cela. Non, c'est tout simplement un débatteur politique habile et défenseur de son camp.

Les français lui ont fait confiance à plus de quatre reprises, et rien que pour cela, je dis chapeau l'artiste.

Guy Vallancien : le lanceur d'alerte contre la pensée unique

C'est un personnage, Guy Vallancien ! Ce professeur d'urologie (encore un !), la soixantaine portant beau, brillant et doté d'un verbe musical et assertif, est une figure du paysage médiatico-scientifique et politique de notre système de soins.

Certains, pour mieux le ranger dans une case ou une cage, le qualifieront de « pro-labos » et de « réac de droite ». Ça, c'est fait !

Mais ceux-là ne connaissent pas Guy Vallancien.

Guy, pour lequel j'ai une grande estime et une sincère amitié, est d'abord un médecin, un vrai. Dans le monde de la chirurgie, ils ne sont pas si nombreux à être à la fois d'excellents chirurgiens, des sémiologistes, des cliniciens et en plus des philosophes.

Guy est de ces hommes-là, et en plus, c'est un visionnaire. Passionné par son métier, curieux des autres et du monde qui l'entoure, profondément progressiste et humaniste, Guy Vallancien n'a rien d'un « réac », même si ses idées penchent probablement plus à droite qu'à gauche. Mais comme beaucoup de gens de son camp, il est le premier à reconnaître le talent d'Emmanuel Macron et la détermination de ce gouvernement, dont on ne peut pas dire qu'il soit une caricature des LR.

Auteur d'un livre remarquable intitulé « *La médecine sans médecin ?* » (27), ce conférencier très apprécié pour son éthique et son autorité sur les sujets touchant à la santé, donne une vision moderne de la médecine et bouscule les codes d'un conservatisme corporatiste. Il est courageux Guy, et il l'assume : dans une tribune publiée dans *Les Echos* en janvier 2013, il écrit : « Serrer la main d'un industriel de la pharmacie revient aujourd'hui à se commettre avec Satan. Que doivent penser les employés de ces firmes qui travaillent honnêtement ? Exposés à la vindicte publique, ils ne peuvent réagir, alors qu'ils sont plus de 100 000 en France à œuvrer au développement et à la production de médicaments qui sauvent des milliers de vie et soulagent tant d'hommes, de femmes et d'enfants.

Oui, l'industrie médicale, dans le cadre de contrats de partenariat et de protocoles réguliers, a fourni à de nombreux acteurs sanitaires, chercheurs et services hospitaliers en tête, des recettes financières que les recettes publiques ne pouvaient supporter. L'avenir est à la collaboration entre les patients et une industrie honorable et utile ».

Il est certain qu'un tel discours ne flatte pas les oreilles des détracteurs professionnels qui surfent sur les théories du « complotage » et de la corruption à tout va. Mais au-delà de ce courage-là, il y a du bon sens dans ce que dit le créateur du grand congrès sur la santé, qui se tient chaque année à Chamonix (CHAM).

Le bon sens est en effet de prôner une recherche translationelle, participative, transparente, rigoureuse, où des chercheurs du public et du privé travaillent en bonne intelligence. Le pari du progrès vertueux, c'est en effet de penser que l'éducation éthique, la responsabilisation des acteurs, et le dialogue démocratique entre les parties prenantes, sont la meilleure prévention contre les actes délictueux. L'intelligence de Guy Vallancien, c'est de miser sur la liberté d'entreprendre et l'innovation. Son courage c'est de ne pas craindre les clichés de la part de ceux qui n'ont rien à lui opposer.

Jean-François Bergmann : La gouaille du « french doctor »

Jean-François Bergmann, Professeur de médecine à l'hôpital Lariboisière à Paris, est un peu comme son cher confrère Guy Vallencien : sans filtre.

Comme Guy, celui que ses amis nomment « Jeff », ne s'encombre pas de la pensée toute faite : il a des opinions, parfois tranchées, et il les assume.

Le Pr Bergmann, c'est d'abord un référent incontestable pour tout ce qui touche à la thérapeutique, à l'organisation des soins à l'hôpital, et ce que j'appellerais les « sujets de santé sociétaux » en général, y compris les aspects bioéthiques. À ce titre, il est souvent consulté par les autorités de tutelle, et souvent interviewé par les médias.

C'est de surcroît un excellent débatteur, doté d'une gouaille « titi-parisienne », tout droit sortie des tréfonds des meilleurs films d'Audiard.

Quand il n'est pas d'accord avec son interlocuteur, « Jeff » a la réplique cinglante, mais toujours ponctuée d'un peu d'humour et de dérision qui donne à l'ensemble de son propos un style « *Tontons flingueurs* » tout à fait séduisant !

Nous avons eu souvent l'occasion de débattre ensemble de sujets très différents, et c'est toujours un régal, tant son esprit de contradiction et ses connaissances m'ouvrent à un certain questionnement, et donc une certaine humilité.

Indéniablement, le Pr Bergmann connaît son affaire, et en médecine, il assure.

Il est un excellent pourfendeur de la contre-vérité, et par conséquent, un bienfaiteur de la médecine, la vraie.

Moi, si j'avais un problème médical, je serais presque content de le consulter !

Patrick Pelloux : État d'urgence

Patrick Pelloux est un médecin urgentiste exerçant au SAMU de Necker, par ailleurs président de l'Association des Médecins Urgentistes Hospitaliers de France (AMUHF). Cet homme très médiatique c'est tout d'abord fait connaître pendant la canicule de 2003, en donnant l'alerte aux médias de ses conséquences dans la gestion des urgences hospitalières, ainsi que du potentiel risque de mortalité accrue chez les personnes âgées. Le bilan à la fin de l'été lui donna hélas raison, sonnant en même temps le glas du mandat du ministre de la Santé de l'époque : Jean-François Mattei.

Il tient par ailleurs une chronique dans le journal satirique *Charlie Hebdo*, où il raconte des anecdotes de son travail et dénonce les dérives politiques des gouvernements dans le domaine social. Il sera bien évidemment marqué par l'attentat contre *Charlie Hebdo* survenu le 7 janvier 2015, et au cours duquel plusieurs membres de la rédaction perdirent la vie.

Auteur de plusieurs ouvrages, dont un illustré par son ami Chab (*J'aime pas la retraite ; Editions Hoëbeke)*, Patrick Pelloux passe beaucoup de temps sur les plateaux télés pour dénoncer le manque de moyens à l'Hôpital, s'insurger contre le racisme, dire tout le mal qu'il pense du débat sur l'Identité nationale, soutenir les sans-papiers, et combattre le mal-logement.

Proche de François Hollande (il fut le premier à appeler le Président alors qu'il arrivait sur les lieux de l'attentat de *Charlie Hebdo*), Patrick Pelloux est un vrai médecin de gauche, empreint d'une quête d'égalité sociale qui force l'admiration, bien que parfois « sur-jouée ». Il a le « pathos » facile l'ami Patrick. Avec un talent d'orateur certain, une bonne bouille de « gentil docteur », il combat les injustices et pourfend de son stéthoscope tous ceux qui ont une vision un peu trop « libérale » de la médecine. Il milite. Au-delà même de son rôle d'urgentiste, il milite encore et encore. Infatigable dans les débats sociétaux, il est évidemment adoré des médias. Nous sommes tous *Charlie !*

Pour autant, je regrette qu'il passe plus de temps à annoncer les catastrophes et à dénoncer les injustices, qu'à contribuer à y trouver des remèdes.

Il est comme ça Pelloux. Dans son camion de SAMU, toute sirènes hurlantes, il est en état d'urgence permanent. Contribuer, proposer, ou tout simplement se poser pour réfléchir à la meilleure façon d'appréhender les enjeux sociétaux de demain, gommerait un peu son style « insoumis », et le rendrait parfois plus crédible.

L'alerte associative ou la puissance des actions de groupe

Un des éléments déterminants du progrès en matière de sécurité sanitaire, réside dans la capacité que les « consommateurs » ont à se constituer en action collective (action de groupe), souvent par le truchement d'une association de patients, et ainsi de lancer une alerte, provoquer les investigations nécessaires, et le cas échéant judiciariser le tout.

Ceci est vrai dans le domaine agro-alimentaire (l'affaire récente du lait contaminé chez Lactalis en est un exemple), comme dans celui de la santé (prothèses PIP, Depakine ou Levothyrox).

Il est indéniable que l'interaction entre les associations de défense des consommateurs (ou de patients) et internet, a considérablement facilité l'émergence de « signaux faibles », et par conséquent le lancement d'alertes avant qu'un produit ne provoque de grandes catastrophes. Mais les effets d'emballement provoqués par ces « alertes » mal contrôlées peuvent également avoir des retentisssements désastreux.

C'est, de mon point de vue, une partie de la genèse de l'affaire Levothyrox. J'y reviendrai.

Ce qui est certain, c'est que le rôle des associations de patients dans la protection sanitaire et le bon usage des soins est appelé à grandir, et c'est plutôt une bonne chose.

Toute la question réside dans le fait d'établir un cadre qui permette à ce courant collectif de donner son avis, livrer son feedback, ou même alerter d'un danger.

Par rapport au lanceur d'alerte individuel, l'action concertée d'un groupe a le mérite de donner une certaine mesure « quantitative » du problème. Son inconvénient principal réside dans l'instrumentalisation potentielle des actions de groupes par des avocats peu scrupuleux, promettant quelques indemnités juteuses, pour peu qu'on les laisse désigner le coupable le plus solvable. C'est une tendance qui s'est énormément développée aux États-Unis, en particulier facilitée par la loi américaine qui prévoit la possibilité de mettre fin aux procédures par une transaction directe entre les parties belligérantes. En France, la judiciarisation des affaires est plus complexe, et il est plus difficile de s'échapper du couloir judiciaire une fois que l'on est entré dedans.

Par conséquent, l'action de groupe est un bon moyen de sécuriser la procédure d'investigation et de promettre aux lanceurs d'alerte, souvent victimes, de faire la lumière sur ce qui s'est passé.

Plusieurs associations se sont créées a posteriori du lancement de l'alerte pour défendre l'intérêt des victimes. Ce fut le cas pour Mediator ou pour Lactalis.

D'autres, au contraire, ont servi de véhicule au lancement de l'alerte. Ce fut le cas pour Depakine ou Levothyrox.

Dans les deux cas, la posture médiatique du « président ou de la présidente » de l'association a une influence considérable sur la perception que le grand public peut avoir de la crise sanitaire. Il est évident que la dénonciation trop précoce d'un coupable, déplace le problème de la sécurité sanitaire vers le « fait divers ». De ce point de vue, c'est contre-productif à l'établissement de la séquence des effets responsables de la crise, et surtout nuisible à la gestion de celle-ci et aux enseignements qu'il faut en tirer.

Je suis, pour ma part, partisan que l'on réfléchisse à un moyen de séparer le temps de l'investigation du temps judiciaire, en tous les cas que les acteurs ne soient pas les mêmes. C'est théoriquement le rôle de l'IGAS (Inspection Générale des Affaires Sanitaires) pour le versant administratif, et il reste un processus identique à créer pour ce qui relève des aspects industriels et privés.

Dans nos entreprises, une alerte donne systématiquement lieu à une enquête « qualité », ou un audit, indépendant du pouvoir managérial qui aura, le cas échéant, à prendre des sanctions. Cette « séparation de l'Eglise et de l'État » est à mon avis nécessaire à l'établissement de la vérité sans avoir comme arrière-pensée, la recherche obsessionnelle d'un coupable.

En matière de sécurité sanitaire, le bénéfice collectif réside d'abord dans l'enseignement que l'on peut tirer au plus vite de la crise, afin d'éviter que celle-ci ne se reproduise. En ce sens, le lancement d'une alerte est toujours utile, et l'action collective est au moins la garantie de ne pas y voir la défense d'un intérêt particulier.

Quand les ONG se trompent de combat

Les ONG, dont tout le monde pense que leur premier combat est d'aller soigner les populations les plus défavorisées sur la planète, bénéficient en général d'une excellente image. Toujours sur le pied de guerre, les médecins du monde ou sans frontières, les ligues et autres associations font preuve d'une combativité et d'un courage exemplaires pour venir au secours de ceux qui sont victimes de la misère, des catastrophes naturelles ou de la guerre. Je fais, comme beaucoup de Français, partie de ceux qui donnent aux ONG, et en tant que chef d'entreprise et Président du Leem, j'ai été constamment aux côtés de ces professionnels de santé, de ces bénévoles, pour les aider dans leur action, soit financièrement, soit en leur fournissant de médicaments. L'association Tulipe, présidée par mon ami Michel Ginestet par ailleurs Président de Pfizer France, travaille sans relâche à la constitution de « cantines » de médicaments et de matériel à destination des sites de catastrophes climatiques ou à destination d'un théâtre de guerre.

Je n'aurai jamais imaginé que deux de ces ONG, et pas des moindres, se lancent un jour dans un drôle de combat : dénoncer par une campagne d'affichage mensongère le prix des médicaments, et indirectement, nous tenir responsables de l'inégalité de l'accès aux soins dans le monde.

La première à s'être lancée dans cette guerre, fut « La ligue contre le cancer ». En 2016, cette association qui par ailleurs fait un excellent travail sur l'éducation thérapeutique et la prévention des maladies cancéreuses, a la curieuse idée de dépenser sans doute quelques dizaines de milliers d'euros de ses bons donateurs, dans une campagne d'affichage pour le moins de mauvais goût. On voit sur cette affiche, sous la plume d'un dessinateur caricaturiste, un homme en costume rayé, chaussures assorties, un cigare à la bouche, au visage que je qualifierais pudiquement de très « typé », se réjouir du business qu'il vient de faire sur les anti-cancéreux. Comble de l'ironie, « La ligue » s'est offert le luxe de placarder ces affiches… dans des bureaux de tabac, moyennant achat d'espace cela va de soi ! C'est vrai qu'il faut bien compenser le manque à gagner de ces pauvres buralistes face à la baisse de la consommation de tabac. Quoi qu'il en soit, et des associations antiracistes ne se sont pas gênées pour le faire savoir aux dirigeants de *La ligue contre le cancer*, le dessin de l'affiche rappelait furieusement certaines propagandes des heures sombres de la Seconde Guerre mondiale. J'ai la faiblesse (et quelques bonnes raisons) de penser qu'au sein de la « Ligue », tout le monde n'était pas parfaitement aligné sur cette initiative, qui, de surcroît, était étayée par des chiffres tout à fait fantaisistes. Cette campagne qui visait par ailleurs à faire signer une pétition contre les « prix exorbitants des médicaments contre le cancer », a recueilli pas moins de 55 000 signatures. Il est évident que quand vous proclamez que « les prix des médicaments innovants en cancérologie condamnent à mort (*sic*) de nombreux malades », il n'est pas très difficile d'appeler à l'insurrection des plus naïfs et des plus crédules. Grâce à la « Ligue », nous savons qu'ils sont 55 000.

La deuxième ONG à s'être lancée en 2016 dans cette croisade contre l'industrie pharmaceutique, est « Médecins du Monde ». Là encore, il s'agissait d'une campagne déclinée sur plusieurs affiches colorées, mais sans illustrations, délivrant pour chacune un message différent : « chaque année en France le cancer rapporte 2,4 milliards d'euros », ou bien « 1 milliard d'euros de bénéfice, l'hépatite C, on en vit très bien », ou encore « Le mélanome c'est quoi exactement. C'est 4 milliards d'euros de chiffre d'affaires ». Et chaque affiche d'appeler à signer encore une pétition pour faire baisser le prix des médicaments (www.leprixdelavie.com).

On ne peut pas dire que cette campagne était plus brillante que la précédente, dans la mesure où les chiffres utilisés et sortis de je ne sais quel chapeau, n'avaient pas d'autre objectif que d'effrayer le citoyen.

Du reste, les pouvoirs publics n'ont pas bougé une oreille. Sans doute Marisol Touraine considérait-elle que cette campagne tombait à point nommé, à quelques encablures de la réunion des ministres de la santé des sept pays les plus riches de la planète. Il faut reconnaître qu'à part un communiqué de presse publié par le Leem pour dénoncer le caractère inexact des allégations, et quelques interventions que je fis sur les médias, les industriels du médicament sont restés un peu « sidérés » par ces campagnes et se sont plongés dans un silence assourdissant.

Notons au passage que l'Autorité de Régulation Professionnelle de la Publicité (ARPP) avait alors émis un avis quelque peu réservé sur la campagne de Médecins du Monde, pointant entre autres que « la référence à des maladies graves pourrait être perçue comme choquante par le grand public, et que les allégations chiffrées ne sont pas sourcées ». Même pas mal ! La campagne fut largement diffusée, le site de pétitions tourna à plein, et le coup fut plutôt réussi, à en juger les retombées médiatiques de cette croisade. Cet exemple est intéressant, il montre comment, avec l'aide de bons communicants, on fait passer un procès en sorcellerie pour un lancement d'alerte auréolé de l'altruisme d'une association caritative. Bien joué !

Mediapart : quand les hommes grenouillent

Mediapart, c'est le vrai journalisme d'investigation. Quand ils attrapent un petit bout de ficelle, il y a une probabilité assez forte que toute la pelote vienne avec. Ceci explique sans doute pourquoi les colonnes de Mediapart sont les seules lignes où les hommes politiques ne rêvent pas de figurer.

C'est en effet à ce journal, ou plutôt ce site web d'information, créé par Edwy Plenel que l'on doit quelques truculentes révélations d'affaires impliquant des figures politiques ayant eu par ailleurs, des antécédents de liens avec le monde de la santé.

Les deux plus emblématiques révélations furent sans aucun doute celles concernant le Docteur Jérôme Cahuzac et le Docteur Aquillino Morelle, et qui conduisit l'un et l'autre vers la petite porte de sortie de la grande cour politique.

Jérôme Cahuzac, ce sont d'abord les recettes de quelques « ménages » de consultant, dissimulé sur des comptes suisses, et, les yeux dans les yeux, sans que l'intéressé ne semble être au courant. Aquillino Morelle, ce sont de curieuses manies sans conséquences, visant essentiellement à cirer ses pompes plus que celles des autres, mais qui entraîna une série de révélations sur de potentiels conflits d'intérêts avec le monde de la santé, au point de signer l'arrêt de mort de sa brillante carrière.

De ce point de vue, on peut assimiler Mediapart à une chambre d'écho pour alertes sur les pratiques peu vertueuses. Et à en juger les conséquences, même pendant la période de présomption d'innocence, le site a une certaine influence sur les choix politiques qui en résultent.

La particularité de Mediapart, que l'on retrouve dans une certaine mesure dans d'autres médias, c'est qu'ils se sont un peu spécialisés dans les « révélations scandaleuses ». On peut dès lors penser que toute investigation menée par son équipe de journalistes, est a priori animée par le désir de lever un lièvre. Jusqu'où l'influence de cet objectif va-t-il s'opérer sur la conscience déontologique du journaliste, nul ne le sait. Une chose est certaine, c'est qu'une fois l'affaire révélée, l'histoire est si bien racontée que tout semble limpide, au point que personne ne doute un instant qu'il puisse s'y être glissé la moindre erreur d'analyse ou d'interprétation des faits. De l'analyse au jugement, il n'y a qu'un tout petit pas que Mediapart franchit allègrement. Par conséquent, tout mis en cause dans un article du site d'information, n'en sortira jamais indemne, même blanchi par la justice.

La question morale que pose Mediapart dans son rôle de chasseur de troubles est la suivante : celui qui lance l'alerte peut-il s'ériger en juge avant les juges ?

Vous avez deux heures et je ramasse les copies !

Le mieux est de laisser cette question à Edwy Plenel. À ne pas en douter, il doit avoir une opinion très tranchée sur le sujet.

SCANDALES ET AUTRES AFFAIRES

Dans le domaine des « scandales » médiatiques, la santé est une cible privilégiée des médias, et quand il n'y en a pas de nouveau, on ressert les plats réchauffés de la veille. L'essentiel est de ne pas perdre le fil de l'anathème.

C'est aussi, bien évidemment une cible très regardée des avocats. Un préjudice sanitaire, c'est tout de suite un combat de grande portée publicitaire, avec potentiellement des indemnisations assez élevées.

Mais un accident sanitaire, qu'il cache ou pas un scandale, c'est avant tout un drame, des victimes et des familles qui souffrent. Pour moi qui suis médecin, mais aussi responsable de produits de santé dont je dois garantir l'efficacité et la sécurité, l'obsession de chaque jour c'est d'abord de faire en sorte que cela n'arrive pas. Par conséquent, il faut à chaque accident, analyser, comprendre et tirer les leçons du dysfonctionnement qui en est la cause.

Pour autant, le visage d'une crise sanitaire, c'est très vite le masque d'un coupable et d'une faute, et potentiellement de quelque chose d'inadmissible ou scandaleux. Intéressons-nous quelques instants aux raisons de ce particularisme.

Il y a en effet plusieurs composants qui expliquent le caractère un peu « explosif » d'une crise sanitaire, et donc l'emballement médiatique et politique qui s'en suit.

La première, et sans doute la principale, c'est que l'accident touche à un secteur censé préserver ce qu'il y a de plus sacré : la vie. Or, dans une société qui a érigé le principe de se soigner pour ne pas mourir (du moins le plus tard possible) comme un droit universel, la fatalité n'existe plus. Ainsi, la mort ou l'accident physique comme conséquence d'un acte qui vise à vous préserver de la maladie, est vécu émotionnellement comme insupportable et résultant d'une faute caractérisée.

La seconde tient à la rareté de l'événement. Paradoxalement, plus un événement est statistiquement rare, plus sa survenue est considérée comme intolérable. Cela tient à un raisonnement inconscient qui est le suivant : la santé est un univers où toutes les garanties de sécurité sont prises, donc même si j'ai peur, j'ai néanmoins confiance dans les soins qu'on me prodigue ou les médicaments que je prends. Un peu comme au moment où je monte dans un avion, j'appréhende, mais je suis rassuré par les statistiques. Si bien que chaque accident, même exceptionnel, me fait douter de la confiance que je fais a priori à ceux qui assurent ma sécurité dans les soins. Le caractère peu fréquent donnant à l'accident un côté spectaculaire, l'impact qu'il a sur ma peur et sur ma confiance est par conséquent important. À l'inverse, je m'habitue à voir chaque jour sur la route un accident de voiture ou de moto, et, de ce fait, je fais rentrer ce risque dans mon schéma normatif. S'il m'arrivait un accident de voiture, ce serait bien évidemment dommageable, mais je n'y verrais pas nécessairement immédiatement un complot ou une malveillance de la part du constructeur !

Le troisième élément repose sur un aspect culturel très judéo-chrétien : la culpabilité. Dans notre culture ancestrale, le malheur a été longtemps considéré comme une punition divine. Dans une société moderne, cartésienne, et laïque, la culpabilité divine s'est assez naturellement effacée au détriment d'un potentiel coupable pénal et civil. De ce fait, le réflexe de causalité persistant, tout drame sanitaire ou autre doit trouver son coupable. C'est même une priorité ! Nous aurons bien tout le temps d'en tirer des enseignements, ce qu'il faut avant tout, c'est lui couper la tête ! Cet acharnement, digne d'Alice au Pays des Merveilles, à vouloir punir un coupable avant même de comprendre ce qui s'est vraiment passé, fragilise la sécurité de notre système de soins plus qu'il ne la renforce. Et c'est ce que j'ai souvent déploré dans l'emballement politique et médiatique des crises sanitaires. Je vous propose donc, à travers quelques exemples, de prendre un peu de recul et de tenter de comprendre à quel moment nous nous laissons embarquer dans le culte de la victimisation et donc dans le trou noir de l'analyse subjective.

L'affaire du sang contaminé : naissance du concept de « responsable mais pas coupable »

L'affaire dite « du sang contaminé » fut révélée en 1991, quelques années après que le drame du Sida ait fait son apparition dans une société qui avait cru pouvoir préserver les acquis d'une forme de liberté sexuelle. En avril 1991 donc, la journaliste de *l'Evénement du jeudi*, Anne-Marie Casteret publie un article faisant état du fait que le Centre National de Transfusion Sanguine (CNTS) alors sous la direction de Michel Garretta, aurait sciemment distribué à des hémophiles, de 1984 à fin 1985, des produits sanguins dont certains étaient contaminés par le virus du Sida.

Pour comprendre en quoi ces éléments pouvaient cacher un scandale sanitaire, il faut remonter à 1982. À cette époque, alors que l'on ne sait encore pas grand-chose de cette terrible maladie, si ce n'est qu'elle est due à un virus et donc transmissible, l'Organisation Mondiale de la Santé (OMS) recommande au fil de l'eau, de tester les produits sanguins, puis de les chauffer, et d'écarter du don du sang les sujets considérés comme à risque, à l'époque essentiellement les homosexuels. Or, pour identifier et tracer les lots contaminés, il fallait des tests. S'engage alors, en parallèle de cette crise sanitaire, une compétition entre les producteurs de tests diagnostics, et notamment entre deux firmes, l'une américaine, l'autre française. Cet élément, bien que la preuve n'en ait jamais été apportée, a pu jouer dans un certain retard à la mise en œuvre de procédures de contrôle qualité des lots transfusionnels. Quoi qu'il en soit, à partir de 1984, le lien entre transfusion sanguine et contamination par le virus du Sida, est clairement établi. Aux États-Unis, dès 1983, Travenol-Hyland, un des plus importants producteurs de dérivés sanguins, avait pris la décision d'exclure préventivement tous les produits non chauffés de sa chaîne de production et rappela les lots hypothétiquement infectés. Il mit en place également une campagne d'information à l'adresse des centres de traitement des hémophiles et des centres de transfusion. Toutes ces mesures furent prises par la firme sans attendre les directives des pouvoirs publics.

En France, pendant ce temps-là, le gouvernement élabore des circulaires au compte-gouttes : en juin 1983, une circulaire recommande d'abord d'écarter du don du sang les sujets à risques (homosexuels, usagers de drogues injectables, haïtiens, hémophiles et leurs partenaires sexuels). Mais jusqu'en 1985, ces recommandations seront peu ou mal appliquées par le CNTS. Par ailleurs, l'intégration de la norme qui consiste à préchauffer les extraits du plasma pour inactiver le virus du Sida mettra un certain temps à s'imposer. Cette découverte étant un peu le fruit du hasard puisqu'au départ, le chauffage des éléments extraits du plasma avait pour but de trouver un moyen d'inactiver le virus de l'hépatite B. Dans ce cafouillage où la communication des informations scientifiques se fait lors de congrès et de séances internationales à l'OMS, et donc pas de façon très réactive, la France, mal conseillée, dans le doute, attend d'en savoir un peu plus.

La rareté des produits sanguins face à la demande transfusionnelle (un vieux mal français qui tient au fait que nous n'avons jamais voulu rémunérer les dons du sang contrairement à d'autres pays), fait qu'entre 1983 et 1985, le directeur du CNTS va gérer ses stocks à flux tendus, et mettre progressivement en place une ligne de production de lots chauffés, qu'il destine prioritairement aux séronégatifs. Pour autant, il décidera, un peu seul, de continuer à écouler des lots non chauffés à des sujets estimés « à risques », c'est-à-dire entre autres les hémophiles. Il faudra attendre un rapport du CNTS en 1986 pour apprendre qu'un hémophile sur deux, durant cette période, fut potentiellement contaminé par le virus du Sida, soit environ 2000 personnes. En réalité, ce sera un peu moins, car en 1985, la systématisation des tests a permis d'écarter les séropositifs des dons du sang. Les produits chauffés seront abandonnés en 1987 (car finalement n'inactivant pas le virus de l'hépatite) au profit d'une technique détergente beaucoup plus efficace. Entre temps, le bon Dr Garretta se trouvera propulsé au cœur d'un cyclone politico-médiatique, et considéré très vite comme le principal responsable de cette terrible négligence.

Mais bien évidemment, il n'a échappé à personne que le CNTS est un laboratoire sous le contrôle de l'État. Par conséquent, les journalistes, les observateurs, mais aussi les juges, vont très vite s'intéresser à la question suivante : comment se fait-il que l'organisme de tutelle, l'État donc, ne fût pas informé ni en contrôle des décisions que prit le directeur général du CNTS sur la gestion d'une telle crise ?

La réponse à cette question ne tardera pas à faire jour : la ministre des Affaires Sociales, Georgina Dufoix, mais surtout son secrétaire d'État à la Santé, Edmond Hervé, et son Premier ministre d'alors, Laurent Fabius, auraient dû être au courant des décisions prises et du rationnel qui les sous-tendait.

Le procès qui s'ouvrira dix ans plus tard, mettra notamment en exergue l'importance majeure d'une décision purement financière, dans le retard accusé sur le dépistage du sang contaminé. C'est en effet pour préserver la compétitivité de « Diagnostic Pasteur », firme française, vis-à-vis d'Abott diagnostic, firme américaine, que les pouvoirs publics ont opéré la mise en place des procédures de diagnostic avec « une gestion astucieuse du calendrier ». Cette faute n'explique pas tout, mais elle fut un élément aggravant de la mauvaise gestion de la crise, et colora celle-ci d'un parfum de scandale.

Acculée devant les évidences, envoyée au front par son ex-Premier ministre qui tenta de se faire oublier, Georgina Dufoix aura cette formule célèbre au JT de 20 heures : « Je me sens responsable, mais pas coupable ».

Le 9 mars 1999, les trois ministres comparaîtront devant la Cour de Justice de la République pour homicides involontaires. Laurent Fabius et Georgina Dufoix seront relaxés, Edmond Hervé condamné mais dispensé de peine. En 2003, la Cour de Cassation confirmera un non-lieu général pour les conseillers ministériels et médecins poursuivis depuis 1994.

On tirera de l'affaire du sang contaminé un certain nombre d'enseignements sur le contrôle qualité des produits dérivés du sang, bien que quelques années plus tard, l'émergence de cas de Creutzfeld-Jacob issus de produits dérivés de bovins démontrera que la sécurité dans ce domaine reste une notion bien fragile. C'est aussi à partir de cette affaire que l'Agence de Sécurité du Médicament verra le jour, afin de permettre un meilleur contrôle sanitaire sur les produits administrés.

Mais c'est aussi par l'affaire du sang contaminé, que le politique prendra conscience de sa responsabilité de garant de la sécurité sanitaire, tout en mettant en place une série de fusibles le protégeant d'une possible culpabilité en cas de problème. On venait d'inventer le concept de « responsable non coupable ».

Grippe A (H1N1) de 2009-2010 : la menace fantôme

L'histoire de l'épidémie de grippe H1N1 en France entre l'été 2009 et le mois de janvier 2010 est un cas d'école de la gestion de crise sanitaire.

Ici, le coupable, comme dans la série *Esprits criminels*, est connu dès le début du film : un virus, d'apparence banal, celui de la grippe A. La souche H1N1 qui nous est amenée par les vents d'Est, est particulièrement virulente. Les premiers cas mondiaux, en Asie, mais aussi aux États-Unis, au Canada et en Europe, de décès ou de complications graves liées à ce virus, poussent l'OMS à passer le niveau d'alerte à 6, c'est-à-dire au maximum, compte tenu de la vitesse de diffusion de l'épidémie. La France, décide de rester au niveau 5A. En juillet 2009, l'INVS (Institut de Veille Sanitaire) déclare la mort d'une jeune fille touchée par le virus, puis en septembre la mort d'un homme à Saint-Etienne, touché par une souche mutante du virus H1N1.

La multiplication des cas, pousse alors la ministre de la Santé, Roselyne Bachelot, à se rapprocher des fabricants de vaccins (les trois principaux établis en France) afin de leur faire part de sa préoccupation et de les mobiliser dans l'établissement d'une solution vaccinale à large échelle. Dans le même temps, le Président Sarkozy monte au créneau, des centres spécialisés pour la prise en charge des malades contaminants ouvrent un peu partout en France, et des mesures de prévention sont mises en place dans les lieux publics, les écoles, et les entreprises. L'effet de panique gagne peu à peu la population, et les comportements changent, en particulier dans les transports, trains, métros et avions, où beaucoup de nos concitoyens vivent une véritable paranoïa.

Il faudra à peu près trois mois pour que se mette en place une large campagne de vaccination susceptible d'enrayer la propagation du virus.

L'idée de Roselyne Bachelot était la bonne, mais la mise en œuvre fut une catastrophe. Ainsi que nous l'avons évoqué dans un chapitre précédent, la commande d'un nombre bien trop important de lots de vaccins, la mauvaise prévision épidémiologique de la maladie, la mise en place alambiquée de la vaccination par des centres dédiés, la mise à l'écart du processus (du moins dans un premier temps) des médecins généralistes sur des arguments fallacieux de traçabilité, la communication très « people » dénuée de toute pédagogie sur la nécessité de se vacciner ont sonné le glas de cette gestion de crise, qui, sur le principe, n'était pas si mal engagée. Malgré cela, la fin de cycle de l'épidémie permettra de voir le danger s'écarter à partir du mois de février 2010, en laissant derrière elle 164 morts, 890 personnes hospitalisées, dont 211 en soins intensifs, et 5,3 millions de sujets infectés.

L'histoire de la grippe A de 2009, collera un peu aux basques de Mme Bachelot essentiellement à cause de la facture colossale des vaccins commandés et dont les 2/3 ne seront pas utilisés. Accusée injustement de faire la part belle aux labos, la ministre contribuera malgré elle à lancer le début de la grande polémique sur l'utilité vaccinale.

Ce qui est particulièrement intéressant dans cette affaire, qui pour une fois n'ira pas devant les juges, c'est de comprendre le contraste qu'il y a entre la qualité de l'analyse et du plan de gestion de crise, et la misère avec laquelle il fut implémenté. En France, on ne veut pas faire comme les autres. Beaucoup de nos voisins européens furent confrontés au même problème, et gérèrent (en particulier en

Allemagne), la crise avec mesure, discipline et efficacité. En France, il nous faut nous distinguer soit par une appréciation différente du risque (à la hausse ou à la baisse), soit par une mécanique qui n'appartient qu'à nous, même dans la façon d'établir les procédures.

Cette « exception » française, on la retrouve un peu dans nos entreprises.

Mais à une époque où tout se globalise, où toute crise ne connaît plus de frontières, nous serions bien inspirés de nous aligner un peu plus sur les directives européennes ou internationales. Il y a en France, une administration sanitaire de grande qualité. L'INVS, la DGS, l'IGAS, les cabinets ministériels en santé sont, je le crois, peuplés de gens intelligents connaissant bien leur affaire. En revanche, il est évident que la communication entre ces administrations est très aléatoire (disons, très personne-dépendante), et que leurs conseils parfois dissonants sont mal entendus par le décisionnaire politique. Notre pays n'est certainement pas le seul à souffrir de cela. Mais nous sommes quand même particulièrement exposés au silotage des énergies en temps de crise. C'est probablement là que se trouve un de nos tendons d'Achille.

Pour ma part, je milite en faveur du regroupement de nos administrations en des pôles de compétences dédiés à certains aspects de la gestion des soins. Au diable les « indépendances » des grands instituts. Ils n'ont en réalité d'indépendance que le qualificatif. Les experts, les responsables des administrations sanitaires, les décideurs et les acteurs de la gestion de crise doivent se parler sans cesse : avant pour prévenir, pendant pour gérer et après la crise pour en tirer les enseignements. Or ce n'est pas comme cela que nous sommes organisés en France. Quelques cas récents prouvent que notre chère Roselyne ne fut point la dernière à en faire la triste expérience.

Le crash du Mediator

L'affaire du benfluorex (Mediator ; Servier), fut un drame qui marqua à jamais les esprits, et qui embarqua l'image des industriels du médicament dans une longue traversée du désert. Pourtant, quelques années plus tôt, les effets secondaires du distilbène avaient engendré une crise sanitaire tout aussi grave, mais dont on ne tira curieusement que très peu d'enseignements.

La crise du Mediator, qui fut révélée par Irène Frachon, est la première grande crise de confiance entre l'État et le médicament. Très vite médiatisée, elle braquera les yeux de l'opinion publique sur un coupable tout désigné, d'autant plus idéal que le nom de la firme a un vieux visage usé par le temps : celui du Docteur Jacques Servier. Mais est-il l'alpha et l'oméga de cette histoire ?

Bien que les médias, les politiques et la vindicte populaire se soient très vite contentés de l'explication simpliste d'un laboratoire responsable de milliers de morts (combien exactement, peu importe diront certains), la réalité de cette affaire est bien différente.

Les yeux ne voient en effet que ce qu'ils regardent.

J'ai, sur l'affaire Mediator, une théorie un peu différente, inspirée de la philosophie avec laquelle le BEA (Bureau d'Enquête et d'Analyse pour la sécurité de l'aviation) appréhende sa mission après un crash aérien.

Le BEA, composé de véritables enquêteurs spécialisés en avionique, ont comme seule mission, d'établir la séquence des évènements qui ont conduit à une catastrophe aérienne, sans aucun parti pris dans la recherche des responsabilités juridiques, et indépendamment des pressions diverses et variées.

Lorsqu'on lit un rapport du BEA, on est très vite impressionné par la rigueur et l'objectivité avec laquelle ils conduisent leur enquête.

Prenons l'exemple du « Rio-Paris » d'Air France, un Airbus A330 qui s'est crashé le 1er juin 2009 au large des côtes brésiliennes, et qui fit 228 morts. Très vite, l'enquête met en exergue par les éléments transmis peu avant l'accident, un givrage des sondes de vitesse Pitot (fabriquées par Thales) qui conduisit à une incohérence temporaire entre les vitesses mesurées (vitesse en vol et vitesse au sol). Cette anomalie constitue indéniablement le point de départ de la catastrophe. Pour autant, si elle était restée isolée, il est à peu près certain que l'avion ne serait jamais tombé. En réalité, ce que démontre le rapport d'enquête, c'est qu'il faut une série de séquences improbables, dans un ordre bien précis, pour que l'avion s'abîme en mer. En d'autres termes, chaque élément de responsabilité, pris individuellement, ne peut être considéré comme un facteur causal de l'accident. L'enquête mettra notamment en évidence l'adjonction de cinq autres facteurs critiques séquentiels et contextuels. Tout d'abord une météo catastrophique avec des vents arrière d'altitude de plus de 180 km/heure, propulsant ainsi l'avion à une vitesse relative bien plus importante que ne le tolérerait la structure si l'on ne réduit pas les gaz. L'autre élément, est qu'il fait nuit, que l'on est au-dessus de la mer (donc sans points lumineux au sol) et que les pilotes ne disposent d'aucun autre repère que l'horizon artificiel de leur cadran pour s'orienter. Le troisième facteur critique, est que le commandant, comme il en a le droit, est parti se reposer un peu en cabine, laissant son co-pilote gérer la surveillance des paramètres, l'avion étant à ce stade du plan de vol en pilotage automatique à 35 000 pieds. Le quatrième élément, déterminant celui-là, c'est la mise en inclinaison progressive de l'appareil à 11°, déclenchant l'alarme de bord. Par ailleurs, la sonde Pitot étant défaillante, la vitesse indiquée au cadran est considérée comme trop basse. Fausse alerte ? Le copilote coupe l'alarme. Au bout de quelques secondes, l'alarme de décrochage retentit à nouveau. Les choses se compliquent. On sait alors que les turbulences engendrées par le décrochage de l'appareil font revenir précipitamment le commandant dans le cockpit. Mais la crise est mal gérée, chacun interprète de son côté les éléments dont ils disposent au tableau de bord. C'est là le cinquième élément. Le « directeur de vol », en particulier, donnait des ordres de cabrer qui ont probablement influés sur le pilote en fonction. L'alarme de décrochage « stall » retentit à nouveau, mais aucun élément de mesure ne donne une explication cohérente à la situation. Ils interprètent dans un premier temps l'alarme de décrochage comme étant liée à une sous vitesse, et font l'inverse de ce qu'il faut faire, et par une manœuvre inappropriée, en tirant sur le manche, malgré la procédure « toga » (plein gaz), l'appareil s'incline encore plus, et atteint l'angle d'inclinaison hallucinant de 41°. Il se met alors en début de vrille. Après les choses vont très vite. En l'absence de repères terrestres, l'altimètre dégringole et l'équipage se retrouve dans un état de perte quasi totale de la situation. S'en suit une série d'échanges entre le commandant Dubois et son jeune copilote Robert Bonin. Ils ne comprennent pas ce qu'il se passe, ne raisonnent plus, pire, ne laissent même pas parler leur intuition. Ils s'accrochent désespérément à un principe simple mais faux : si on chute, c'est qu'il faut tirer, tirer sur le manche et être en « toga » pour stabiliser l'appareil. « Putain on va taper ! » dit Robert Bonin, le commandant qui, prenant les commandes, tente de garder son calme. Ses derniers mots seront la lecture de son horizon : « dix degrés d'assiette ». À 23h14, le vol AF447 disparaît des écrans radars.

Si je prends le temps de vous raconter l'histoire de l'AF 447, c'est que je suis intimement convaincu qu'il y a un peu de ce crash dans l'affaire Mediator, mais que pour des raisons politiques on s'est arrêté aux sondes Pitot.

À l'instar de ces fichues sondes de vitesse, on peut dire que le benfluorex n'est pas vraiment une bonne molécule. C'est une amphétamine, cousine de l'Isoméride dont on connaît la dangerosité et qui fut retirée du marché le 15 septembre 1997. Mis sur le marché en 1976, le Mediator bénéficie tardivement d'une AMM restreinte à l'indication « adjuvant du régime adapté chez les diabétiques avec surcharge pondérale ». En clair, l'agence tolère encore un rapport bénéfice/risque acceptable pour cette dernière survivante de la classe des amphétamines, à condition qu'elle ne soit utilisée qu'avec parcimonie chez des diabétiques, par ailleurs exposés à un risque de morbidité élevé.

Mais le problème vient précisément du fait qu'il n'existe plus de « coupe-faim » sur le marché, alors qu'ils étaient considérés comme bien pratiques pour perdre un peu de poids quand on se trouvait un peu en rondeur.

C'est ici qu'interviennent mes mauvaises conditions météo.

En l'absence d'alternative à ces petites cures d'amaigrissement, beaucoup de médecins continueront à prescrire du Mediator en dehors de son indication, à des patients, qui parfois le sollicitaient eux-mêmes.

Sale temps.

Pourtant les alarmes de décrochage vont retentir, laissant une chance aux pilotes de rattraper la situation avant qu'il ne soit trop tard.

En 1999, la Commission de Transparence de la Haute Autorité de Santé réévalue le dossier du benfluorex dans le cadre d'une procédure tout à fait habituelle. Elle conclut alors au vu des derniers éléments de sécurité, à son mauvais rapport bénéfice/risque, et recommande son déremboursement.

Deuxième facteur clé : les pilotes ne lisent pas leurs instruments et n'en font qu'à leur tête : le produit sera maintenu au remboursement pour des raisons encore mal comprises. Mais une chose est certaine, le produit continue à être prescrit comme coupe-faim. L'avion décroche.

En 2004, alors que l'Espagne et l'Italie retirent le Mediator du marché, et que Xavier Bertrand est aux affaires (ce détail n'est pas anodin dans la suite de l'histoire), rien ne se passe en France. Alertée à nouveau par le mésusage du produit en 2007, l'Agence du Médicament recommande de ne pas l'utiliser comme coupe faim. Deuxième alarme « stall », mais chacun continue d'entendre ce qu'il veut bien entendre.

Il faut attendre la « fille de Brest » en 2008, et son combat nourri de bons arguments scientifiques pour voir les premières réactions s'opérer. Mais le retrait du Mediator prendra pas moins d'un an. Il est trop tard, l'avion est hors de contrôle.

En 2011, le ministre des Affaires Sociales revenu aux affaires, Xavier Bertrand, s'improvisera pompier de l'incendie, et chef de bureau du BEA. L'essentiel de l'affaire sera centré sur la molécule (les sondes Pitot) et son fabricant. Ce fut efficace, on ne retiendra que cela du crash.

On retiendra également la déplorable communication du laboratoire et de son dirigeant, qui lors d'une réunion interne, rassurait ses collaborateurs en méprisant la portée du drame : « il n'y a que trois morts, tout au plus ! ».

Peu après, le Leem décidait de suspendre Servier de ses rangs. Ce dernier démissionnera du Leem dans la foulée.

Jacques Servier alors encore vivant, muselait ses proches collaborateurs. Je pense sincèrement que s'ils avaient eu les pleins pouvoirs, ils auraient géré la crise autrement.

Il faudra attendre le décès du patriarche pour voir l'entreprise se remettre profondément en question, changer ses pratiques, et s'engager dans une nouvelle ère pour tenter de reconquérir une réputation bien écornée. Y arrivera-t-elle un jour ? Je lui souhaite.

En conclusion de cette triste histoire, qui entraîna les familles dans un interminable parcours judiciaire, je veux dire mon inquiétude à ne pas voir s'entreprendre une véritable démarche d'analyse des causalités et des séquences responsables de la catastrophe.

D'un point de vue purement sécuritaire, on expose ainsi notre système de soins à une récidive pour peu que nous n'ayons pas resserré tous les maillons de la chaîne.

C'est ce que fit Air France, en entreprenant un grand plan de formation de ses pilotes à la gestion des alarmes « stall », et en corrigeant certains aspects de leurs procédures en vol.

Pendant ce temps-là, nous attendons l'issue judiciaire de cette affaire.

L'affaire Depakine : les patients doivent savoir ce que tout le monde sait

L'histoire de la Depakine est une bien étrange affaire.

Tout d'abord, il faut savoir qu'elle concerne un médicament, le valproate de sodium, commercialisé en France en 1967 comme antiépileptique, par le groupe devenu aujourd'hui Sanofi.

Cette molécule reste jusqu'à aujourd'hui un des médicaments les plus efficaces pour lutter contre l'épilepsie généralisée ou partielle de l'adulte et de l'enfant. Encore maintenant, certains malades sont parfaitement équilibrés par ce traitement sans qu'il existe d'alternative thérapeutique. Depuis plus de quinze ans, la Depakine de Sanofi est génériquée, néanmoins, comme pour beaucoup de molécules dont l'équilibre de la posologie est délicat à manier, peu de patients acceptent la substitution d'une marque à une autre.

Au fil des années, à la lumière des études scientifiques internationales, ses conditions d'utilisation et son profil de sécurité vont évoluer. Ainsi sera-t-elle de plus en plus souvent utilisée en association avec d'autres antiépileptiques, les formes galéniques permettant par ailleurs une utilisation simplifiée. Mais surtout, on en connaîtra de mieux en mieux les risques d'effets secondaires, notamment chez la femme enceinte, et ce à partir des années 80. En revanche, contrairement à ce qui est parfois dit, les indications de la Depakine resteront cantonnées à l'épilepsie. Par conséquent, ses utilisations dans d'autres maladies, même justifiées par des publications scientifiques, seront des prescriptions hors du champ de l'AMM sous la seule responsabilité de celui qui prescrit.

La tératogénicité du valproate de sodium est connue depuis très longtemps. Je me souviens très bien, que lors de mes cours de pharmacologie du Pr Lechat à Lariboisière en troisième année de médecine, nous étions en 1978, le valproate de sodium figurait en bonne place parmi les médicaments possédant un « potentiel » effet tératogène. Le terme « potentiel » est important. En effet, à l'époque, et c'est le cas pour beaucoup de nouveaux médicaments, on ne connaissait le risque de la Depakine sur le fœtus que par les conclusions des études faites sur l'animal, le plus souvent des souris. Les preuves de l'extrapolation de ce risque à la femme enceinte n'existant pas, puisqu'on écarte systématiquement (et c'est bien normal) les femmes enceintes des protocoles d'études cliniques. Pour ces raisons, à son lancement, un médicament ne possède dans son dossier que des données de toxicité animale pour pouvoir recommander ou non son usage chez la femme en âge de procréer. Du reste, dans les années 70, on considérait l'usage de la Depakine chez la femme sans couverture contraceptive « avec précaution ».

En réalité, ce n'est que par l'accroissement progressif de la cohorte de femmes épileptiques traitées pendant les dix premières années, que la pharmacovigilance du produit (c'est-à-dire le recueil d'effets secondaires en vie réelle) va permettre dès le début des années 80 d'y voir plus clair. En effet, au fur et à mesure que le nombre de cas traités grandit, la probabilité que certaines femmes se retrouvent enceinte sous Depakine, malgré les précautions recommandées, était mécaniquement élevée. Par conséquent, petit à petit, le laboratoire et les agences sanitaires ont vu apparaître au fil de l'eau, l'expression fœtale du risque tératogène de la Depakine, d'abord quelques cas, puis de plus en plus, jusqu'à ce que la relation d'imputabilité puisse être faite.

Ce travail de pharmacovigilance existe pour tous les médicaments, c'est une obligation absolue et incontournable que de déclarer tout effet secondaire, tout mésusage, nouveau ou pas, connu ou pas, et quel qu'en soit la gravité. La firme, les centres régionaux de pharmacovigilance (CRPV), l'agence nationale (ANSM) et même maintenant les autres pays (y compris USA, Japon, etc..) sont dans la boucle de ces notifications d'effets secondaires. L'idée selon laquelle on pourrait les « cacher » est absurde.

En revanche, il est vrai que cela prend un peu de temps entre le constat des « effets nouveaux », et la décision de l'enregistrer dans le Résumé des Caractéristiques Produits (RCP, c'est-à-dire le Vidal, le gros bouquin rouge pour les médecins), voire dans la notice de boîte (accessible aux patients). Ce temps est un temps d'analyse des données, et un temps « administratif » pour effectuer cette opération de mise à jour, que l'on appelle dans notre jargon « une variation pharmaceutique de type II ».

Dans ces fameuses années 80, plusieurs mises à jour seront faites à la lumière de la connaissance des effets de la Depakine chez des enfants nés de mères traitées. On découvrira d'abord les risques de malformations chez l'enfant (spina bifida), puis à partir de 2005, les troubles neuro-développementaux chez les enfants exposés in utero.

Il n'y a de mon point de vue, aucun doute à avoir sur la qualité des données transmises par Sanofi aux agences de sécurité sanitaire, et sur la diligence avec laquelle la firme a répondu à ses obligations pharmaceutiques.

Dans une interview donnée à Marion Guérin (*Pourquoi Docteur ?*) en mai 2017, Dominique Martin, Directeur Général de l'ANSM dit ceci : « les documents à destination des patients et des médecins ont été adaptés et modifiés au fil des connaissances scientifiques. La question qui se pose est la suivante : est-ce que le niveau d'alerte et d'intervention a toujours été à la hauteur des connaissances dont nous disposions, notamment sur les retards neuro-développementaux entre 2005 et 2010 ? Est-ce que les mesures contraignantes qu'on a mises en place après 2014 auraient pu être prises avant ? C'est un débat qui sera tranché par le juge ».

En effet, la question posée par la Depakine n'est pas une question relative à une faille dans le développement, la mise sur le marché ou le suivi pharmacovigilant du médicament. C'est une question qui se trouve beaucoup plus en aval : comment garantissons-nous aux patients qu'ils puissent bénéficier dans le temps le plus court, du bon niveau d'information sur l'actualité du médicament qu'on leur prescrit, afin qu'ils puissent en mesurer le bénéfice et le risque pour eux-mêmes et leurs enfants ?

C'est d'abord au médecin, au neurologue, de prendre le temps d'informer correctement les jeunes femmes sous Depakine, du risque fœtal sur la molécule. Même si le doute subsistait quant à la fréquence ou l'importance du risque jusque dans les années 90, les médecins disposaient de suffisamment d'éléments pour avertir leurs patientes que ce risque existait. Je suis certain qu'ils sont nombreux à l'avoir fait consciencieusement. Bien évidemment, une jeune femme pour laquelle la Depakine est la seule alternative à l'équilibre de cette terrible maladie qu'est l'épilepsie, et qui désire un enfant, se trouve devant un choix impossible. Quel risque prendre ? Arrêter mon traitement et risquer une crise, une chute voire un accident avec mon bébé ? Prendre le médicament quand même ? Peut-être que tout se passera bien, ou pas ? Comment voulez-vous gérer une telle situation autrement que par une prise de conscience partagée et transparente du risque ? C'est, je le crois, ce que les patientes demandent, et elles ont raison. Mais alors, réfléchissons avec urgence à la manière de leur communiquer les alertes, ou les précautions à prendre vis-à-vis de leur traitement. C'est la mission que s'est donnée Agnès Buzyn, et c'est tant mieux.

J'ai moi-même proposé à une mission d'enquête parlementaire sur ce sujet de se rapprocher de la CNAM. Elle est la seule à disposer de l'identification des patients disposant d'une ordonnance avec tel ou tel produit (Le Dossier Pharmaceutique), que peut lire par ailleurs le pharmacien qui délivre l'ordonnance. Il n'est donc, en théorie, pas très difficile d'imaginer un système permettant de créer une alerte, sur un Smartphone par exemple, invitant le patient à consulter son médecin ou son pharmacien.

Dans la loi française, les laboratoires pharmaceutiques n'ont pas le droit de communiquer directement auprès des patients, même par voie de presse. Ce n'est pas le cas aux États-Unis. Reprocher à Sanofi de ne pas l'avoir fait est donc idiot. Je ne suis pas certain qu'il faille faire évoluer la législation sur ce point, mais alors, il faut donner à l'ANSM plus de moyens pour qu'elle puisse remplir sa mission d'information auprès du grand public.

J'ai plusieurs fois discuté avec des représentants d'associations de patients victimes de la Depakine. À chaque fois, elles (c'était exclusivement des mamans) me faisaient part avec désarroi des difficultés auxquelles elles étaient confrontées avec leur enfant : soins médicaux bien sûr, prise en charge, gardes, école, démarches administratives, aides sociales… Tout est galère. Certaines sont mères célibataires, et se retrouvent seules face à l'adversité. Pourquoi ? Juste parce qu'elles ne savaient pas, parce qu'on ne leur a rien dit le jour où elles ont démarré leur grossesse. On a juste renouvelé leur ordonnance. Certaines m'ont avoué que cela n'aurait rien changé, elles auraient pris quand même le risque tant leur désir d'enfant était puissant. Mais ce qu'elles voulaient, c'est pouvoir l'assumer, et je le comprends.

Je suis une fois de plus révolté quand je vois certains partisans « anti-labos » déplacer le débat à côté du vrai sujet. Nous avons un problème de réactivité en matière de sécurité sanitaire, et nous avons un sérieux problème de qualité de l'information aux patients. Que Sanofi soit condamné ou non, ne règlera pas, une fois de plus, le sujet causal de ces malheurs. Nous allons voir dans le dernier exemple que j'ai choisi, à quel point les mêmes causes produisent les mêmes effets !

Levothyrox : Ubu roi

L'affaire du Levothyrox est, comme le disait Chirac, abracadabrantesque.

Ce médicament, dont le principe actif est la levothyroxine, en d'autres termes une hormone thyroïdienne de synthèse, est sur le marché depuis des décades, et est indiqué comme traitement substitutif pour les patients souffrant d'insuffisance thyroïdienne. En clair, il s'agit soit de patients dont la glande thyroïde fonctionne mal (ils prennent alors en général des petites doses supplétives), soit de patients auxquels on a enlevé la glande thyroïde (à cause de nodules bénins ou malins), et qui doivent prendre un traitement substitutif à une dose proportionnelle à leur poids.

Il faut savoir deux ou trois choses importantes pour comprendre ce qui a pu se passer avec la fameuse « nouvelle formule » du Levothyrox :

a) L'adaptation des doses de levothyroxine, du moins au début du traitement n'est pas aisée. On tient compte du poids du malade, bien sûr, mais aussi de la façon dont il réagit à l'équilibre de son traitement. Pour cela, on surveille les effets de l'hormone thyroïdienne sur le corps pour que la dose soit la plus proche de ce que la physiologie du malade réclame. On appelle cet équilibre « l'euthyroïdie ». Comme l'hormone thyroïdienne agit sur plusieurs paramètres, on surveille l'évolution de chacun d'entre eux : le rythme cardiaque, la tension, le transit intestinal, le tonus musculaire, le sommeil, l'humeur pour citer les principaux. On surveille également un indicateur biologique, la TSH, dont le taux reflète indirectement l'équilibre thérapeutique. Pour faire simple, la TSH doit être le plus proche de zéro. Sur le plan clinique, un malade un peu « surdosé » en Levothyrox va avoir un pouls un peu rapide, une tension un peu élevée, un transit intestinal un peu accéléré, une petite tendance à la nervosité, à la transpiration, ou à l'insomnie, voire quelques sautes d'humeur. Un malade « sous dosé » aura les signes inverses en miroir, avec une TSH élevée. L'adaptation des doses pour trouver l'équilibre est délicate, car il se fait par petits paliers de 25 mg en commençant généralement à 100 mg pour quelqu'un qui n'a plus de thyroïde. Pour les autres qui ont une thyroïde défaillante, on procédera de même mais en partant de 25mg et en augmentant les doses en fonction de la TSH. Il faut savoir que le résultat d'une adaptation de dose prend entre une et trois semaines, par conséquent, il ne faut pas faire le yoyo avec ce traitement.

b) Le Levothyrox est un médicament à « index thérapeutique étroit ». Cela signifie que de petites variations de doses d'une marque à l'autre peuvent être ressenties désagréablement par le patient. C'est en partie pour cette raison que les personnes traitées n'aiment pas passer de leur Levothyrox à un générique, car l'équivalence entre les deux peut varier de plus ou moins dix pour cent.

c) Le Levothyrox, du moins l'ancienne formule, avait comme excipient le lactose. Pour des raisons d'harmonie avec les autres pays, le laboratoire Merck Serono a remplacé le lactose par du mannitol, excipient tout à fait banal, dépourvu de tout pouvoir allergisant, que l'on trouve dans de nombreux médicaments ou dans les chewing gums par exemple.

d) En 2016, l'Agence Nationale de Sécurité du Médicament, demande au fabricant de trouver une formule plus stable, ayant constaté à la suite de contrôles qualité, que l'ancienne formule avait tendance à se dégrader au cours du temps. En pratique, un patient qui achetait une boîte et qui la consommait 6 mois après, avait une probabilité de trouver une dose par comprimé dégradée de 10 à 20 %, ce qui n'est pas anodin. Le laboratoire s'apercevant que cette dégradation du principe actif était liée en réalité au PH du comprimé (manque d'acidité), il décida tout naturellement de rajouter de l'acide citrique (du jus de citron en somme). L'affaire était réglée, les tests de stabilité étaient bons, tout allait bien, la nouvelle formule était prête !

Mais bon Dieu, qu'est-ce qui a bien pu se passer ?

C'est en fait une histoire assez simple, et de mon point de vue assez prévisible.

Certains patients traités par l'ancienne formule, et qui allaient bien, en switchant avec la nouvelle, ont eu malgré eux, des modifications de doses de levothyroxine. La nouvelle formule étant mieux dosée, donc plus efficace, on pouvait s'attendre à ce que des malades plus « sensibles » que d'autres, ressentent des symptômes « d'élévation de dose » : pouls qui s'accélère, un peu d'insomnie, des tremblements, un changement d'humeur par exemple. Tout cela étant théoriquement passager.

Le problème, c'est que peu de personnes sont informées de la modification de la formule du médicament. Nous sommes un peu avant l'été, les médecins ont bien reçu un courrier, mais ne l'ont pas tous lu, et puis un insuffisant thyroïdien bien équilibré ne consulte pas tous les mois. Par conséquent, des patients ressentant des effets de « déséquilibre » se sont inquiétés, et n'ayant pas d'explication à leurs troubles, se sont tournés vers les associations de patients (dont *Vivre sans thyroïde*) et vers les réseaux sociaux.

Et c'est là que les choses s'emballent. Chacun y va de son histoire, décrivant des effets secondaires ressentis comme plus ou moins graves, certains de toute évidence liés au changement de dose, d'autres parfaitement inexplicables (chute de cheveux), ou appartenant à une pathologie fonctionnelle (type crise de tétanie).

L'association de patients se comporte comme lanceur d'alerte (ce que je peux comprendre), mais les médias s'en emparent, les réseaux sociaux aussi, et le nombre de cas se multiplie tout en restant dans une proportion assez raisonnable (5 % des malades environ), mais jamais supérieure au nombre d'effets secondaires déclarés avec l'ancienne formule.

Nous sommes en septembre 2017, et l'affaire est présentée comme une crise sanitaire cachant peut-être un scandale industriel. Les avocats se ruent là-dessus comme la pauvreté sur le monde ! Les plaintes au parquet fusent.

En janvier 2018, alors que l'ANSM remet son rapport à la ministre, on s'aperçoit in fine que l'analyse détaillée de la pharmacovigilance ne permet pas d'expliquer le lien entre cette nouvelle formule et certains effets secondaires.

Dans ce rapport, plus de 12 000 notifications d'effets secondaires furent rapportés, soit chez 0,75 % des patients prenant leur traitement.

Les trois quarts des effets indésirables étaient peu graves. Les patients, d'âge moyen de 55 ans étaient des femmes pour 90 % des cas et signalaient en moyenne cinq effets indésirables par personne, pour l'essentiel de l'asthénie, des céphalées, des troubles musculaires, des insomnies, des vertiges, des troubles digestifs ou encore des alopécies. En quelque sorte, des effets non spécifiques ou difficilement attribuables à un dysfonctionnement de l'équilibre thyroïdien. D'ailleurs, chez plus de 1700 patients chez lesquels un dosage biologique de la TSH avait été possible, celui-ci ne montrait aucune anomalie dans les 2/3 des cas. Dans une interview donnée à la revue *fréquence médicale* publiée sur son site le 6 février 2018, le Pr Jean-François Bergman conclut lui aussi à l'absence d'évidences pharmacologiques permettant d'expliquer ces effets secondaires, et analyse le résultat du rapport de l'ANSM comme étant en partie la résultante d'un effet « nocebo » et d'inquiétude des patients véhiculée par les réseaux sociaux.

Les conclusions scientifiques convergent donc vers une absence de causalité directe entre la nouvelle formule et les effets constatés.

Incrédules, les associations de patients crient une fois de plus au complot et à la fraude.

En réalité, il n'y a rien de frauduleux dans cette histoire. Ce qui est « scandaleux », c'est que l'information que l'on devait aux patients a, une fois de plus, fait défaut. C'est d'autant plus regrettable, que ce déferlement de panique était prévisible compte tenu de la sensibilité des patients à leur traitement. Et l'on sait tous en médecine que l'effet « panique », c'est le premier véhicule de ce que l'on appelle l'effet « nocebo » : l'effet nocebo, c'est l'inverse de l'effet placebo. Si je dis à une cohorte de volontaires sains, en leur faisant prendre un petit comprimé de sucre, que c'est un médicament mais qu'il peut donner la nausée, dans 30 % des cas environ, les personnes ressentiront (et ressentiront vraiment !) des nausées. Il y a fort à parier dans le cas du Levothyrox, qu'à la lecture des effets secondaires ressentis par quelques malades, d'autres qui allaient très bien se sont mis à tourner de l'œil.

À partir de ce moment-là, il devient très difficile de faire la part de choses. Une sorte de panique, assez légitime, s'empare de toutes celles et ceux qui sont sous traitement, et les relais médiatiques font le reste.

Je fus invité en plein dans cette tourmente, chez Jean-Jacques Bourdin à son émission « bureau de vote » sur RMC. Il venait d'interviewer quelques minutes plus tôt la ministre de la Santé, Agnès Buzyn, qui lui avait annoncé sa décision de faire importer des boîtes de Levothyrox « ancienne formule » comprenant, je la cite, « la souffrance des malades ». On me passait alors en direct, des patients qui se plaignaient de tout un cortège de symptômes, certains sans rapport possible avec le médicament, et qui imploraient le « Président du Leem » de faire remettre en circulation toute affaire cessante, l'ancien comprimé de Levothyrox. Sur ce point au moins, je me sentais évidemment bien impuissant ! Jean-Jacques Bourdin y allait de « Docteur par ci » et de « Docteur par-là », si bien que je ne savais plus trop si je devais faire une consultation de « radio-médecine » ou tenter d'expliquer en quoi la nouvelle formule était préférable à l'ancienne. À ce titre, l'exercice politique consistant à jongler entre l'ancienne formule et la nouvelle n'a fait, à mon avis, que de conforter les plaignants qu'ils avaient bien raison de s'inquiéter. Si l'on ajoute au décor une actrice, Annie Duperey, qui s'immisce dans la bataille en vociférant contre le labo à qui elle veut faire « bouffer les boîtes et le carton avec », les choses ne peuvent prendre qu'une tournure pour le moins émotionnelle !

La gestion de la crise tarde à se stabiliser, l'ANSM tente de rassurer mais en vain. C'est le déballage du grand n'importe quoi : certains malades avouent faire 500 km jusqu'en Espagne pour s'approvisionner de l'ancien médicament, d'autres se traitent avec la forme pédiatrique mettant les enfants à risque de rupture de stock, Merck accepte de réimporter des lots de l'ancienne formule pour plusieurs mois, les pharmaciens n'y comprennent plus rien, et on pousse au lancement de génériques pour que « les patients aient le choix ». Mais le choix entre quoi et quoi ? Nul ne sait à quoi ces génériques seront « bio-équivalents » ! Et puis encore une fois, quel rationnel y a-t-il à laisser sur le marché une formule d'un médicament dont on sait qu'elle n'est pas stable ?

Cette histoire est la démonstration de l'effet désastreux du manque d'information en amont d'une modification d'une forme galénique d'un traitement chronique, aussi sensible que celui de l'insuffisance thyroïdienne. Le risque de voir des patients déstabilisés dans leur équilibre thérapeutique par cette modification de formulation, par ailleurs logique et nécessaire, était tout à fait prévisible. Il eut fallu encore une fois, mettre en place bien en amont, une information et un suivi de ces malades en s'assurant que le switch de l'ancienne formule à la nouvelle, se fasse dans des conditions de sécurité totale. Pour certains malades, la grande majorité du reste, aucune adaptation de dose n'était nécessaire, pour une minorité d'entre eux au contraire, il fallait procéder à un rééquilibrage de leur posologie.

Avec un minimum de précautions, en impliquant les médecins, les associations de patients et les autorités dans cette nécessaire information, nul doute qu'Ubu n'aurait pas été couronné !

Le 5 mars 2019, la justice a débouté en première instance les 4.113 malades de la thyroïde qui avaient assigné le laboratoire Merck pour « défaut d'information » autour du changement de formule de son médicament Levothyrox…

PETITES PILULES ET GRANDS MÉDICAMENTS

Dans cette « promenade de santé », le médicament joue un rôle tout à fait central.

Nous prenons tous, ou nous prendrons tous un jour, un médicament pour nous soigner. Le moins possible bien évidemment, car l'idée selon laquelle un médicament serait un bien de consommation comme les autres est une idée dangereuse.

La mise sur le marché et la régulation du médicament pour les néophytes

Un produit pharmaceutique, même issu des plantes, est par définition composé d'un ou plusieurs principes actifs, possédant un effet thérapeutique recherché qualifié de « bénéfice, et de potentiels effets indésirables regroupés sous le terme de « risques ».

Tout médicament possède donc ce que nous appelons une « balance bénéfice-risque ».

L'idée selon laquelle il existerait des médicaments sans risque est fausse.

Pour être mis sur le marché, les médicaments doivent recevoir des autorités européennes (EMEA), une Autorisation de Mise sur le Marché (AMM), assortie d'un Résumé des Caractéristiques Produit (RCP) définissant les paramètres pharmacologiques du produit, les indications, la posologie, les précautions d'emploi, les effets secondaires possibles, ou les interactions avec d'autres médicaments. La notice de boîte reprend une partie de ces éléments rédigés de sorte qu'ils soient compréhensibles pour le commun des mortels, du moins en principe. Tous ces éléments sont validés par l'Agence Européenne sur la base des dossiers d'études cliniques fournis par le laboratoire. Aucune information sur le médicament n'est à la seule main de l'industrie pharmaceutique.

Les médicaments mis sur le marché, le sont dès lors que les autorités estiment qu'en l'état des connaissances scientifiques, le rapport entre le bénéfice et le risque est favorable, et ce, bien évidemment, en fonction de la gravité de la maladie. Il fait sens d'accorder une AMM à un médicament qui guérit un cancer, même avec des effets secondaires sérieux, alors qu'on sera beaucoup plus exigeant sur la balance bénéfice-risque pour un médicament traitant par exemple un rhume.

Du fait de l'évolution des connaissances, les médicaments sont régulièrement réévalués, et cette balance bénéfice-risque constamment jaugée, notamment grâce aux données de la pharmacovigilance.

En France, la Haute Autorité de Santé (HAS) évalue, après l'AMM européenne, quelle place ce médicament peut occuper dans la stratégie thérapeutique, ainsi que son caractère plus ou moins innovant. Elle définit de surcroît le taux de remboursement du produit.

En fonction de l'évaluation produite par la HAS (dont l'avis est public), le Comité Economique des Produits de Santé (CEPS), discutera du prix avec la firme, en utilisant une sorte de barème défini par un « accord-cadre » signé entre l'État et le Leem.

Pour faire simple, ces règles proposent que les produits très innovants ne coûtent pas plus ni moins chers que chez nos voisins européens, les produits qui améliorent modérément le service médical rendu, sont légèrement plus chers que le référent de la classe, et ceux qui n'apportent rien de plus sont systématiquement décotés de 20 à 40 % par rapport au comparateur existant.

Ces règles sont en réalité plus complexes que la façon dont je viens de les exprimer. Pour cette raison, beaucoup les qualifient d'opaques. Elles ne le sont pas, et je puis attester que grâce à cet « accord-cadre », jusqu'alors, les patients français ont pu bénéficier des plus grandes innovations sans que le budget du médicament explose.

Une fois son prix obtenu, une fois celui-ci publié au Journal Officiel (JO), le médicament peut être prescrit et vendu (à l'hôpital et en pharmacie de ville).

Il faut savoir que les médicaments à usage purement hospitaliers, sont pour la plupart d'entre eux, achetés et négociés par les hôpitaux et intégrés dans le forfait d'hospitalisation (appelé Groupement Homogène de Séjour ou GHS). Seuls quelques produits hospitaliers sont inscrits sur une liste (appelée liste en sus de la T2A), et sont pris directement en charge par la sécurité sociale.

Enfin, il faut noter qu'en déduction du prix octroyé par le CEPS, les firmes concèdent des remises dont l'importance varie en fonction du volume et de la taille de la population cible du médicament. Ces remises sont en réalité une sorte de « taxe », puisqu'elle est payée en fin d'année au bilan de la consommation du produit. C'est la raison pour laquelle elle n'apparaît pas sur le prix publié. Ces remises jouent un rôle important dans la régulation économique du secteur. Le montant total versé par l'industrie pharmaceutique à la fin de chaque exercice est publié par le CEPS dans son rapport annuel. En 2015, il s'élevait à 735,4 millions d'euros.

En sus de ces remises, les industriels du médicament garantissent leur « budget » global défini par le vote du parlement (ONDAM médicament) par une autre taxe qui est assise sur leur chiffre d'affaires. En cas de dépassement d'un certain taux de croissance (appelé taux L), l'industrie pharmaceutique reverse le « trop plein ». Ce mécanisme, tout à fait spécifique à notre secteur, explique la raison pour laquelle le médicament ne peut pas « exploser son budget ». Il est régulé sous une enveloppe fermée, contrainte et garantie par la régulation sectorielle.

Enfin, la France qui est la championne mondiale de la fiscalité, a inventé pas moins de 10 taxes spécifiques au secteur de l'industrie pharmaceutique, portant notre pays, d'après une étude publiée par Rexecode en 2015, au premier rang de l'Union Européenne en la matière !

Mais c'est aussi à cause de ces mécanismes très lourds et particulièrement punitifs, que notre industrie perd de la compétitivité en France.

Quoi qu'il en soit, il est important de savoir qu'à tout moment, un médicament peut être réévalué sur la base de son rapport bénéfice-risque (en cas de survenue d'effets secondaires nouveaux par exemple), et que son prix est également revisité constamment au fil de l'eau, en fonction des éléments du marché (indications du produit, nouveaux produits plus efficaces, perte du brevet et arrivée des génériques, etc.).

Par conséquent, on peut dire qu'en France, la sécurité et la régulation du médicament obéissent à des règles très strictes. Le seul reproche qu'on peut leur faire est leur complexité, un mal français dont tous les gouvernements ont du mal à se débarrasser.

Ces règles valent également pour le périmètre dans lequel les industries du médicament opèrent : la recherche, la production et la promotion.

Chacune de ces trois grandes activités, encadrée par des lois européennes transposées en France (souvent surtransposées !), sont assorties de lois hexagonales en particulier dans le domaine de la promotion. Mais disons pour être clair, que la plupart des règles qui régissent l'activité des industries du médicament sont à peu près les mêmes partout en Europe. Nous reviendrons un peu plus loin sur les aspects liés à la promotion et à la déontologie.

En ayant lu attentivement ce chapitre, même si vous n'êtes pas un spécialiste du sujet, vous en savez assez pour partager avec moi quelques réflexions sur la vie du médicament.

Qu'est-ce qu'on en avale !

C'est probablement l'idée reçue la plus répandue, partout, dans les cafés, dans les entreprises, dans les foyers, dans les médias et dans les couloirs des ministères.

Dans une certaine mesure, on peut dire que c'est vrai en valeur absolue, c'est faux en valeur relative. Je m'explique :

– Si on se compare aux pays voisins (Allemagne, UK, Espagne, Italie, Belgique, Pays-Bas), en prenant les 8 classes des médicaments les plus couramment prescrits (antibiotiques, antiasthmatiques, antidépresseurs, anxiolytiques, antidiabétiques, antihypertenseurs, hypolipémiants, antiulcéreux), la France n'est pas la championne de consommation des médicaments. Ainsi, d'après cette étude réalisée par IQVIA, en dose moyenne prescrite, nous sommes dans la moyenne de ce que nos voisins prescrivent et consomment, et ce depuis 2012. Il n'y a guère que deux classes de médicaments pour lesquels nous affichons une surconsommation : les antibiotiques et les anxiolytiques. Pour les premiers, l'explication réside essentiellement dans une vieille tradition (mauvaise du reste) qui consiste à avoir le stylo un peu lourd sur l'ordonnancier face à n'importe quelle pathologie hivernale, fusse-t-elle virale. Pour les seconds, l'explication est simple : les anxiolytiques sont utilisés (à tort) en France comme somnifères.

– En valeur absolue, avec 382 unités standard de médicaments consommées par an et par personne en France (données de la CNAM 2012), on peut penser que nous ne prenons pas trop de médicaments, du moins pas plus que les pays de l'OCDE. Mais en considérant les 12 000 tonnes de médicaments non consommés collectés via l'association Cyclamed, (données 2016), on peut quand même se poser quelques questions. Par ailleurs la simple lecture de quelques ordonnances prescrites chez les personnes âgées, ou l'incidence croissante des accidents iatrogéniques (effets secondaires en particulier liés aux associations de médicaments interagissant négativement), font quand même douter du juste usage du médicament.

Plus qu'un problème de « surconsommation », nous avons en réalité un problème de juste usage. On revient à la sempiternelle question de la pertinence des soins, qui vaut pour le médicament, mais aussi pour toute une série d'examens ou d'investigations prescrites et parfois inutiles.

La question du juste usage, pour laquelle je milite depuis longtemps, peut se décliner en trois items :

1°) ne pas prescrire ce qui ne sert à rien. Non pas que le médicament est inefficace ou inutile en tant que tel, mais qu'en la circonstance, il n'est pas indispensable. L'exemple caricatural est l'antibiotique sur une angine virale, ou bien une ordonnance de 4 ou 5 principes actifs (comme je l'ai souvent vu) pour une banale gastroentérite.

2°) ne pas prescrire ce qui peut être dangereux chez tel ou tel individu alors qu'il existe une alternative thérapeutique. L'exemple type est l'aspirine chez quelqu'un qui est sous anticoagulant, ou qui a un antécédent d'ulcère à l'estomac. Cela paraît évident, mais encore faut-il lui poser la question. Dans le cas de l'aspirine qui est délivrée sans ordonnance, le pharmacien ne prend pas toujours le temps de faire cette investigation. C'est une des raisons qui me fait aussi militer pour l'inscription systématique des médicaments « sans ordonnance » (dits OTC) sur le Dossier Pharmaceutique contenu dans la carte Vitale.

3°) enfin, éviter le mésusage, c'est-à-dire éviter l'utilisation de médicaments pour qui n'ont pas prouvé leur efficacité dans certaines indications, ou s'épargner l'usage de médicaments chez des sujets qui n'en tireront aucun bénéfice à long terme. Ainsi, l'utilisation des anxiolytiques comme somnifères, du moins aux doses habituelles, produit un effet à peu près identique à celui d'un placebo, dans une indication qui n'est pas celle pour laquelle ils ont été développés. De la même façon (cela fera plaisir à Philippe Even !), traiter une hypercholestérolémie modérée chez un homme de 80 ans est d'une utilité pour le moins douteuse…

Nous devons donc, industriels, médecins, pharmaciens, lutter sans relâche pour que l'utilisation des médicaments réponde parfaitement à une démarche utilitariste et sécuritaire. La qualité des soins est intimement liée à une obligation de résultats. De ce point de vue, la course aux volumes expose au risque de voir l'efficacité se dégrader, et les accidents s'accroître. Personne n'a intérêt à cela. La question est de savoir comment on y parvient. De mon point de vue, la contrainte (conventionnelle, mise sous entente préalable, etc.) doit être le dernier recours devant un constat d'échec d'un processus éducatif et responsabilisant. L'éducation thérapeutique dès le plus jeune âge, à l'école, dans les collèges et les lycées, est une piste que nous devons impérativement creuser.

Par ailleurs, le rôle du pharmacien d'officine dans la prévention du mésusage et la sécurité du médicament me paraît crucial. C'est dans une certaine mesure sa raison d'être, et elle doit être reconnue et valorisée. La difficulté réside dans l'acceptation d'une évolution profonde du business model officinal qui repose encore essentiellement sur la marge des boîtes vendues.

Ce point est délicat à négocier avec l'Assurance Maladie qui peut y voir une source de « dérapage » financier, et il est difficile à faire accepter par les autres professions médicales, qui voient dans les actes pharmaceutiques une OPA sur une partie de leurs revenus. Pourtant, dans une logique sécuritaire et de juste usage des médicaments, nul doute que ce sont là les deux piliers des actions à venir.

Qu'est-ce que ça coûte cher !

Nous avons déjà évoqué, d'un point de vue macroéconomique, ce sujet.

La perception que beaucoup de nos concitoyens ont du prix des médicaments, en particulier des plus innovants est la suivante : « ces médicaments coûtent abominablement cher, trop cher, et menacent la pérennité de notre pacte social et l'équilibre de nos comptes ».

Arrêtons-nous un instant sur l'analyse de cette phrase que vous avez probablement entendue, et qui est peut-être aussi ce que vous pensez.

Tout d'abord, sur quoi repose en général, la perception du « abominablement cher, trop cher » ?

Tout simplement sur un prix, c'est-à-dire un chiffre représentant une valeur en monnaie sonnante et trébuchante, que l'on met en comparaison avec ce qui est à la portée de notre entendement économique.

Ainsi, peu importe que cela soit justifié ou non, si je dis que tel objet coûte plus de 50 000 euros, c'est-à-dire le prix d'une belle voiture, je vais assimiler cet objet à l'image de luxe que je me fais de la voiture en question.

Il n'est donc pas étonnant qu'un traitement, aussi efficace soit-il, qui coûterait 50 000 euros par an pour un patient, soit perçu a priori comme « cher ».

En revanche, ce qui est intéressant, c'est la conclusion que l'on est tenté de tirer de cette « perception ». C'est la deuxième partie de la phrase.

De façon factuelle, nous l'avons vu, si l'on s'en réfère aux chiffres produits par l'autorité publique, le chiffre d'affaires net de l'industrie pharmaceutique (c'est-à-dire après remises et taxes, pour faire simple) est le même en 2017 qu'en 2007, c'est-à-dire environ 23 milliards d'euros, et ce malgré l'arrivée de ces fameuses innovations jugées « très chères ».

Ce constat vient de la régulation du secteur extrêmement contraignante, ainsi que de la masse des baisses de prix bien supérieure à l'impact budgétaire des nouveaux produits plus coûteux. Par conséquent, indépendamment de la perception que l'on peut avoir du prix, paradoxalement, l'enveloppe relative au médicament ne peut pas être accusée d'avoir menacé de quelque façon que ce soit l'équité de l'accès au traitement et le pacte social.

Alors tombe la question fatidique : qu'est-ce que veut dire « trop cher » ?

Il y a deux façons de répondre à cette question.

La première repose sur le principe du « jugement fondé ».

Il consiste tout simplement à estimer que le prix d'un produit ne vaut pas la valeur théorique qu'il est censé incarner. Par exemple, si je visite une maison dans un quartier dont je sais que la valeur du marché la situerait à 200 000 euros, et que je me rends compte qu'elle est située près d'une grande route et qu'il y a des travaux de rénovation, si on me la propose à ce prix-là, je vais la juger « trop chère », sous-entendu, pour ce qu'elle vaut vraiment. Ce même raisonnement est appliqué au médicament et participe à sa régulation : la commission de transparence dit « ce qu'il vaut vraiment » en tant que valeur thérapeutique, et le CEPS (Comité Economique des Produits de Santé) fixe une limite au-delà de laquelle il n'est pas prêt à « payer ». Si l'on respecte ce principe, et que l'on fait confiance à l'appareil d'État, alors on peut admettre par déduction que tout prix fixé par le CEPS suite à l'avis de la commission de transparence, est par définition le juste prix « fondé ».

Pourtant, aujourd'hui, c'est une autre définition du « trop cher » qui prévaut ; et celle-ci est liée à la difficulté économique dans laquelle notre pays se trouve.

Cette définition est la suivante : « ce qui est trop cher, c'est ce que je ne peux pas me payer ».

L'avantage de cette définition, c'est qu'elle est universelle. Elle fonctionne partout sur la terre, et pour n'importe quel bien de consommation.

Ainsi, en caricaturant un peu, quand bien même j'admets que le prix d'une Ferrari à 200 000 euros est justifié compte tenu de la technologie, de la marque, et de la performance de la voiture, le simple fait que je ne puisse pas l'acheter me fait juger ce bien « trop cher ». Sous-entendu, trop cher pour moi.

Cette logique de régulation économique qui est celle des gouvernements faisant face à des déficits publics abyssaux, présente un inconvénient majeur : celui de ne plus reconnaître la valeur de ce qui est produit, mais de mettre l'avenir de l'innovation dans les mains de la seule soutenabilité économique de l'enveloppe budgétaire.

Pour mieux illustrer mon propos, je vous propose de prendre l'exemple du tarif de la consultation de base d'un médecin généraliste, aujourd'hui passée à 25 euros. Ceci fit l'objet d'âpres discussions entre les syndicats de médecins et la CNAM en 2017. Pour combien ? Deux euros.

Pendant ce temps, personne ne s'est soucié de savoir quelle était la valeur réelle de la consultation d'un Bac +10, et quel était son bénéfice rendu en terme de productivité pour la société. En vérité, le sujet était de savoir si le budget de l'assurance maladie pouvait supporter cet « euro de plus » ou pas. Si oui, c'est que ça les vaut, sinon, c'est que c'est trop cher !

Par conséquent, cher ou pas, la première idée à laquelle il faut tordre le cou, c'est l'idée selon laquelle le budget du médicament va à lui seul mettre en péril tout notre système de protection sociale. C'est économiquement parlant ridicule. Un poste qui représente moins d'un quart des dépenses de l'assurance maladie et qui est régulé par un mécanisme contraint à enveloppe fermée, ne peut mécaniquement pas être la première menace de l'extinction de notre pacte social.

Ensuite, il faut que les Français sachent que l'on soigne et guérit la plupart des maladies courantes pour moins d'un euro par jour, c'est-à-dire moins que le prix d'une baguette (à Paris, je le concède), moins que le prix d'un café au comptoir, moins qu'un litre d'essence, moins qu'une livre de mandarines… L'ulcère, le diabète, l'hypertension, la migraine, une infection courante, sont sous contrôle pour quelques euros par journée de traitement.

Ces médicaments, souvent génériqués, se retrouvent chez le pharmacien avec un prix public de moins de 10 euros la boîte. Ce prix englobe la recherche (amortie sur environ une dizaine d'années), la matière première, la fabrication, le conditionnement selon des normes européennes de qualité très strictes, 6,68 % de marge grossistes, et 26,1 % de marge officinale. Tout cela rentre dans 10 euros à peine.

Sur ce point, contrairement à une idée reçue, le prix de la plupart des médicaments en France n'est pas supérieur à celui pratiqué chez nos voisins européens, il est même plutôt dans le percentile bas.

La perception du « prix élevé » des médicaments, vient essentiellement du prix des innovations les plus récentes qui ont bouleversé le pronostic de maladies graves ou jadis incurables, telles que la sclérose en plaque, l'hépatite C, certaines maladies rares ou certains cancers.

Ces traitements, qui peuvent aller jusqu'à 50 000 euros par patient et par an, paraissent « hors de prix » à la plupart de nos concitoyens. D'un point de vue perceptuel, c'est compréhensible, d'un point de vue de l'efficience des soins, le prix, même élevé peut-être tout à fait justifié.

Par exemple, le coût global de prise en charge, tous frais confondus, d'une hépatite C qui « tourne mal », sera toujours bien supérieur au prix d'une cure par le sofosbuvir. Les analyses faites par les agences de l'État sur ce point sont concordantes. Pour autant, le prix de ce médicament fit couler beaucoup d'encre et de salive.

La question du prix de l'innovation de rupture est une vraie question.

Durant ma mandature à la présidence du Leem, je me suis battu pour que les industriels ne soient pas dans le déni de ce sujet. Les arbres ne grimpent pas au ciel, et il faut bien d'une façon ou d'une autre, trouver une règle juste capable de valoriser l'innovation sans pénaliser l'accès au patient, ni mettre en péril la soutenabilité du système. Sur ce point, je peux attester que j'obtenais facilement un consensus autour de la table du Conseil d'Administration.

Le problème vient du fait que les patrons des filiales des groupes pharmaceutiques en France sont tributaires de la doctrine de prix fixée par leur maison mère, elle-même grandement influencée par celle en vigueur aux États-Unis. Cependant, les règles de protection sociale et les payeurs du système aux USA ne sont pas du tout les mêmes qu'en Europe. La précocité de l'accès au marché sur le continent américain guide partiellement la loi économique dans les autres pays. Je ne crois pas que ce soit une bonne chose.

Nous devons retrouver notre indépendance européenne sur ce point.

Tout d'abord, je plaide pour une règle qui soit la plus harmonieuse possible entre les États membres de l'Union européenne. Ensuite, il faut que le prix des médicaments innovants soit et reste proportionnel à la valeur thérapeutique qu'il apporte (donc son efficacité), à la sévérité de la maladie et à son efficience sur le système de soins. Par ailleurs, si le médicament présumé très innovant est mis sur le marché par un mécanisme « accéléré » avant que toutes les preuves de son innovation ne soient réunies, alors il faut que nous ayons un mécanisme conditionnel de l'évaluation et du prix. Enfin, il faut que le système soit dynamique, qu'il permette la convergence du prix en fonction du temps et de la concurrence, mais en gardant de la lisibilité et de la prévisibilité.

La question de l'impact budgétaire doit être réglée par le temps long. C'est à ce titre qu'il faut « contractualiser » le prix des innovations, et qu'un accord-cadre est bien préférable à n'importe quelle mesure de régulation législative à laquelle je ne crois plus.

C'est à ce prix, si j'ose dire, que les arbres ne grimperont pas au ciel.

En attendant, et c'est un fait, à l'heure où j'écris ces lignes, le Comité économique des Médicaments vient de signer deux accords de prix sur des innovations majeures. Preuve que nous savons gérer cela de façon responsable.

Et puis tout cela est fabriqué en Chine ou en Inde !

Pas du tout ! J'aurais pu dire aussi « et alors ? ».

Les usines de production qui sont en Inde ou en Chine, pour en avoir visité quelques-unes, n'ont rien à envier à nos usines européennes. Les médicaments ne sont pas des tee-shirts ni des baskets en caoutchouc. Même en Inde ou en Chine, les normes de fabrication sont très strictes, et aucun de ces médicaments ne serait importé en France sans qu'il réponde à des contrôles qualité de la plus grande rigueur.

La seule chose que je ne conteste pas, c'est que les normes sociales et environnementales ne sont pas les mêmes qu'en Europe. Rien que pour cela, je trouverais normal que l'on en tienne compte dans la fixation des prix, en particulier des médicaments à prix bas tels que les génériques.

Ceci étant, si la production des médicaments en France a souffert ces dernières années, elle reste néanmoins un contributeur significatif de notre balance à l'export : nous exportons en effet chaque année près de 26 milliards d'euros de médicaments produits dans nos usines françaises.

Il y a environ 225 sites industriels en France, plutôt bien répartis sur le territoire, avec néanmoins une certaine prédominance pour le bassin Rhône-Alpes, la Normandie, les Hauts de France, le Centre et l'Alsace. Ces différents sites emploient près de 40 000 salariés et sont essentiellement concentrés sur la fabrication de médicaments chimiques traditionnels et sur la fabrication de vaccins pour laquelle la France garde un leadership mondial.

Le problème vient surtout de notre manque de compétitivité pour attirer les investissements nécessaires à la fabrication des nouveaux médicaments, en particulier des biomédicaments. Ainsi, de façon assez préoccupante, seuls 21 médicaments sur les 282 autorisés par l'EMA entre 2012 et 2016 sont fabriqués en France, alors que 86 sont fabriqués en Allemagne, 68 au Royaume-Uni, et 39 en Irlande (28).

Cette situation est inquiétante, car elle menace en partie notre indépendance sanitaire, et nous met sous la tutelle d'une production hors de nos frontières et donc à risque en matière d'approvisionnement.

Nous avons souvent fait valoir ce point à Bercy.

Les firmes françaises, mais aussi les firmes étrangères internationales qui ont fait le choix d'investir dans des usines en France comme Lilly, GSK, Merck et bien d'autres, ne peuvent pas se résigner à voir notre pays faire l'impasse sur le sujet de la compétitivité industrielle. Pourtant, à coup de Conseil Stratégique des Industries de Santé (CSIS), à force de Conseils Stratégiques de Filières (CSF), et au fil des années, bien pauvres ont été les mesures en faveur de la production en France.

La relance de l'économie sectorielle par une régulation moins punitive, l'allègement des taxes, la non-surtransposition des normes européennes, ou encore les efforts de coopération sur les bassins d'emplois, sont autant de manettes sur lesquelles nous pouvons agir. Encore une fois, il s'agit ici pour y arriver, de volonté politique. On ne peut pas à la fois incarner la relance économique du pays et en même temps mener une politique d'austérité. La balance entre les deux est délicate, et j'admets qu'avec la dette qui pèse sur les épaules de nos concitoyens, il nous faut faire preuve de mesure dans la dépense publique. Mais les recettes, principal moteur de l'équilibre budgétaire, trouvent leur source dans le secteur privé. Ce dernier est souverain dans sa décision d'investir ou pas en France. La réception en grandes pompes à Versailles d'un parterre de quelques grands industriels internationaux par le Président de la République (dont certains du secteur du médicament), était une nécessaire démarche de séduction.

Ma grand-mère disait que l'on n'attrapait pas les mouches avec du vinaigre.

Elle avait raison !

Je regarde et j'observe.

Notre pays marquera sans doute des points dans la course à l'attractivité industrielle. La question est de savoir si ce sera grâce à nous ou à cause des autres.

Le médicament, c'est dangereux !

Surtout si on l'utilise mal, dans la mauvaise indication, à la mauvaise posologie, chez des patients à risques, ou encore en association avec d'autres médicaments pour lesquels on connaît des interactions néfastes.

Tout médicament possède, nous l'avons vu, un rapport entre un bénéfice et un risque. Et ce rapport n'est pas le même pour tout le monde. Ainsi, un patient allergique à la pénicilline, ne se verra pas prescrire ce produit dans le traitement d'une angine, quand bien même l'antibiotique serait parfaitement efficace. En revanche, un effet secondaire sérieux (une neuropathie périphérique par exemple), même fréquent, peut s'entendre chez un patient que l'on va guérir de son cancer par une chimiothérapie.

L'idée selon laquelle un médicament serait dépourvu de toute nocivité est une idée absurde.

Tout récemment, j'eus à expliquer cela sur l'antenne de France Inter, lors d'une émission animée par Nagui (tout le monde s'intéresse au médicament !) qui me posait cette question : « comment fait-on quand un médicament porte atteinte à la vie des gens au lieu de les soigner ? ». Cette question en apparence naïve, correspond en fait à l'inconscient collectif selon lequel soigner ne peut pas faire de mal. Il n'est pas aisé en quelques secondes de développer ce sujet. Mais je tentais de rassurer sur le fait que la tolérance des médicaments est un facteur critique que nous surveillons chaque jour en vie réelle, grâce à la notification spontanée des effets secondaires (pharmacovigilance), qui est par ailleurs, une obligation inscrite dans le Code de la Santé Publique. Ensuite, je pris soin d'expliquer qu'à partir du moment où la balance bénéfice-risque devenait mauvaise, alors les autorités adaptaient les conditions de prescription et de délivrance pour minimiser ce risque, voire retiraient le produit du marché si le risque était trop important.

Enfin, j'insistais sur le bon usage des médicaments, et assurais qu'il n'était dans l'intérêt d'aucun acteur de soins, industrie incluse, de voir un médicament faire plus de mal que de bien. Sans surprise, Nagui me rappela Mediator. Sans hésitation, j'acquiesçais sur l'impact qu'eut cette affaire, et martelais qu'on en avait tiré de nombreux enseignements, ce qui est vrai.

S'il faut être transparent sur le rapport bénéfice-risque des médicaments, s'il faut assurément bien informer les patients sur les précautions, les contre-indications, la posologie, la durée du traitement, en revanche, il ne faut pas laisser s'installer le doute sur les normes de sécurité de ce que nous fabriquons.

Ainsi, la campagne menée par les « anti-vax » (les anti vaccins), sur la base d'informations tronquées, de rumeurs, ou bien d'interprétations hasardeuses d'études non contrôlées, constitue-t-elle un vrai danger pour la santé publique.

Affirmer sans preuve la dangerosité de la vaccination, au point d'installer une propagande incitant les parents à ne pas faire vacciner leurs enfants, devrait être passible de la « mise en danger d'autrui ».

Tous les ans, la grippe fait des centaines de morts par insuffisance de la couverture vaccinale, y compris chez les soignants dans les hôpitaux et les EHPAD, ce qui est proprement irresponsable.

En 2018, la région Aquitaine fut le théâtre d'une épidémie de rougeole chez de jeunes enfants et adolescents, en faisant malheureusement une victime à ce jour. Mais quand on connaît les complications pulmonaires et neurologiques du virus de la rougeole, on se dit que c'est quand même stupide de garder des séquelles ou même perdre la vie pour un virus que l'on sait éradiquer.

Le tétanos est devenu rare, mais il y a encore quelques centaines de cas décrits tous les ans, dont 10 à 20 % se terminent en réanimation.

Enfin, une hépatite B n'est jamais anodine. Elle est tout d'abord sexuellement transmissible, ensuite elle vous met à plat pendant 3 à 4 mois, et dans 10 % des cas elle peut se chroniciser voire se compliquer d'un cancer du foie. Le vaccin contre l'hépatite B est un rempart d'une absolue efficacité contre cette maladie au pronostic toujours réservé. Par ailleurs, il n'existe à ce jour aucun lien démontré scientifiquement, entre ce vaccin et la survenue de la sclérose en plaques.

L'autre aspect de la sécurité des médicaments, on l'oublie trop souvent, c'est l'observance thérapeutique.

L'observance se définit par le degré de concordance entre le comportement de la personne malade et les recommandations de son thérapeute. Les problèmes d'observance vont de la non-observance totale (le patient ne prend pas son traitement), à tous les degrés d'observance partielle, du simple oubli occasionnel, au non-respect régulier des prises du médicament. Dans une étude réalisée entre 2007 et 2010 (29), il fut montré que 48 % des diabétiques de type I (moyenne d'âge 40 ans), n'étaient pas ou peu observants de leur traitement. Ce pourcentage n'est pas exceptionnel. On le retrouve à peu près dans les mêmes proportions dans beaucoup de pathologies chroniques : épilepsie, troubles psychiatriques, hypertension, asthme, et même transplantation d'organes. De façon plus générale, on peut dire qu'un patient chronique sur deux avoue oublier de temps en temps de prendre son traitement. Or, la rupture d'effet thérapeutique est souvent plus dangereuse que les effets secondaires du médicament. Par exemple, l'arrêt même momentané, d'un traitement antiépileptique, d'un anticoagulant, ou encore d'un immunosuppresseur, peut avoir des conséquences dramatiques que l'on attribuera « à tort » au médicament.

La bonne observance dépend donc de facteurs multiples, émotionnels comportementaux, sociaux et relationnels. À ce titre, la qualité de l'information délivrée au patient sur sa maladie, sur son traitement, sur les bénéfices et les risques des médicaments qu'il prend, est un élément déterminant de la bonne observance thérapeutique. Cette information doit être renforcée, auprès des patients, des associations de patients et des aidants. Elle doit être une priorité de santé publique en s'appuyant sur les objets connectés, sur l'information digitale et sur le développement de piluliers électroniques et connectés.

Si l'on est capable de s'indigner pour un problème de sécurité du médicament, alors on doit pouvoir s'indigner du manque de moyens pour accompagner l'éducation thérapeutique dans notre pays.

Le médicament, ça devrait être fabriqué par l'État, comme les trains !

Comme ça il n'y aurait pas de profits sur les médicaments au détriment de la Sécurité Sociale ! Cette « brève de comptoir », je l'ai entendue un jour dans un café parisien.

Oui, mais comme on dit maintenant : « ça va pas le faire ! »

D'abord, les trains, les rails ne sont pas fabriqués par l'État. L'État exploite le réseau ferroviaire dans un environnement concurrentiel privé, et de plus les billets ne sont ni donnés ni remboursés ! (même quand mon train arrive en retard).

Ensuite, il est tout à fait illusoire d'imaginer une seule seconde que les progrès thérapeutiques seraient le fruit exclusif de chercheurs français nichés dans les alcôves de l'INSERM, et qu'ils seraient produits dans des usines nationalisées battant pavillon français. Cela paraît évident pour beaucoup d'entre vous, mais je vous assure qu'un nombre important de nos concitoyens pense qu'on se porterait aussi bien sans l'industrie pharmaceutique en militant pour une médecine « naturelle ».

Cette tendance bobo-végane qui émerge depuis quelque temps explique la vogue croissante des traitements par les médecines « douces », allant des plantes, à la sophrologie, en passant par les petites billes de l'homéopathie.

Sincèrement, je n'ai rien contre. Je reconnais volontiers qu'une bonne camomille ou un bon grog peut faire l'affaire pour dormir ou soigner un rhume, voire les deux.

De la même façon, dès les années 80, je faisais moi-même appel à un confrère vietnamien acupuncteur, pour m'aider à prendre en charge des colopathies fonctionnelles, avec je dois le dire, d'assez bons résultats.

Mais ce qui m'inquiète, c'est « l'opposition » entretenue entre la médecine allopathique et la médecine dite « naturelle », comme si la seconde était la solution pour se débarrasser des médicaments. Dans une certaine mesure, si ces solutions alternatives permettent d'éviter la prise de produits chimiques, je n'ai aucun problème. Mais dès lors qu'on en fait, à l'instar de « mangez du Tofu ! », une doctrine, je crains que l'on introduise insidieusement une perte de chance chez des personnes influençables.

Curieusement, alors que certains Français sont capables de protester lorsque l'État menace de dérembourser les médicaments contre le rhume, les mêmes n'hésitent pas à engouffrer des sommes pharaoniques dans ces petits extraits de plantes et d'huiles essentielles, sans rien y trouver à redire. J'ai un peu de mal à suivre.

Mais ce qui est certain, c'est que l'innovation viendra de la collaboration entre le secteur privé et le secteur public, et que développer, fabriquer et commercialiser un médicament, c'est un métier qui ne s'improvise pas.

L'industrie pharmaceutique, c'est une chance, ne la gâchons pas !

Génériques : du pareil au même

Le médicament générique est un médicament présentant le même principe actif, la même formulation et le même dosage qu'un médicament original dont le brevet a expiré. Pour qu'un médicament générique soit autorisé à être mis sur le marché, il faut qu'il ait simplement démontré qu'il est « bio-équivalent ».

En clair, cela veut dire qu'il n'a pas besoin d'être soumis au long processus d'études cliniques, il suffit de démontrer par des dosages dans le sang fait chez l'homme, que le produit se « distribue » dans l'organisme selon une cinétique identique à l'original, avec, et c'est important, une marge tolérée de plus ou moins dix pour cent.

Le « génériqueur » peut par conséquent copier trait pour trait le mode de fabrication de la molécule, à l'exception de certains aspects galéniques (y compris par exemple la couleur de la gélule) et bien évidemment le nom de marque, qui font tous deux partie de la « propriété intellectuelle » de l'original.

Ce petit détail est important, car il est la réponse à la question que se posent souvent les malades : « comment voulez-vous que je m'y reconnaisse avec les génériques, ils n'ont pas la même forme ni la même couleur ? ». C'est vrai, mais c'est là une limite juridique, relevant d'ailleurs du droit européen, qui empêche le médicament générique d'être la copie « parfaite ».

Par ailleurs, les médicaments génériques peuvent, par exemple pour améliorer la stabilité du principe actif, décider de changer l'excipient (par exemple le lactose ou le mannitol) à leur guise, pourvu que cette modification ne change pas les propriétés pharmacologiques et cinétiques de la molécule.

Cette question des excipients est intéressante, car elle est souvent utilisée comme « prétexte » pour expliquer des différences de « tolérance » entre un médicament générique et son princeps (c'est ainsi que l'on appelle la molécule originale). En réalité, il faut savoir qu'il n'existe pas d'étude sérieuse ayant démontré l'impact des excipients sur la tolérance des génériques, à part quelques rares allergies à certains excipients, mais dont l'imputabilité est douteuse tant la concentration de ces excipients par comprimé est faible.

Pourtant, c'est une réalité, beaucoup de patients se plaignent parfois de « moins bien tolérer » tel ou tel générique par rapport au médicament qu'ils avaient l'habitude de prendre. Il y a fort à parier que l'impact psychologique du changement de produit est l'élément qui doit prédominer dans ce genre d'histoire. Quoi qu'il en soit, cela peut justifier que le médecin appose sur son ordonnance la mention

« non substituable », si le confort du patient l'exige, à condition qu'il ne le fasse pas pour tout et pour tout le monde, sinon, il risque d'avoir quelques nouvelles de l'assurance maladie !

D'un point de vue volumétrique, d'après les chiffres du Gemme (syndicat des fabricants de génériques), un peu plus d'une boîte de médicament sur 4 vendues en France, est un générique. Ce chiffre est du reste corroboré par le rapport « charge et produits » de la CNAM.

L'autre élément important à garder en tête, c'est que le prix du générique à l'entrée sur le marché est en moyenne de -60 % par rapport au prix du princeps, ce dernier chutant immédiatement de 20 %, puis en moyenne de 12,5 % supplémentaire après 18 mois, pour finir au même prix « contraint » (ce que l'on appelle le TFR) après 36 mois de commercialisation du générique.

De ce point de vue, le générique participe à la régulation économique du secteur.

Cependant, il faut également savoir que, conventionnellement, votre pharmacien est tenu de vous délivrer le générique en lieu et place du princeps, (sauf si le prescripteur a précisé la mention non substituable sur votre ordonnance) dès lors que celui-ci est inscrit au répertoire. On appelle cela la « substitution officinale », qui se fait sous une contrainte pour le patient : le fameux « tiers payant contre générique ».

Ce principe n'oblige pas le patient à accepter le générique, seulement s'il le refuse, il doit « avancer l'argent », l'assurance maladie étant par ailleurs dans l'obligation de le rembourser ensuite.

Pour « rémunérer » cette action de substitution, la marge que touche le pharmacien sur le médicament générique, à prix égal, est supérieure à celle qu'il toucherait sur le princeps. Cette différence de marge entraîne bien évidemment un coût supplémentaire pour l'assurance maladie. En 2015, la Cour des comptes dans son rapport, notait à juste titre que le coût total de la substitution officinale était à peine compensé par les économies produites par le prix plus bas des génériques…

En France, la part du générique dans son répertoire est à peu près la même que dans le reste de l'Europe : 80 %, c'est la part de marché moyenne des génériques par rapport à leur princeps.

En revanche, il est exact que les médecins français ont une certaine propension à prescrire des molécules plutôt récentes, et qu'indirectement cela limite la quantité d'ordonnances « substituables ».

Pour ma part, je trouve qu'il n'y a pas lieu de faire de procès à la qualité des génériques. Pour peu, et c'est évidemment le cas en Europe, qu'ils soient fabriqués selon les « Bonnes Pratiques de Fabrication Internationales » (BPF), et qu'ils répondent aux normes pharmacologiques établies, il n'y a pas de sujet.

La méfiance à l'égard des génériques n'est donc, de mon point de vue, pas justifiée.

En revanche, je suis un peu agacé par la publicité télévisuelle qui nous fut présentée mi-2017, sur le thème « être un médicament générique, ça se mérite », en argumentant le slogan d'un ronflant « 10 ans d'études » pour devenir générique. Je pense qu'il y a une petite confusion entre « 10 ans d'études » et « 10 ans de patience », c'est-à-dire, a minima, le temps nécessaire à l'expiration du brevet du princeps !

Over the counter : le retard français

« OTC » pour « Over The Counter », c'est-à-dire les médicaments délivrés sans ordonnance, et par conséquent non remboursés par la Sécurité Sociale.

Cette pratique de l'automédication est moins répandue en France que dans les autres pays, en particulier les pays anglo-saxons tels que le Royaume-Uni, et surtout les États-Unis. L'Observatoire Européen sur l'Automédication qui paraît chaque année donne pour 2016 un ratio de 13 % de recours à l'automédication en France contre plus de 20 % chez nos voisins Européens.

Par ailleurs, les données de cet observatoire rappellent que le prix moyen de vente en France est de moins de 5 euros, contre plus de 6 euros dans le reste de l'Europe.

Fin 2013 le baromètre Afipa-UPMC comptabilisait 16 170 officines (soit 72 % des pharmacies françaises), ayant mis en place un espace libre-accès. Par ailleurs, depuis le début 2013, les pharmacies d'officines peuvent, sous réserve d'une autorisation de l'administration et du respect de bonnes pratiques, vendre des médicaments par internet. Les conditions doivent être les mêmes que si le patient se présentait à l'officine, en particulier pour les obligations de conseil en vue du bon usage du médicament.

Le réseau de distribution officinal étant par ailleurs très riche en France, rien ne s'oppose, du moins théoriquement, au développement de l'automédication dans notre pays. De plus, tous les acteurs de soins s'accordent à dire que cela fluidifierait quelque peu le parcours de soins du patient, accélèrerait le premier recours à un professionnel de santé, et désencombrerait un peu nos urgences.

Alors, qu'est-ce qui coince ?

Essentiellement deux choses qui sont dressées par les pouvoirs publics comme un rempart au développement de la médication familiale officinale : le totem du « déremboursement », et l'aspect sécuritaire.

« Je ne serai pas la ministre du Déremboursement ! », clamait Marisol Touraine.

Le développement de l'OTC en France est perçu par les gouvernements de droite comme de gauche comme une mesure antisociale, génératrice de l'inégalité dans l'accès aux soins, pénalisant notamment les plus démunis. Cet argument ne tient pas vraiment la route. Il s'inscrit en réalité dans le symbole politique plus que dans une problématique d'ordre social. Bon nombre de voisins européens ont déremboursé les médicaments destinés aux pathologies bénignes saisonnières, sans mettre en péril leur pacte social, ni entraîner une recrudescence des complications de ces maladies chez les plus pauvres.

En France, nous avons fait le choix de maintenir un certain nombre de molécules sous un double statut, remboursé et non remboursé, sans qu'il y ait de conditionnement spécifique pour les prescriptions dédiées aux pathologies chroniques. C'est le cas, par exemple, du paracétamol. Résultat, le chiffre d'affaires remboursé du paracétamol s'élève à plus de 250 millions d'euros dans notre pays, alors qu'il est d'à peine un tiers de ce montant ailleurs. En pratique, la part de marché de ce produit dans les affections de longue durée (ALD) est de 20 %, le reste correspondant à des douleurs occasionnelles d'affections courantes.

De la même façon, les autorités sont assez réticentes au « délistage », une pratique qui consiste à mettre sur le marché des formes « light » de molécules délivrées habituellement sur ordonnance, c'est-à-dire en liste 1. L 'exemple type est l'oméprazole, une molécule très efficace contre les ulcères de l'estomac ou du duodénum, et indiquée également dans le traitement du reflux gastro-œsophagien. Les doses utilisées sont en règle générale de 20 ou 40mg par jour. La forme « délistée » de l'oméprazole, quant à elle, est dosée à 10 mg et vendue sans ordonnance. Son indication est le traitement des brûlures passagères de l'estomac, sur des durées n'excédant pas une semaine.

Le principal écueil de ce type de produits « OTC », est que malgré les conseils du pharmacien, certains patients peuvent en les consommant au long cours, « chroniciser » une pathologie plus sévère. Mais d'un point de vue économique, il est assez légitime de faire coexister ce type de formes pharmaceutiques avec des produits plus fortement dosés et réservés à la prescription médicale. Cela ne créé en rien une « médecine à deux vitesses », et encore moins un manque à gagner dans le panier de soins.

La question est plus délicate quand il s'agit de retirer de la liste des produits remboursés, une molécule qui, jusqu'alors était à prescription médicale facultative mais remboursée (en général à 30 ou 15 %). Non pas que ce soit illégitime d'un point de vue de la logique de l'assurance maladie, mais plutôt que cela pose question quant au risque de report de prescriptions sur des molécules « voisines » ou ayant la même indication, généralement plus efficaces et parfois moins bien tolérées. C'est ce qui avait fait faire au ministre de l'époque, Jean-François Mattei, le choix de maintenir au remboursement certains produits d'homéopathie.

On voit donc qu'il existe dans l'esprit des ministres de la Santé, une confusion permanente entre la problématique du remboursement et celle de l'automédication, même si l'on ne peut nier qu'elles sont intriquées. Pour autant, développer l'automédication aurait du sens dans un contexte budgétaire contraint. Les chiffres d'impact potentiel sur les économies budgétaires sont très variables d'une source à l'autre. L'AFIPA (Association Française de l'Industrie Pharmaceutique pour une Automédication responsable) parle de plusieurs centaines de millions d'euros, tandis que la Direction de la Sécurité Sociale n'a jamais estimé les économies au-delà de 50 millions d'euros. La vérité se trouve probablement entre les deux, et dépend bien évidemment de l'ambition de la politique de déremboursement et de délistage qui est conduite.

Le deuxième frein au développement de l'automédication en France, est d'ordre sécuritaire. Depuis l'affaire Mediator, les aspects liés à la sécurité du médicament sont devenus prépondérants. Les plus sceptiques voient dans l'automédication une porte ouverte au mésusage, au risque d'interactions médicamenteuses, voire à celui d'usage détourné à des fins toxicologiques (par exemple avec la codéine que contiennent certains sirops antitussifs).

Ces risques existent, et il y a plusieurs façons d'y apporter une réponse sécuritaire.

La première, celle prônée par les pharmaciens comme par les industriels, est de s'appuyer sur l'expertise du pharmacien d'officine. Incontestablement expert du médicament, il est le mieux placé pour encadrer la délivrance d'un médicament vendu sans ordonnance, et prodiguer les conseils nécessaires à limiter le risque d'effets secondaires ou d'interactions médicamenteuses. C'est autour de ce concept que l'AFIPA définit la notion « d'automédication responsable ». Si la formule fonctionne dans la théorie, elle est moins systématique dans la pratique. Chacun a pu constater que le degré de « conseil et d'encadrement » de la délivrance d'un ibuprofène ou d'un paracétamol varie d'une pharmacie à l'autre. Pourtant, bon nombre de nos concitoyens ignorent que l'ibuprofène est un anti-inflammatoire, ou que les médicaments contre le rhume contiennent déjà du paracétamol. La rigueur avec laquelle cette notion de « responsable » s'exerce, est donc tout à fait critique.

Un autre moyen, consisterait à exiger la carte Vitale au moment de la délivrance de ces produits. Cela permettrait au pharmacien d'accéder au dossier pharmaceutique, et de vérifier par exemple que le patient n'a pas de traitement en cours qui contre-indique la prise du produit qu'il s'est auto-prescrit.

J'ai moi-même souvent suggéré cette option. Mais on m'y oppose que tous les produits ne sont pas au même niveau de risque et que les Français ne disposent pas toujours de leur carte Vitale lorsqu'ils rentrent dans une pharmacie. Je trouve l'objection peu recevable. Le pharmacien saura faire la part des choses, quand à avoir la carte Vitale sur soi, c'est une question d'habitude.

Pour développer l'automédication en France, ce que je trouve nécessaire, il faut donc avoir une politique de dispensation et de marketing pharmaceutique cohérente avec l'image de sécurité que nous souhaitons tous. Dans ce domaine, il ne doit pas y avoir de différence entre les médicaments, les dispositifs médicaux et les compléments alimentaires. Tous sont des produits de santé, et aucun ne doit banaliser ni la maladie, ni son traitement.

Je fus ainsi choqué de voir un jour le marketing d'une firme proposer un coloriage au dos du packaging d'une boîte de complément vitaminique destiné aux enfants.

Je suis tout aussi choqué de voir des publicités télévisées, proposer des protections féminines pour « bien vivre avec ses fuites urinaires », comme s'il était normal et banal de souffrir d'une incontinence urinaire quand on est une femme de cinquante ans.

Je ne suis enfin pas d'accord quand certaines officines se transforment en supermarché du médicament avec des présentoirs ou des linéaires affriolants regorgeant de centaines de molécules vendues sans ordonnance.

Il faut savoir ce que l'on veut. Moi je souhaite que les Français puissent disposer de la liberté de se soigner seuls, sans être nécessairement pris en charge par l'assurance maladie, mais avec l'encadrement du pharmacien et une délivrance du produit a minima contrôlée.

Le droit de disposer de son traitement ou la grogne contre les ruptures de stock

400, c'est le nombre moyen de médicaments en rupture d'approvisionnement signalés à l'Agence Nationale de Sécurité du Médicament (ANSM) au niveau national depuis ces 4 dernières années.

Le 13 février 2018, dans un communiqué produit par l'ANSM, l'agence fait état d'un bond de 30 % des ruptures de stock en 2017.

Les classes de médicaments recensées dans l'enquête faite par le Leem en 2019 mettait en exergue les 10 classes thérapeutiques les plus touchées par les ruptures de stock : Les anti-infectieux incluant les vaccins (21 %), les médicaments du système nerveux, dont les antiépileptiques et les antiparkinsoniens (19 %), les anticancéreux et les immunomudulateurs (14 %), les médicaments cardiologiques (9 %), les médicaments dérivés du sang (8 %), les médicaments des voies digestives (6 %), les médicaments rhumatologiques (6 %), les médicaments ORL ou ophtalmologiques (6 %), les médicaments du système respiratoire (4 %) et enfin les antiparasitaires (2 %).

Dans ce segment très spécifique de « produits sensibles », d'après l'agence, ces ruptures étaient principalement liées à une défaillance de l'outil de production (20 %), à des capacités de production insuffisantes (15 %), à des difficultés d'approvisionnement en matières premières (15 %), à des défauts de qualité de produits finis (15 %) ou à une augmentation de volume des ventes (10 %).

En pratique, ce chiffre est assez complexe à interpréter.

Il faut savoir qu'il existe deux sources d'information relative aux ruptures de stock de médicaments :

– La première est le fabricant lui-même qui, devant une situation critique liée à la fabrication de son produit, est tenu d'en informer l'ANSM afin d'organiser l'information auprès des professionnels de santé ainsi que la manière dont il entend gérer la mise en tension des flux.

– La seconde, mise en place par le Conseil National de l'Ordre des Pharmaciens (CNOP) en 2013, est le « DP rupture ». Ce système informatisé, déployé dans près de 3 800 officines en 2016 (source CNOP), permet à n'importe quel pharmacien en France de déclarer en ligne toute rupture d'approvisionnement de plus de 72 heures. La déclaration se fait en rentrant le code (appelé code CIP) correspondant à chaque forme d'un médicament en particulier. Si bien que si la rupture concerne une gamme d'un médicament qui dispose de 4 formes galéniques différentes, alors il y aura autant de « DP-ruptures » comptabilisés que de formes différentes, c'est-à-dire ici 4. Ce système a par conséquent, tendance à « gonfler » un peu les statistiques lorsqu'on veut les rapporter à un principe actif. Enfin, la déclaration faite par le pharmacien ne préjuge pas de l'origine de la rupture d'approvisionnement : elle peut venir du fabricant, de la mise en tension des stocks par une demande accrue des patients, ou encore des grossistes répartiteurs qui livrent les pharmacies.

Les ruptures constatées par les pharmaciens peuvent être de durée variable. La durée médiane de rupture constatée par le CNOP en 2016 était de 22 jours, avec une durée un peu plus longue pour les anti-infectieux, les antiparasitaires et les insecticides.

Pour les médicaments d'intérêt thérapeutique majeur, par exemple certains antibiotiques, la réglementation prévoit que les fabricants et les grossistes doivent mettre en œuvre une politique de sécurité de stock (plus de 3 mois), afin de garantir l'approvisionnement aux patients sur le territoire français.

Malgré cette disposition, il peut arriver que des situations critiques apparaissent, même pour ce type de médicaments. Fort heureusement, l'immense majorité des ruptures sont constatées sur des molécules pour lesquelles il existe une alternative thérapeutique (soit un générique, soit une molécule voisine tout aussi efficace).

Les statistiques sur les causes de ruptures sont assez fragiles, car elles émanent de différents acteurs de la chaîne de distribution.

D'après une enquête conduite par le Leem en 2013, les ruptures d'approvisionnement liées à un problème de production dans une ou plusieurs usines du fabricant (problème technique, de qualité, d'analyse, ou non-conformité de contrôle à l'importation), représenteraient environ 30 % des situations constatées. Les situations de pénuries transitoires liées à un accroissement soudain de la demande (vaccins en période endémique par exemple) et à des capacités industrielles insuffisantes, pèseraient environ pour 28 % des cas. Ces évènements de « tension de flux » sont aggravés par des situations de plus en plus fréquentes d'importation du produit à partir d'usines basées hors de France, et qui fabriquent pour l'Europe, voire pour le monde entier. Par conséquent, ceci justifie comme nous l'avons vu, que l'accès au marché et la régulation des prix du médicament en France, prennent en compte la nécessaire attractivité industrielle que nous devons afficher, pour maintenir notre indépendance sanitaire en matière de fabrication.

Le reste se répartit dans un melting-pot de ruptures pour la plupart évitables ou pouvant être anticipées. On trouve parmi ces causes, des changements de formules ou de conditionnements, des difficultés d'approvisionnement en matière première, ainsi que des exportations faites par les grossistes dans des pays voisins. Cette dernière cause est un sujet de discorde entre les industriels du médicament et les grossistes-répartiteurs. En effet, selon la loi européenne, ces derniers ont le droit d'acheter une certaine quantité de médicaments en France, et de les exporter pour les revendre dans des pays étrangers où le prix du médicament est plus élevé. La manœuvre permet ainsi l'accroissement des marges du grossiste. Si cette pratique est légale, elle reste difficile à contrôler. Les fabricants opérant sur le sol français tentent de limiter ce flux à l'export, en régulant l'approvisionnement au plus près des besoins territoriaux. Néanmoins, le refus de vente et la politique discriminatoire en matière de répartition des approvisionnements étant prohibés, le phénomène est assez récurrent, fragilisant ainsi la chaîne de distribution auprès des officines françaises.

Il n'existe pas de solution magique pour régler ce problème, l'instauration d'un « prix à l'export » ayant été depuis dix ans un échec législatif total. Seul le dialogue, un peu de discipline et de raison peuvent, de mon point de vue, limiter cet état de fait.

À cet égard, le Leem a proposé en février 2019 un plan d'action pour lutter contre les ruptures de stock. Ce plan d'action s'articule autour de 6 mesures cardinales :

– Définir les médicaments d'intérêt sanitaire et stratégique (MISS) pour lesquels les obligations de sécurisation sont renforcées.

– Revoir les mécanismes d'appels d'offres hospitaliers pour les médicaments d'intérêt sanitaire et stratégique et les conditions économiques d'exploitation en ville.

– Favoriser la localisation en Europe des sites de production de matières premières actives et des MISS

– Optimiser le partage d'informations entre les acteurs de la chaîne du médicament et les patients

– Adapter l'encadrement de la distribution en cas de tension ou rupture d'approvisionnement

– Renforcer le pilotage stratégique au niveau national et favoriser l'harmonisation des pratiques réglementaires au niveau européen.

Ce plan d'action démontre sans conteste à quel point les industriels sont sensibles à ce sujet, qui est devenu un problème européen, et même mondial.

Le crime de la contrefaçon

Les médicaments contrefaits constituent une vraie menace pour la santé publique.

S'ils sont peu répandus en France, en revanche ils font des ravages dans les pays auxquels ils sont majoritairement destinés, au premier rang desquels les pays d'Afrique mais aussi certains pays européens.

D'après une estimation de l'OMS, un médicament sur deux vendu dans le monde serait contrefait, dont 60 % dans les pays pauvres ou en voie de développement.

Comme beaucoup de produits illicites, drogues douces, drogues dures ou médicaments contrefaits, la France représente une plateforme à travers laquelle ces produits transitent, très souvent dans des containers maritimes.

Dès 2003, les industriels du médicament ont créé un Comité anti-contrefaçon composé de représentants du secteur et des pouvoirs publics en charge de la lutte contre les produits contrefaits ou falsifiés.

En juillet 2014, alors tout juste élu à la présidence du Leem, je signais un nouvel accord avec l'Office Central de la Lutte contre les Atteintes à l'Environnement et la Santé Publique (OCLAESP), une unité de police et de gendarmerie dédiée entre autres, à la prévention et la répression des actes ayant pour origine l'importation ou la fabrication de médicaments falsifiés. Cet acte contractuel prévoit un échange d'informations entre les deux parties sur la falsification et le détournement d'utilisation de médicaments et de matières premières à usage pharmaceutique, et la mise en place d'actions communes de sensibilisation et d'information du grand public.

L'action de l'OCLAESP est sous la responsabilité de policiers et de militaires dotés d'une grande expérience de terrain, ayant démontré par leurs résultats leur engagement et leur efficacité dans la lutte contre ce fléau. Ainsi, lors de l'opération « PANGEA X » qui s'est déroulée du 12 au 19 septembre 2017 dans une centaine de pays, la France s'était-elle distinguée en permettant la saisie de plus de 433 000 produits de santé illicites et 1,4 tonne de produits de santé en vrac.

On trouve de tout dans les médicaments contrefaits.

D'abord, il y a l'importation illicite de spécialités pharmaceutiques contenant des substances actives destinées à être utilisées pour couper des drogues dures. C'est le cas par exemple de la pseudoéphédrine.

Ensuite, le crime organisé autour de la falsification des médicaments, cible particulièrement les produits « revendables » en Afrique et dans les pays pauvres : antibiotiques, corticoïdes, hormones, antalgiques…

La plupart du temps, ces produits ne comportent pas la dose efficace du principe actif, parfois n'en contiennent pas un gramme, ou pire, sont fabriqués à partir de substituts toxiques et dangereux.

Enfin, il y a tout un « business de la contrefaçon » qui touche les produits cosmétiques pharmaceutiques (crèmes hydratantes de marque), qui sont souvent vendus via des sites internet.

Il faut bien comprendre qu'un certain nombre de décisions prises par les pouvoirs publics, à l'échelon français ou européen, sont malheureusement susceptibles de favoriser ces actes délictueux. Ainsi l'ouverture du secteur officinal français à la vente en ligne au début de l'année 2013 pose quelques questions de régulation et de contrôle pour en limiter l'usage à des seules fins de santé publique. Les importations parallèles légales de médicaments au sein de l'Union Européenne et les reconditionnements effectués dans ce cadre, peuvent également être détournées au profit de la circulation de faux médicaments.

Par conséquent, pour nos concitoyens le risque d'exposition à un médicament est essentiellement lié à une commande de produit sur un site internet étranger, non contrôlé par une pharmacie officinale française, et proposant des produits orientés « médication courante » (par exemple contre l'impuissance masculine).

Enfin, il faut savoir qu'une directive européenne impose désormais un système de « traçabilité à la boîte », sous forme d'un code-barre spécifique à chaque unité de médicament, qui permet d'en suivre le parcours de la production à la délivrance. Cette procédure répondant au nom de « serialisation » sera définitivement mise en place d'ici à fin 2019, et renforcera considérablement la lutte contre la contrefaçon.

Information ou marketing pharmaceutique ?

Parmi les sujets récurrents autour du médicament, il y a la délicate question du marketing pharmaceutique et de ce que l'on y met.

La promotion du médicament auprès des professionnels de santé est une activité autorisée partout dans le monde, mais soumise à une réglementation et un contrôle très strict. Seuls les médicaments de médication familiale non remboursés sont autorisés à communiquer directement auprès du grand public et à faire, au sens propre du terme, de la publicité.

Le marketing pharmaceutique dédié aux produits sur prescription, et donc à l'adresse de ceux qui prescrivent, est quant à lui « plus subtil ».

En vérité, la zone qui sépare la « promotion » de « l'information », en ce qui concerne le médicament, est pour le moins ténue. En effet, dans le cadre de l'activité promotionnelle des laboratoires pharmaceutiques, seuls les éléments figurant dans le Résumé des Caractéristiques Produit (RCP) validés par l'AMM et la Commission de Transparence de la HAS, sont autorisés comme support de communication aux professionnels de santé. Par ailleurs, tout matériel promotionnel (aide de visite, brochure, ou autres) doit faire l'objet d'un visa publicitaire délivré par l'ANSM, faute de quoi, le document est interdit à la diffusion. L'information médicale et scientifique, intégrant le cas échéant des études non validées par la HAS, ou des éléments hors de l'indication, ne peuvent être communiqués aux médecins que sur demande, et uniquement par des collaborateurs ayant validé un diplôme scientifique (bac +5), et qui sont structurellement intégrés aux équipes médicales de la firme.

De ce point de vue, il existe une différence importante entre le statut de « visiteur médical » et celui d'attaché scientifique à l'information médicale (appelé souvent dans notre jargon MSL, pour *Medical Scientific Liaison*). Le premier est un attaché à la promotion, « défendant son produit » dans le strict cadre de l'AMM et de pratiques certifiées, le second est un collaborateur du département médical au service d'une information médicale plus large, à caractère non promotionnel.

En dehors de la visite médicale, qui représente toujours une part importante de la masse salariale des fonctions commerciales d'une entreprise du médicament, les fonctions marketing ont essentiellement pour mission d'analyser, de comprendre le marché, et de positionner la place du médicament dans le parcours de soins relatif à la maladie qu'il traite. Il s'emploie également à mettre en œuvre des services pour les professionnels de santé, adaptés à leurs besoins, et visant à faciliter l'exercice de leur art : par exemple, formation médicale continue, invitation à un congrès scientifique, partenariat d'activités visant à améliorer la connaissance autour de la maladie ou faciliter sa prise en charge… Ces partenariats s'inscrivent là encore dans le cadre très strict d'une régulation portée par la loi depuis 1992 (loi dite DMOS pour Diverses Mesures d'Ordre Social), fixant de façon très précise les limites au-delà desquelles il est interdit de subventionner telle ou telle formation, tel ou tel congrès ou déplacement. De plus, depuis 2012, la France s'est dotée d'un système de portail gouvernemental sur lequel les entreprises sont tenues de déclarer l'ensemble des dépenses attribuées à chaque médecin, dès 10 euros, et à l'euro près, dans le cadre des actions partenariales qu'elle entreprend. Ce « sunshine act » à la Française permet toute la transparence nécessaire dans le cadre des activités liées aux professionnels de santé, y compris celles qui ne sont pas promotionnelles faisant l'objet d'un contrat, par exemple une étude clinique.

Les montants publiés couvrent par conséquent beaucoup de choses.

Il n'est pas nécessairement évident pour le commun des mortels, y compris les journalistes, de s'y retrouver. Ainsi, la rubrique « repas », comprend-elle des repas impromptus dont le montant ne doit pas dépasser 60 euros, mais aussi la prise en charge des repas dans le cadre d'un congrès qui se passe en France ou à l'étranger.

Les voyages ne sont évidemment pas des voyages d'agrément ni des vacances, mais correspondent aux frais de déplacement ou à des subventions pour leur participation à des évènements scientifiques. Les contrats, dont les montants peuvent paraître élevés, concernent pour la plupart des contributions à des études ou à des travaux scientifiques.

Toutes ces activités sont parfaitement encadrées, et par essence, inscrites dans un cadre juridique et éthique qui ne laisse aucune place à la fantaisie.

Ce qui fut souvent décrié en matière de « marketing des labos » a existé, mais appartient désormais à un passé lointain. Dans les années 70-80, les invitations des médecins à des manifestations scientifiques agrémentées d'un peu de tourisme, ou améliorées de quelques repas agréables et riches en calories étaient, sinon pratique courante, au moins possibles. Depuis le début des années 90, tout cela a été mis sous tutelle de l'autorité publique et des Ordres professionnels, de sorte à éviter les excès d'un marketing qui ne serait pas compatible avec l'éthique de la santé.

Si bien que progressivement, les règles éthiques des entreprises faisant le reste, les choses sont rentrées dans la norme de ce qui est parfaitement acceptable.

C'est pourquoi, et il est important de le souligner, les activités « marketing » dans le domaine pharmaceutique portent mal leur nom par rapport à l'idée très consumériste que l'on se fait de cette discipline.

Les « chefs de produits » dans nos entreprises sont très souvent issus d'un double cursus : scientifique et marketing / management. Beaucoup ont fait « Pharmacie », et en plus, ont validé un Master à l'ESSEC, à l'ESCP, ou à Dauphine par exemple. Ce sont des « bac + 5 à 8 » qui sont des personnes brillantes et bien formées aux contraintes de notre métier. Avec le soutien des « compliance officers » (les personnes internes à l'entreprise chargées de mettre en œuvre et faire respecter les règles déontologiques de la profession), les femmes et les hommes du marketing font plutôt de bonnes choses, utiles aux professionnels de santé, et toujours orientées vers l'éthique et l'intérêt du patient.

C'est du moins dans cet esprit que nous les éduquons.

Bien évidemment, il existe encore des marges de progrès.

Certaines associations telles que le Formindep, l'AQUIM, ou encore des associations d'étudiants en médecine, militent pour une évolution assez drastique de la communication des entreprises du médicament. Certains pensent qu'il devrait nous être « interdit de communiquer sur nos produits », d'autres pensent que cela devrait se faire selon des règles encore plus strictes.

Dans cette affaire, personne n'a tort ni raison.

La limite de l'exercice réside pour beaucoup dans la déontologie avec laquelle ces activités dites de « marketing » sont réalisées, plus que dans leur contenu, voire même dans leur existence. Interdire le marketing ou la promotion des produits de santé, c'est interdire quelque part la libre concurrence. Ce n'est, de mon point de vue, pas défendable. En revanche, définir le cadre dans lequel on doit communiquer sur le juste usage des produits de santé me paraît tout à fait légitime. C'est, très honnêtement, le constat que l'on peut faire aujourd'hui, pour peu que l'on prenne le temps de lire le code de la santé et les décrets relatifs à la régulation du médicament.

Les améliorations qui peuvent être faites, portent donc surtout sur la façon dont on enseigne ces règles, la méthode avec laquelle on met en place les procédures pour les faire respecter, et aussi la sévérité avec laquelle on sanctionne ce qui n'est pas acceptable.

Quoi qu'il en soit, il faut tordre le cou à cette idée folle qui consiste à dire que la Pharma investit deux ou trois fois plus d'argent dans la promotion que dans la recherche.

Il est évident que l'essentiel des activités administratives qui nous incombent, la gestion humaine, juridique et financière des activités commerciales d'une firme, supportent des coûts fixes très élevés. Mais la recherche et le développement, par la récurrence de ses dépenses sur un temps long, reste le principal enjeu financier d'une firme pharmaceutique.

Moins visible, plus latente, la recherche est aussi une activité qui se fait en collaboration avec les médecins. De ce point de vue, elle constitue un lien plus important avec le professionnel de santé que n'importe quel congrès pour lequel nous sommes, de toute façon, une bonne demi-douzaine de labos à sponsoriser l'événement. Pour autant, la recherche et le développement ne sont pas des activités commerciales, et d'un point de vue structurel, dans nos entreprises, elles sont totalement séparées du management, du marketing ou des ventes.

Pour tout dire, je ne crois pas qu'un marketing lessivier, si tant est qu'il soit possible, aurait une quelconque influence sur la prescription des médecins.

Je suis persuadé que l'immense majorité des médecins sait parfaitement faire la part des choses, et n'a guère besoin qu'on lui bourre le crâne avec des slogans tout faits.

L'essentiel de l'éthique se niche donc dans la qualité des données que communiquent les industries du médicament, et la façon dont elles les présentent.

C'est à cela que nous devons, sans relâche, éduquer les plus jeunes, ceux qui auront à faire le marketing de demain, un marketing basé sur la réalité scientifique de nos produits et sur les services que nous apportons au seul bénéfice des patients.

Le Leem, ce « lobby puissant » de l'industrie pharmaceutique

C'est souvent par ces mots que l'organisation professionnelle que j'ai présidée pendant cinq ans, était présentée, notamment par les médias.

Il y a en France, un gros problème avec le mot « lobby ».

Lobby, c'est limite corruption, mauvaise influence, passe-droits ou même magouilles.

Notre culture latine n'admet pas, contrairement aux Anglo-saxons, que des intérêts privés puissent informer et interagir avec la puissance publique en toute transparence et en toute loyauté. Il faut dire que les affaires qui ont pollué le monde politique et le monde industriel n'aident pas à s'en faire une idée vertueuse.

Mais je fus toujours assez agacé par cette façon de présenter le Leem, n'étant pas moi-même un fan du mot « lobby ».

Le Leem, c'est en réalité l'organisation professionnelle qui rassemble sous le même toit les 270 entreprises françaises, étrangères, nationales et internationales opérant sur notre territoire. L'organisation syndicale unique, compte ainsi parmi ses membres de grandes firmes internationales très connues, mais aussi de nombreuses PME, parfois « familiales », qui constituent un tissu économique et social majeur dans notre secteur.

Le Leem est en fait une institution de plus de 70 ans. Anciennement appelée le SNIP (Syndicat National de l'Industrie Pharmaceutique), elle trouva une forme de renouveau dans les années 90 en se structurant autour des grands sujets du secteur que sont le scientifique, l'économique, l'international, le juridique, le social et la communication. À partir des années 90, le Leem devint une fédération disposant de moyens importants, et par conséquent dotée d'une certaine force d'action en matière d'analyse et de services à ses adhérents, ainsi que d'une réelle capacité à se positionner comme force de proposition.

Forte d'une soixantaine de permanents dirigés par son Directeur Général, Philippe Lamoureux, l'équipe du Leem est constituée de réels talents, dont beaucoup de « jeunes » recrutés sur ces deux dernières années, et qui m'impressionnent par leur dynamisme et leur professionnalisme.

L'organisation professionnelle est articulée autour de « grandes directions », pilotant chacune une « commission » sous la présidence d'un administrateur, en règle générale le Président d'une firme, et animée par un Directeur y occupant une fonction clé.

Il existe 9 commissions au Leem : affaires scientifiques, affaires économiques, affaires publiques, affaires internationales, affaires juridiques, affaires sociales, communication, RSE (Responsabilité Sociétale d'Entreprise), et affaires industrielles.

La gouvernance est assurée par un Conseil d'Administration élu par les adhérents pour une période de 4 ans, et un bureau constitué d'un peu moins d'une vingtaine de membres du conseil, sélectionnés soit parce qu'ils président une commission, soient parce qu'ils représentent une famille géographique d'entreprises (Grandes, moyennes et PME françaises, firmes européennes, américaines ou japonaises). Enfin, le conseil élit son président pour un mandat de deux ans renouvelable une fois.

Je fus élu à la présidence du Leem en 2013, après avoir échoué de peu contre Hervé Gisserot (GSK) un an auparavant.

Cette élection est intéressante dans l'histoire du Leem, car elle marqua sans aucun doute un tournant dans l'institution.

Il faut savoir que jusqu'en 2012, les présidents du Leem qui se sont succédé étaient quasiment tous issus de grandes firmes célèbres, et disposant d'une assise sur le sol français qui ne soit pas contestable. C'était un peu la règle du non-dit. En quelque sorte, on élisait plus une firme qu'un homme. Je dis un homme, car le Leem ne réussit jamais tout au long de son histoire à porter une femme à sa tête, bien que l'occasion lui en fût donnée dans les années 2000 avec la candidature d'Élisabeth Hubert qui, n'étant plus ministre, occupait la fonction de Directrice Générale des laboratoires Fournier.

Quoi qu'il en soit, mes prédécesseurs étaient tout autant illustres par leur personnalité que par le fanion qu'ils arboraient sur leur dossard.

Il faut attendre 2012, année durant laquelle Christian Lajoux (Sanofi) décida de ne plus se représenter (il fit 3 mandats), pour que le couloir des candidatures s'ouvre un peu.

J'avais caressé l'idée de me présenter depuis quelque temps. Je connaissais bien la « machine » pour y siéger depuis de nombreuses années et y avoir occupé des fonctions à la présidence de la commission des affaires sociales puis juridiques (un médecin qui fait du droit ! On aura tout vu !). J'étais néanmoins conscient de ne pas être « bien né ». La firme que j'avais créée en France en 1995, devenue une entreprise internationale et tournée vers l'innovation, ne cochait pas toutes les cases du « non-dit ». Mais motivé, déterminé à m'engager au service du collectif, et puis excité à l'idée de bousculer un peu les codes, je décidais d'y aller.

Très vite, on me fit sentir que je n'étais pas un homme de la big pharma : ma firme était à capitaux japonais (qui sont ces gens-là ?!), je n'avais pas d'usine en France (argument choc), et je ne rayonnais pas sur la recherche française (ce qui n'était pas tout à fait exact quand on mesure la masse des investissements que faisait Astellas en France). Bref, je ne « représentais que moi-même », cette formule assenée par les plus sceptiques me donnant l'idée de mon slogan de campagne : « puisque je ne représente rien, je représenterai le tout ! ».

Il ne fallut que quelques semaines pour que l'on suggère à l'un de mes plus fidèles supporters de se présenter contre moi. Président de GSK France, Hervé Gisserot, lui, cochait parfaitement toutes les cases, nonobstant le fait qu'il était et reste incontestablement un homme brillant et parfaitement à la hauteur de la fonction. Nous étions donc 2 en lice. David contre Goliath. La partie était jouée. Pas tout à fait. Je décidais de faire ce qui n'avait jamais été fait en 50 ans de Leem : un programme et une campagne ! Si bien qu'à l'arrivée je semais le doute : qui voulons-nous élire exactement ? Un homme, ou ce qu'il représente ?

Le combat ne fut pas facile, et je dois dire même épuisant. Mais malgré quelques moments de doute, je restais déterminé à aller jusqu'aux termes de ma quête et à défendre crânement ma candidature. Je dois dire que je fus soutenu moralement par quelques amis proches, dont Blandine Fauran, alors directrice juridique du Leem, qui me prodigua quelques précieux conseils en se gardant bien de faire campagne pour moi, ce que sa position lui interdisait.

Bien que je perdis cette bataille, je pense profondément qu'elle fit le lit de mon élection quelques mois plus tard, Hervé Gisserot étant propulsé par son groupe à la tête de GSK China, et donc obligé de démissionner de sa présidence. Cette surprise valut un titre de presse mémorable sous la plume d'Olivier Robichon (Prescription santé) : « La Chine propulse le Japon à la tête du Leem ». Quand on connaît la tension ancestrale entre la Chine et le Japon…

C'est donc en décembre 2013 que je fus élu, cette fois-ci à l'unanimité du Conseil, à la Présidence du Leem. Outre la fierté que j'en éprouvais en prenant conscience de la confiance et de la charge qui m'étaient données, je réalisais que quelque chose de nouveau s'était passé. On avait voté pour un programme, pour un homme disponible et engagé à incarner l'action collective, et non plus un label fusse-t-il prestigieux.

Le changement pouvait commencer.

Et le changement, je dirais même la rupture, était dans le code génétique de mon programme, et surtout dans la détermination des membres du Conseil, dont la plupart voulaient « rénover » la vieille institution.

Nous avons, en quelques mois, initié de vraies réformes : statutaires, en introduisant plus de règles normées et de process dans la gouvernance, managériale en cassant les codes un peu vieillots d'un

« management en étoile », mais aussi en changeant les apparences et les symboles. Parmi les choses auxquelles je m'étais engagé, il y avait le déménagement du siège du Leem qui était logé depuis des lustres dans un magnifique hôtel particulier, rue de la Faisanderie, dans le XVIe arrondissement de Paris. Cette bâtisse, bien qu'imposante était peu fonctionnelle, et par certains côtés, rivalisait avec les ors de la République, ce qui n'était pas sans déplaire à certains. Mes prédécesseurs avaient du reste, à de nombreuses reprises, imaginé déménager, mais en se gardant bien de le faire au motif que les nostalgiques n'y survivraient pas. C'était un engagement de mon programme, je décidais donc de tout mettre en œuvre pour le réaliser. Un an plus tard, nous atterrissions sur un plateau unique, dans des locaux modernes et fonctionnels, à l'image de nos entreprises, Porte Maillot. J'en profitais alors pour suggérer de se passer de la voiture avec chauffeur qui trônait dans le hall de « la Faisanderie », estimant que cette marque ostentatoire n'était pas conforme à la crise que nos entreprises traversaient, sans compter le cauchemar que la politique de la Maire de Paris impose aux automobilistes. Moto, métro et de temps en temps taxi pour tout le monde !

Mais ce qui fut sans doute le plus marquant dans ce début de « quinquennat », c'est l'énergie que les permanents du Leem, les administrateurs et moi-même, avons mis à définir une ligne stratégique et programmatique pour les années à venir.

Cet énorme travail fut capital au moment de l'élection présidentielle de 2017, dans le sens où elle resserra l'unité de la profession autour des priorités liées à l'innovation, l'accès au marché, la régulation, les métiers, la recherche clinique et la production industrielle de nos entreprises.

Ce « contrat de mandature » servit de fil conducteur à l'ensemble de nos actions, et permit de prioriser les chantiers que nous avions à mener avec l'État : préparation du CSIS 2018, refondation de l'accord-cadre, gestion de l'arrivée des innovations, développement de la bioproduction, ou réforme de l'évaluation du médicament. Il fut le lien entre nous et entre des entreprises aux intérêts parfois très différents. Mais c'est cela qui fait la force du Leem : sa cohérence et son unité. Et cela, on le doit aux administrateurs et aux administratrices (pas assez nombreuses), à son directeur général et son équipe, mais aussi à tous les collaborateurs et collaboratrices des entreprises qui se sont investis dans les groupes de travail de la fédération. Je veux ici les remercier profondément pour leur engagement et leur soutien.

Je me suis souvent dit qu'il suffirait de faire passer à nos détracteurs quelques heures, un dîner ou un petit-déjeuner avec ces Présidents, ces Directeurs qui sont autour de la table du Leem, pour qu'ils modifient radicalement l'idée qu'ils se font de notre industrie. Moi, j'y ai rencontré de belles personnes. Certaines que je connaissais mal, sont devenues des proches. Nous n'appartenons pas au monde des anges, mais nous ne sommes pas celles et ceux que d'aucuns fustigent. Le Leem, c'est d'abord une belle institution, avec de l'intelligence collective, du leadership, des valeurs, et un sens réel de l'humain et de notre mission. Ce n'est pas une bande de spéculateurs en costumes rayés, ironisant sur la maladie un cigare à la bouche. Je continuerai quoi qu'il arrive ce combat réputationnel. Et ceux ou celles qui me succéderont, pourront toujours compter sur moi pour corriger, lentement mais sûrement, l'image qui s'est ancrée à notre industrie après l'affaire Mediator. Cela prendra du temps. À nous d'être ce que nous disons être. À nous de le faire savoir, avec humilité, mais aussi avec détermination.

ÉTHIQUE ET SANTÉ

S'il est bien un domaine dans lequel l'éthique prend une place prépondérante, c'est celui de la santé.

Cette place est d'autant plus critique dès lors que l'argent se mêle de près ou de loin à l'activité de soins, que ce soit directement par la rémunération de ceux qui les prodiguent, ou indirectement par le biais de produits industriels de santé commercialisés et donc vendus.

L'argent et la santé ne font pas bon ménage dans l'inconscient collectif. C'est l'impossible mariage du sacré (la vie), avec le démon (l'argent) et le pouvoir qu'il représente.

Par conséquent, l'éthique en matière de santé est une notion extrêmement complexe à faire admettre, dès lors que des relations financières s'établissent entre les acteurs du système de soins.

Pourtant, la déontologie, c'est-à-dire l'éthique en action, est une réalité omniprésente dans l'activité de chacun des maillons du parcours de soins. Simplement, sa présence se matérialise par des règles, c'est-à-dire la norme, ce qui n'est pas en soi une garantie qu'elle soit respectée.

L'éthique est donc bien une question individuelle. Elle interpelle la conscience dès lors qu'elle est confrontée à l'interdit, c'est-à-dire à la loi.

Retour sur quelques notions philosophiques.

Pas d'éthique sans libre arbitre

Le libre arbitre est la faculté qu'aurait l'être humain à se déterminer librement, à agir et à penser par lui seul. Il s'oppose ainsi au « déterminisme » qui affirme au contraire que la volonté serait déterminée dans chacun de nos actes par des « forces » qui la contraignent. Dans un traité qu'il consacre à ce sujet (30), saint Augustin considère que Dieu a conféré à sa créature, avec le libre arbitre, la capacité à mal agir, et par la même, la responsabilité du péché. Il faut donc, si l'on suit saint Augustin, admettre que les notions de liberté et de responsabilité sont indissociables.

Pour Spinoza (31), cette liberté nous permet de prendre connaissance des lois naturelles et par conséquent de mieux les employer. Il développe cette idée forte qu'il suffit de prendre une connaissance réfléchie et adéquate d'une « passion », pour qu'elle devienne une action réalisée en cohérence avec le respect des lois de la nature. La connaissance et le sens donnés à l'action, agiraient comme un contrepoids à la tentation de faire ce qui ne serait pas éthique. Ce que nous enseigne Spinoza, c'est que la condition première à l'éthique c'est de préserver sa « liberté », et d'identifier par « l'entendement » ce qui nous paraît bon pour les autres et pour nous-mêmes.

Rester libre, c'est d'abord ne pas se laisser encercler par les chaînes de la cupidité et du pouvoir. Il faut, pour cela, avoir le courage de dire « non ».

Privilégier l'entendement, c'est savoir analyser ce qui est bon pour l'intérêt général, et selon la définition d'Auguste Conte, être altruiste, c'est-à-dire vivre un peu plus pour servir ce qui est bon pour le plus grand nombre, et un peu moins pour ce qui est bon pour soi-même. Cette « balance » entre l'intérêt général et l'intérêt particulier est fondamentale en santé. En santé, l'intérêt général touche par définition, à la préservation de l'environnement, du bien-être, et à la guérison des maladies. Il n'y a, du moins en théorie, aucun intérêt particulier capable de faire le poids par rapport à cette notion qui transcende tout le reste.

Pourtant, même dans le domaine de la santé, les égarements existent, les déviances arrivent, allant parfois jusqu'à engendrer un drame ou un scandale sanitaire.

Si cela est possible, c'est précisément parce que la notion de libre arbitre ne conduit pas nécessairement chaque individu à se comporter exactement de la même façon face à la norme. Une situation de faiblesse, une avidité excessive, un moment d'égarement peuvent conduire n'importe quelle personne qui perd le sens de l'action, à commettre un acte répréhensible, du point de vue de la morale s'entend.

C'est pour cette raison que, philosophiquement parlant, il ne faut pas croire que l'on règle tout par la loi, les interdits, les procédures ou encore les règles déontologiques.

Le premier levier de l'éthique est éducationnel : comprendre ce qui nous entoure et respecter notre environnement.

Le deuxième consiste à donner un sens à la vertu, et par conséquent, à la loi.

L'argent corrompt-il la liberté de soigner au mieux de l'intérêt du malade ?

En d'autres termes, si la santé n'avait ni coût ni prix, soignerait-on plus juste et mieux ?

Il y a deux façons de répondre à cette question, l'une un peu « théologique », l'autre « utilitariste ». Toutes deux ne s'opposent pas vraiment, mais conduisent à quelques conclusions bien différentes !

L'approche théologique, par nature un peu judéo-chrétienne, consiste à douter de la sincérité et de l'objectivité de l'acte dès lors qu'il a comme contrepartie une rémunération ou un intérêt particulier valorisable. Les exemples ne manquent pas : serais-je mieux soigné en consultation privée à 200 euros versus une consultation publique à 25 euros ? L'Hôpital de Trifouilli-les-Oies bénéficie-t-il des mêmes dotations que le gros CHU qui se trouve à 40 km, et par conséquent, quelle est ma probabilité d'y faire des complications après un acte opératoire ? Le professeur que j'ai eu la chance de voir par le biais d'un ami pour mon cancer, me donne-t-il plus de chance de m'en sortir que mon voisin qui ne le verra pas ? Mon médecin généraliste m'a-t-il prescrit ce médicament parce qu'il est allé en congrès avec le laboratoire ? Tel produit est-il remboursé parce qu'il y a des enjeux économiques dans le département où y est implanté l'usine ?

Toutes ces questions sont en vérité des sujets d'interrogation qui posent toujours le même dilemme : l'égalité et l'impartialité des soins sont-elles garanties malgré les facteurs exogènes qui peuvent influencer leur qualité ?

De mon point de vue, et de façon tout à fait réaliste, cela me semble difficile de dire oui dans 100 % des cas. Néanmoins, et c'est le rôle des règles et de la loi, les contraintes réglementaires et déontologiques qui pèsent sur le secteur de la santé, sont suffisantes pour penser que le risque est relativement bien contrôlé.

Mais en France comme ailleurs, la théorie selon laquelle on pourrait avoir un système de soins parfaitement égalitaire, et totalement imperméable à l'influence des intérêts particuliers, me semble illusoire.

Comme l'objectivité se démontre, la subjectivité et l'intuition font partie de nous. Cette dernière est toujours influençable.

Par ailleurs, et c'est un fait, la matérialité et le degré de technologie disponibles d'une région à une autre, d'un centre à un autre, dépendent grandement des capacités financières dont ils sont pourvus, mais aussi du prix des innovations elles-mêmes.

Ainsi, d'un point de vue de l'analyse « morale » de la situation, on peut assez légitimement penser que l'attention avec laquelle vous allez être traité en consultation privée sera particulière, que le CHU est a priori mieux doté en moyens techniques que ne l'est l'hôpital local, que l'entregens génère parfois une médecine à « deux vitesses », qu'un médecin généraliste a ses « préférences » en matière de médicament, peut-être en partie grâce à la confiance placée dans le laboratoire qui les fabrique, et qu'enfin on a intégré la fabrication sur le sol français comme un des paramètres du prix, ce que prévoit du reste, l'accord conventionnel entre l'État et les industries de santé. Tout cela est, pardon de le dire ainsi, sinon « normal », en tous les cas « banal », au sens où ce sont des paramètres intrinsèques à la nature humaine. Mais d'un point de vue judéo-chrétien, la normalité se situe dans la morale de Dieu, c'est-à-dire dans la vertu absolue. Or, et nous l'avons souligné, la sacralisation de la vie, et donc de la santé, rend délicat le rapport de ces facteurs d'influence avec les soins, quand bien même la loi nous protège de leur influence excessive.

L'approche utilitariste est, je le crois, préférable à la première.

Elle se résume en une phrase : pour que nos concitoyens soient soignés, il faut une économie qui le permette, et il faut que cette économie serve à rétribuer la qualité des soins prodigués. Pas d'argent, pas de soins.

Dès lors qu'on inverse le raisonnement, les choses se déroulent de façon plus linéaire. En effet, le postulat de la valorisation de « l'acte de soins » est immuable. Sinon, nous ne trouverions pas une personne pour vouer sa vie à des actes tout à fait gratuits, sans pouvoir elle-même subvenir à ses propres besoins : se nourrir, se loger, etc.

Dès lors que l'on admet cette approche utilitariste, alors on admet que le soin à un coût puisqu'il a un prix, alors que dans le même temps, nous assenons que la vie n'en a pas. Curieux paradoxe !

La valorisation monétaire des actes médicaux et des éléments qui les composent (structures hospitalières, matériel, dispositifs médicaux, outils diagnostics, médicaments, etc.), suggère que celui qui détient le savoir-faire, la structure ou le produit, sera celui à qui reviendra le profit de cette valeur.

Dès lors que cet élément de gain sert, au moins en partie, à une cause particulière, le rapport de force entre l'argent et l'intérêt général (celui du patient) existe. Cela ne veut pas dire qu'il s'impose au détriment de ce dernier, mais le rapport d'équilibre existe.

C'est précisément là où se trouve le sens de l'éthique et de la déontologie.

Tous deux sont là pour remettre un peu plus de poids dans la balance, de sorte qu'à chaque fois que l'intérêt particulier prend de l'importance, devient alléchant, alors la règle s'impose comme correcteur de la tentation que l'on aurait à ne pas faire preuve d'altruisme.

Néanmoins, l'interprétation que chacun d'entre nous fait de la règle, de ses limites, de la fréquence avec laquelle on peut s'en arranger, implique qu'il existe, et continuera d'exister, en santé comme ailleurs, des risques de voir des comportements non éthiques s'installer dans le système de soins.

Donner du sens à l'intérêt général et se préserver de la déviance par la compréhension de la règle sont les deux pare-feu d'une nécessaire approche utilitariste du système de soins.

Quand les liens d'intérêts deviennent des menottes

Un lien d'intérêts en soi, n'est pas un délit ni une situation moralement répréhensible.

Nous avons tous des liens qui nous unissent à telle ou telle personne, pour des raisons familiales, affectives, pécuniaires, morales, religieuses, ou encore professionnelles.

Tout ce qui fait converger deux êtres vers un même objet est par nature susceptible de créer un lien.

La question est de savoir ce que nous en faisons, et même, dans une certaine mesure, la façon dont nous nous en affranchissons.

C'est précisément ici que se trouve le lit du Rubicon, qui sépare le lien du conflit d'intérêts, ce dernier étant une faute ouvrant la porte à un possible délit civil ou pénal (trafic d'influence, prise illégale d'intérêts).

Une situation de conflit d'intérêts apparaît quand un individu ou une organisation doit gérer plusieurs intérêts qui s'opposent, et qu'au moins l'un d'eux pourrait corrompre la motivation à agir sur les autres, ou au minimum donner cette impression. C'est sur cette dernière nuance que la justice peut avoir parfois du mal à trancher.

Dans le domaine de la santé, la nature des liens d'intérêts recouvre un très large panorama de possibilités, n'offrant pas toutes le même degré de « lien ».

La notion de « degré d'importance » du lien est évidemment cruciale, à partir du moment où on admet que plus ce lien est fort, plus il est susceptible de corrompre le jugement de celui qui est appelé à statuer dans l'intérêt général.

Ainsi, de façon raisonnable, on peut penser que le fait d'avoir pris un café ou même accepté un déjeuner à la pizza du coin, ne va pas corrompre le libre arbitre d'un expert appelé à se prononcer sur la qualité de données cliniques d'un médicament.

En revanche, s'il a été lui-même impliqué dans la réalisation de l'étude qui génère ces données et qu'il fut rémunéré pour cela, alors l'expert devra se déporter de sa mission.

Il fut un temps, avant 2011, où la déclaration des liens d'intérêts dans le domaine de la santé, en particulier pour les experts appelés à se prononcer au nom de l'autorité publique, laissait un peu à désirer.

Depuis 2012, la loi a considérablement renforcé les dispositions visant à rendre publics les liens d'intérêts des acteurs de santé avec des entreprises privées commercialisant des biens de santé. Cette loi a complété utilement les mesures de déclaration obligatoire des experts appelés à se prononcer dans le cadre d'une évaluation sous l'autorité publique, dans lesquelles sont inclus tous les liens d'intérêts, y compris familiaux, possiblement générateurs de situation de conflit.

Ces évolutions sociétales sont issues des « Assises du Médicament » après l'affaire Mediator, ainsi que des travaux menés par la commission Sauvé-Magendie-Migaud sur la question de la transparence de la vie politique.

Ces réflexions s'inscrivent dans un contexte plus général d'une demande de la société française d'une plus grande intégrité de la vie publique, dont la transparence des liens d'intérêts et la gestion rigoureuse des conflits d'intérêts potentiels, sont deux piliers essentiels. Elles sont au cœur du bon fonctionnement de la démocratie et président à la confiance des citoyens dans leurs institutions.

Dans le domaine de la santé, ces questions revêtent une acuité particulière dans la mesure où tout citoyen pourrait s'estimer touché ou lésé à titre personnel ou collectif, par des décisions qui auraient été prises sur des bases ne respectant pas le principe d'impartialité. Les nécessaires collaborations entre le secteur public et le secteur privé, donnent à cette transparence la capacité de lever le doute.

Chaque citoyen peut ainsi aller sur https://www.transparence.sante.gouv.fr, afin de vérifier par lui-même quels sont les éventuels liens d'intérêts d'un acteur de soins avec lequel il interagit.

De ce point de vue, on peut dire que le domaine de la santé est certainement un de ceux pour lesquels la transparence des liens est la mieux renseignée.

Les entreprises fabriquant des produits de santé sont tenues de déclarer sur le site public, toutes leurs relations financières avec un seuil de 10 euros, et ce, tous les semestres.

Cette discipline vaut également à l'échelon européen et aux États-Unis, tant et si bien qu'aucun lien financier avec un professionnel de santé, même sur le sol d'un autre pays, n'échappe à la publication dans la base de données.

Cette discipline, que personne ne remet en question, a néanmoins son revers de la médaille, que l'on constate par ailleurs également dans la vie politique : le voyeurisme.

En d'autres termes, certains journalistes analysent ces bases de données (lien d'intérêts, patrimoine des personnalités politiques...), et dénoncent sans autre forme de procès l'hypothétique train de vie qui en découle.

Ceci est ridicule, et témoigne une fois de plus, d'une tendance à la jalousie maladive ou au puritanisme « anti-riche » d'une société bien-pensante, qui, comble de l'ironie, vit plutôt dans un certain confort politique et social.

La transparence, que ce soit dans la vie politique ou dans le monde de la santé, est un outil destiné à restaurer la confiance. Dès lors qu'il est utilisé pour entretenir la loi de la suspicion et de la dénonciation, il pousse la France à renouer avec ses vieux démons, et ce faisant, fait des liens d'intérêts une paire de menottes.

Faire la police chez soi

Face à la demande croissante de la société pour aller vers plus de sécurité en matière d'éthique et de respect des lois, en particulier dans des domaines aussi sensibles que l'agroalimentaire, la santé ou le nucléaire, un certain nombre de secteurs se sont munis de leur propre système de régulation et de contrôle déontologique.

Ce fut le cas des entreprises du médicament en 2011.

Face au déferlement médiatico-politique de l'affaire Mediator, l'ensemble des entreprises du médicament jugea alors qu'il fallait mettre en place un organe de contrôle des comportements et du respect des règles au sein de la profession.

Alors Président de la Commission Juridique du Leem, je fus chargé avec Blandine Fauran, Directrice Juridique, et Yves Médina, un déontologue ancien Conseiller Maître à la Cour des Comptes, de mettre en place un organisme capable de veiller à l'éducation et au respect des règles de la déontologie du secteur, mais aussi, le cas échéant, capable de se poser en médiateur ou en organe de sanction en cas d'infraction constatée.

En s'inspirant du nom de « pharmacovigilance » donné aux structures chargées de surveiller les effets secondaires des médicaments, nous avions trouvé le nom de « déontovigilance » pour désigner l'action de cet organisme qui se voulait indépendant du Leem. Nous fondions ainsi en septembre 2011, le CODEEM, Comité de Déontovigilance des Entreprises du Médicament.

Son objectif premier était de veiller à l'application des dispositions déontologiques professionnelles et des règles de bonnes conduites édictées par la profession. Il devait en outre proposer des évolutions à ces règles, mais aussi faire office de structure référente en cas de litige entre des entreprises souhaitant une médiation. En outre, le CODEEM pouvait être saisi par n'importe quelle personne morale qui constaterait des déviances relatives au code de déontologie de la profession, afin de déclencher une enquête et le cas échéant une sanction qui pouvait aller jusqu'à l'exclusion du syndicat professionnel.

Depuis, les statuts du CODEEM ont évolué, et le spectre de leurs responsabilités s'est élargi. Ainsi, l'instance de déontologie jouit-elle d'une plus grande autonomie pour réfléchir et proposer des évolutions déontologiques, des modifications de règles ou de normes visant à sécuriser l'éthique de nos entreprises. Son rôle de « vigie » s'est désormais renforcé, pouvant à chaque instant se saisir de tout sujet révélé par un lanceur d'alerte, et dont l'impact pourrait être jugé dans le périmètre des responsabilités du comité. Le Pr Grégoire Moutel a succédé à Yves Médina à la présidence du CODEEM en 2014. Ce médecin, endocrinologue de formation, est un praticien hospitalier universitaire titulaire de la chaire d'éthique de la faculté de médecine Paris-Descartes.

C'est un homme brillant, doué d'un profond sens de l'analyse et d'une excellente connaissance des pratiques déontologiques du monde de la santé. Il a en outre une fibre « philosophique et humaniste », qui fait de lui un président empathique, mais sans complaisance ni indulgence. Il est accompagné dans sa mission d'une douzaine de membres issus de la société civile, représentants d'associations de patients, médecins, juristes, sociologues, éthiciens ou magistrats.

Le fonctionnement du CODEEM est régi par les statuts du Leem, mais n'est pas sous sa tutelle. En d'autres termes, ni le Directeur Général du Leem, ni le Conseil d'Administration ou son président n'ont autorité sur l'instance de déontovigilance. Un représentant du Conseil d'Administration du Leem siège néanmoins au CODEEM, afin de faire le lien entre les deux institutions, et faciliter l'adoption des mesures qui sont proposées par l'une à l'autre.

Enfin, l'organe de déontovigilance publie chaque année un rapport d'activité faisant la synthèse de ses travaux, et rendant publiques les statistiques en matière de dossiers examinés, de nombre de médiations faites, de sanctions prononcées, ou de saisines en cours.

Le principe d'un telle institution, indépendante de son syndicat professionnel, n'est pas de se substituer aux contentieux devant les instances juridiquement compétentes.

Sa philosophie est plutôt d'utiliser la connaissance et l'expérience produite par les bonnes pratiques comme par les « errances » des uns ou des autres, dans le but de faire progresser la règle, de normaliser les pratiques, ou encore d'accompagner leur mise en œuvre.

Je pense que ce fut une avancée majeure dans l'évolution des pratiques déontologiques du secteur. Il reste certainement beaucoup à faire, et ce ne sont pas les sujets qui manquent à Grégoire Moutel et aux membres du comité. Chaque nouvelle réflexion est une opportunité de « qualité », chaque mesure normalisée est un pas de plus vers la réputation à laquelle nous aspirons. En ce sens, le CODEEM est un exemple que beaucoup d'autres professions seraient bien inspirées de suivre, en particulier celles qui ont pour spécialité de nous porter au pilori.

Compliance : un anglicisme pour sécuriser les entreprises

Il faut savoir que dans la plupart des grandes entreprises, et cela ne vaut pas que pour le secteur de la santé, il existe des structures dites de « compliance » dont le rôle est de promouvoir et de veiller au respect des procédures garantissant la sécurité éthique et juridique des personnes physiques et morales.

L'anglicisme « compliance » peut se traduire par « observation » dans le sens de respecter une règle ou une loi.

Les « compliance officers », c'est-à-dire les responsables de cette fonction, sont en général des personnes issues d'une formation juridique ajoutée d'une expérience dans le domaine de l'éthique et de la déontologie du secteur concerné.

Les entreprises opérant dans le domaine des produits de santé sont en réalité soumises à des contraintes environnementales, sociétales et réglementaires extrêmement strictes.

Elles ont, par ailleurs, l'obligation de respecter les règles éthiques générales et propres à toute entreprise, par exemple celles concernant la lutte contre le harcèlement moral ou sexuel.

Ces fonctions ont vu leur essor dans le domaine de la santé « industrielle » à partir des années 2000, avec un pic de recrutement observé peu après l'affaire Mediator.

Dans le même temps, elles se sont toutes dotées de procédures renforcées en matière de lutte contre la corruption (antibribery act), contre la fraude financière, ou encore contre les opérations susceptibles de nourrir des conflits d'intérêts.

La mise en œuvre de lois spécifiques relatives à la « transparence des liens d'intérêts », ou encore visant à mieux encadrer les relations entre ces industries et les professionnels de santé (loi dite « DMOS »), complétèrent ces dispositions mises en œuvre à l'initiative des entreprises.

En pratique, toutes nos opérations sont visées par le département « compliance » afin que celui-ci s'assure de leurs conformités à la loi et aux règles internes à l'entreprise.

Si bien que la sécurité fut considérablement renforcée, alors que les formations visant à mieux « encadrer » les employés au respect de ces procédures amélioraient le dispositif.

Je me suis souvent interrogé sur le sens qu'il fallait donner à la « compliance » au sein de nos entreprises.

La première approche, vertueuse, consiste tout simplement à y voir une volonté d'approcher la perfection en matière de comportements sociétaux. De ce point de vue, personne ne peut y trouver quoi que ce soit à redire.

Mais force est de constater que pour atteindre cet objectif, les entreprises ont tendance à privilégier une approche fondée sur les interdits et le contrôle du respect de la règle.

Par conséquent, un des effets collatéraux de la démarche déontologique reposant sur ces principes, est de voir se développer une sorte de suspicion permanente à l'endroit des collaborateurs, ces derniers ressentant le contrôle comme un frein, une sorte de bride au collet de leur action. À l'extrême, une déontologie répressive peut friser la paranoïa.

Cette logique est fondée sur les conséquences liées à toute déviance éthique, dès lors que celle-ci impacte la santé ou le bien-être de nos concitoyens. En quelque sorte, la crainte de la sanction l'emporte sur la prise de risque nécessaire à l'esprit d'entreprendre.

Il est évident que dans le domaine de la santé, aucune erreur n'est permise à partir du moment où elle atteint potentiellement à la vie, c'est-à-dire au sacré.

La règle, la loi, est donc le pilier fondateur de l'éthique, et de fait, le respect de l'esprit qu'elle incarne devient l'élément cardinal de la déontologie d'entreprise. C'est au nom de ce constat que la frontière entre le « juridique » et la « compliance » est ténue.

Mais, nous l'avons vu, le respect de la déontologie procède plus de l'éducation que de la répression, dès l'instant où l'on croit à la volonté individuelle plus qu'à la morale collective.

C'est pourquoi la deuxième approche du sens de la « compliance » serait de l'élever au rang d'une fonction préventive et pédagogique.

J'ai pour ma part, milité sans cesse pour cette conception de l'éthique au sein des entreprises de santé. Tant de fois, alors que la règle s'imposait comme un dogme, j'ai vu les collaborateurs se décourager, se démotiver, et parfois passer plus de temps à imaginer comment la contourner plutôt que de mettre en œuvre les pratiques pour la respecter. Tant de fois j'ai pu constater que le contrôle poussé à son paroxysme engendrait une perte d'autonomie, une infantilisation, et au final, un effet déstructurant du management. De cette expérience est née l'idée qu'il fallait au contraire éduquer et responsabiliser chaque élément de la chaîne opérative, si l'on veut renforcer la vertu de ses acteurs. Cela n'affranchit en rien du nécessaire contrôle de la qualité de ce qui est réalisé, ni même des sanctions à prendre en cas de déviance, mais l'adoption du sens de la vertu produit de bien meilleurs effets que la menace et la peur.

L'éthique et la santé ont l'avantage de faire bon ménage. Il est en effet aisé de donner un sens vertueux à la recherche médicale, à la production d'une innovation, à l'espoir de guérison qu'elle engendre, ou encore à la beauté de l'action qui la promeut. L'intégration de la valeur de l'action collective dans l'esprit de chaque individu est ainsi la meilleure garantie de voir la règle respectée.

Mais dans notre culture occidentale, la peur du gendarme fonctionne encore très bien.

C'est pourquoi, je le crains, la règle servira encore pour longtemps d'arc-boutant à la « compliance », et la sanction du bâton sera toujours prête à frapper celui qui ne la respecte pas. La pédagogie, l'éducation, l'accompagnement sur le chemin du sens de la vertu prennent du temps, beaucoup de temps. Les entreprises, confrontées aux enjeux de l'éthique dans un domaine aussi sensible que la santé, n'ont guère de temps. Il faut être efficace et exigeant à la fois. C'est ainsi. Nous devons en accepter le prix, c'est-à-dire celui du « principe de prudence » qui suggère parfois de s'abstenir de faire, plutôt que de prendre le moindre risque. Jusqu'à quel point ? Devrons-nous sacrifier un jour, sur l'autel de l'éthique, la prise de risque inhérente à toute démarche de progrès et d'innovation ? Sans doute, et j'en suis persuadé, c'est aussi le seul moyen de ne pas mettre l'avenir de nos enfants en danger. Le grand défi, c'est de sentir à quel moment nous atteindrons la limite au-delà de laquelle la création innovatrice peut être totalement destructrice pour la société.

Transparence : pourquoi et pour qui ?

Depuis une dizaine d'années, on voit la transparence de l'action s'imposer comme un gage donné à la confiance de la société civile. Conséquence immuable d'un peuple devenu suspicieux vis-à-vis de l'autorité censée la protéger, cette transparence s'est imposée comme une nécessité. En quelque sorte, elle serait l'enfant de la vertu retrouvée, et de la règle respectée.

La politique, l'agroalimentaire, le nucléaire, la santé ou encore la banque ont été très vite les cibles privilégiées de lois normatives en la matière.

La question qui peut se poser est de savoir si la transparence a été efficace dans sa quête de confiance restaurée, ou au contraire si elle n'a pas, dans certains cas, contribué à aggraver ce sentiment de suspicion permanente.

J'ai bien conscience que la question est politiquement incorrecte, mais plus que le principe de transparence, le sujet serait plutôt de savoir jusqu'à quel point doit-on rendre compte de toute pratique.

D'un point de vue sociétal, le fait de rendre public chaque élément déterminant d'une décision ou d'une action, livre au jugement de chacun autant de raisons de le contester.

C'est ainsi que l'on assiste parfois, médusé, à l'appréciation très subjective de ce que possède tel ou tel responsable politique en matière de patrimoine, alors que le sujet est plutôt de s'assurer qu'il ne s'est pas enrichi au détriment de l'argent public. La médiatisation de cette appréciation aidant, on livre ainsi en pâture la moralité d'un élu sur le fait qu'il soit propriétaire d'une maison dans un beau quartier, ou qu'il roule en 4X4 Diesel à ses heures perdues.

De la même façon, la loi qui introduisit en 2012 la transparence des liens entre les professionnels de santé et l'industrie du médicament donna l'occasion aux promoteurs de la morale, de s'arroger le droit de juger de la légitimité de ces relations financières par ailleurs parfaitement légales. Si d'aucuns considèrent que cette relation contractuelle est, de leur point de vue, contraire à l'idée qu'ils se font de l'éthique, alors ils se substituent de fait à la loi républicaine. Cependant, la possibilité qu'ils ont d'en juger dépend bien de ce qu'on leur montre. Ce raisonnement par l'absurde ne résiste évidemment pas une seconde au principe d'honnêteté de la vie publique. Mais enfin, admettons que la tentation de juger au-delà des lois est grande, surtout dans une société en mal de repères et de valeurs.

C'est pourquoi, il me semble que le principe de transparence ne doit en aucun cas être remis en question, mais en revanche, la nature des éléments qui le compose est critique. Il faut être crédible pour gagner la confiance, mais l'excès de transparence peut curieusement générer l'effet inverse.

Sans doute que le problème réside non pas dans la quantité ou le détail des éléments que l'on expose, mais plutôt à qui et pourquoi.

À qui tout d'abord.

Dans une société républicaine, le premier devoir de transparence, nous le devons à l'autorité qui nous représente. De ce point de vue, et dans le domaine de la santé en particulier, j'ai toujours milité pour que nous rendions compte de nos actions à nos autorités de tutelle, charge à celles-ci de se porter garantes de la sincérité des déclarations faites par les acteurs privés. Mais il faut bien admettre qu'au fil des années, l'état s'est progressivement déporté de cette responsabilité pour livrer au grand public les éléments dont il était juge. Il me semble qu'une des raisons de cette « tendance sociétale », vient de la perte de confiance de nos concitoyens envers le politique et les corps d'État dont il a la responsabilité. Si bien, qu'assez naturellement, le politique fut amené à appliquer ce théorème assez simple : « si vous ne me croyez pas, jugez par vous-même ! ». L'écueil, c'est que la capacité à juger du bien-fondé des éléments livrés à la transparence est consubstantiel à la connaissance de la loi, des règles, et des pratiques déontologiques propres à chaque domaine auquel elles s'appliquent. Reconnaissons-le, ce n'est pas à la portée de tout le monde. À titre personnel, je ne dispose pas des compétences pour juger de la déontologie des pratiques en matière de marchés publics dans le domaine du BTP, par exemple. Me présenter l'ensemble des dispositifs relatifs à ces marchés ne me serait d'aucune aide pour me forger une opinion objective de leur vertu. Par conséquent, je crois encore à l'idée que le contrôle des bonnes pratiques est une affaire d'experts, et que s'en remettre au jugement populaire, même si ce n'est pas le but initial, est parfois contre-productif.

Ceci m'amène à la deuxième question : pourquoi veut-on la transparence ?

Ici, la réponse dépend immanquablement de l'angle de vue avec lequel on examine le sujet.

Pour celui qui « publie » le contenu de ses actions, en dehors de l'obligation qui lui est donnée de le faire, le sens de la transparence peut se trouver dans la pédagogie, la confiance et donc la réputation de son entreprise ou de son métier.

Pour l'État, l'idée est souvent de pouvoir se détacher de toute suspicion de collusion avec l'intérêt privé.

Enfin, pour la société civile, l'intérêt peut aller de la rassurance à la curiosité, en passant par la volonté d'être acteur de la décision publique. Tout dépend du degré d'anxiété et d'intérêt qu'elle éprouve vis-à-vis de la chose.

Ce qui est certain, c'est que la transparence de l'action publique, ou privée dès lors qu'elle impacte sur la vie publique, est un levier important pour permettre une appréciation sur les « faits » plutôt que sur des impressions, voire même des rumeurs.

De ce point de vue elle a une vertu pédagogique, républicaine et démocratique indéniable.

Mais la nature humaine est ainsi faite, qu'à chaque fois qu'il nous est donné l'occasion de regarder la pelouse du voisin, il nous semble bien souvent que l'herbe y est plus verte, quand bien même les chardons et les pissenlits l'envahissent.

Éthique et réputation : les preuves d'amour

« Il n'y a pas d'amour, il n'y a que des preuves d'amour » disait le poète Pierre Reverdy (32). De la même façon, on peut dire qu'il n'existe pas de réputation, il n'existe que des preuves de réputation. L'éthique en est une.

Dans le domaine de la santé, l'image que les Français se font des acteurs du système de soins est intimement liée à la perception qu'ils ont de leur droiture.

Le médecin et l'hôpital public, très détachés en apparence des intérêts financiers, sont perçus comme l'immanence du sacerdoce, de la dévotion, et du désintéressement.

L'éthique de leurs pratiques est jugée intrinsèque à la raison de leur existence, et sincèrement, pour l'immense majorité d'entre eux, cette perception n'est pas usurpée.

Nous l'avons vu, les autres acteurs de soins, y compris le médicament, bénéficient également d'un fort taux de confiance de la part de nos concitoyens. Cela tient à l'image sécuritaire du secteur de la santé, et indirectement à la confiance que celle-ci procure.

Mais il ne faut pas grand-chose pour fragiliser cet édifice.

La moindre déviance, la moindre affaire, a fortiori si elle débouche sur un scandale, peut effondrer en un instant des années de réputation vertueuse.

Si je fais le parallèle avec l'amour, c'est qu'il en va de même dans un couple.

Le ciment qui unit le couple peut s'effriter en un instant de tromperie, de mensonge ou de trahison, allant même jusqu'à fragiliser l'image que les plus jeunes se font de la fidélité et de l'honnêteté des sentiments.

Plus que les mots, ce sont les faits qui font mal.

Inversement, plus que les mots ce sont les preuves d'amour, ou en l'occurrence ici, d'éthique, qui font du bien.

C'est la raison pour laquelle je fus toujours un peu sceptique sur l'impact d'une communication institutionnelle visant à restaurer l'image d'un secteur, lorsque celui-ci se trouve en situation de crise.

Dans le cas des entreprises du médicament, souvent malmenées à chaque fois qu'elles sont impliquées de près ou de loin dans un sujet sanitaire, il est très difficile de convaincre de leur excellence en déontologie, en tous cas de leur volonté à y tendre, dans un contexte où l'une d'entre elles est questionnée sur la solidité de ses procédures ou de ses contrôles. Non seulement le trouble engendre la défiance, mais en plus il est contagieux.

L'éthique a ceci de très particulier qu'il suscite l'idée trompeuse d'un particularisme généralisable. Si celui que je connais est droit, alors les autres doivent l'être aussi, si l'un a trahi, alors celui que je connais peut aussi me trahir.

Dans le domaine de la santé, la médiatisation et les réseaux sociaux aidant, la moindre étincelle met le feu aux poudres. Il y a donc, derrière ce constat, un curieux paradoxe : l'absence de parallélisme entre la déviance à la déontologie d'un acteur, et la perception que l'on a du secteur auquel il appartient.

Et c'est là toute la différence qui existe entre une réputation et ce que l'on est vraiment. Comme sur un joli tissu blanc, la faute déontologique, même mineure, même isolée, se voit comme la petite tache de vin rouge au revers d'un blazer. Une sorte de légion de déshonneur en somme.

Dès lors que la réputation se fonde essentiellement sur l'éthique avec laquelle on agit, plus que sur la qualité de ce que l'on produit, l'erreur n'est pas permise. Dans le domaine de la santé, l'acte de soins n'est jamais remis en question dans ce qu'il porte de vertueux. Soigner, produire un médicament, opérer un malade, accompagner un mourant est intrinsèquement une preuve d'altruisme. Mais la façon dont on le fait peut faire radicalement changer la perception de l'acte, et par conséquent la réputation de son acteur.

C'est la raison pour laquelle si l'éthique des actes précède toujours la réputation, la réputation, elle, vous poursuivra toujours.

Quoi qu'il en soit, l'éthique s'impose comme une loi universelle à tous les domaines d'activités sociales, techniques, politiques, ou industrielles. Mais dans le domaine de la santé, de par le caractère sacré de la vie et de sa préservation, l'éthique est bien plus qu'un guide moral. C'est un mode opératoire intrinsèque à la pratique de toute activité de soins. Sans elle, pas de confiance, et sans confiance, pas de progrès, pas de prise de risque, et pas d'avenir.

L'éthique, ce n'est pas une option. C'est une nécessité.

Loi bioéthique et progrès : une affaire de curseur et d'angle de vue

Dans le domaine de l'éthique médicale, il est un sujet particulier, c'est celui de la bioéthique, c'est-à-dire des lois normatives permettant de placer le curseur à la limite de ce qu'une société est prête à accepter moralement parlant.

Le progrès technologique, l'évolution des règles sociales, la meilleure compréhension des mécanismes physiologiques qui régissent l'équilibre biologique, et les incroyables innovations qui résultent des thérapies issues du vivant, posent immanquablement cette question : jusqu'où peut-on aller ?

Dans ce domaine, la nature de la réponse repose beaucoup sur l'angle avec lequel est abordée la question :

– Social et moral : par exemple la loi sur la fin de vie

– Ou technique et moral : par exemple l'utilisation des cellules souches embryonnaires ou encore l'utilisation du génome humain.

Dans le premier cas, on identifie assez vite la limite technique, mais on peut s'interroger sur la limite morale.

Alors que dans le deuxième, on voit assez vite où se trouve la limite morale d'une technique, dont on ne maîtrise pour autant pas encore toutes les possibilités.

Si l'on prend l'exemple de la fin de vie, avec la loi portée par Jean Leonetti en 2005 et révisée en 2016, on a posé clairement le principe technique d'une « sédation profonde et continue » administrable à des malades en fin de vie, atteints d'une maladie pour laquelle la science n'a plus de solutions à proposer pour les maintenir en vie dans la dignité et sans souffrances. La question ici n'est pas de savoir « comment » on va les plonger dans une sorte de coma artificiel, on dispose de toutes les drogues nécessaires pour cela, mais plutôt à partir de quand considère-t-on que l'on peut le faire. D'abord, et la loi le prévoit, il est impératif que le patient en ait clairement (et de façon lucide, donc anticipée) exprimé la demande. C'est du reste un problème. Car un certain nombre de maladies incurables altèrent la conscience sans pour autant empêcher de souffrir. Mais il est évident que d'un point de vue législatif, il serait pour le moins difficile de laisser la décision au seul libre arbitre d'un médecin, et probablement encore moins de la famille. Paradoxalement, ils sont pourtant tous deux assez bien placés pour statuer sur ce délicat sujet, le médecin parce qu'il possède le savoir qui permet d'établir le pronostic, et la famille, qui par l'affection présumée qu'elle porte au malade, ne souhaite pas qu'il souffre.

Et c'est là que se pose la limite de l'équation entre la loi et la bioéthique.

Tout au plus la loi peut-elle donner quelques principes fondamentaux au respect des personnes et de leur volonté, mais dès lors que la pratique s'applique à chaque cas individuel, la situation peut s'avérer beaucoup plus complexe.

Lorsque j'étais médecin à l'hôpital de St Denis, pendant mes gardes, j'étais souvent appelé dans les étages par le personnel soignant pour venir au chevet d'un petit monsieur ou d'une petite dame, souvent âgé, en fin de vie, et qui souffrait en s'agitant au point que, très souvent, les infirmières étaient obligées de les attacher pour leur sécurité. J'ai encore cette vision effrayante de ces corps desséchés, amaigris, au bout de leur vie, se noyant parfois dans un œdème pulmonaire lié à une insuffisance cardiaque incontrôlable, et de ces visages implorant qu'on en finisse.

Que faire ? Est-ce la loi qui viendra à leur secours ? Est-ce une phrase rédigée par un groupe parlementaire qui me dira ce que je peux, ou pas, pratiquer comme soins pour soulager ce ou cette patiente ? Je n'en suis guère convaincu. Dans la vraie vie, nous avons tous fait de notre mieux pour que les patients en fin de vie souffrent le moins possible en préservant les lois de la nature, c'est-à-dire en accompagnant la mort sans jamais la provoquer. Dès lors que l'on veut s'attaquer à ce sujet très sensible à travers un débat de société, on prend le risque de faire émerger des « clans » qui n'auront de cesse que de se transformer en militants aveuglés par l'idéologie sociale ou religieuse. On fait le lit des associations pour « mourir dans la dignité » ou « contre l'euthanasie », chacun posant son théorème comme l'évidence du même principe : celui de la liberté. Sauf que pour les premiers, c'est la liberté de mourir, et pour les seconds, la liberté de vivre.

Le débat promet d'être clivant. Le jeudi 1er mars 2018, *Le Monde* titrait : « Fin de vie : 156 députés réclament une loi. Dans une tribune rédigée par ce groupe parlementaire, dont 122 de la République En Marche, les arguments relevaient, hélas, plus de convictions intimes que d'une réelle connaissance scientifique du sujet.

Il en fut de même par le passé : pour les plus anciens d'entre nous, nous avons tous en souvenir les passions enflammées par la loi sur l'avortement en 1974.

Les mêmes causes produisent les mêmes effets. On se dit pour ou on se dit contre, le plus souvent au nom d'un principe théorique et transcendantal bien loin de la solitude que l'on éprouve, seul avec le malade, à trois heures du matin, alors que certains dorment paisiblement après avoir fait ripaille et bien débattu du sujet.

La question posée par la bioéthique relative aux innovations médicales paraît plus simple à résoudre, bien qu'en réalité ce soit tout le contraire.

L'apparente simplicité d'un débat sur la génomique ou sur le dons d'organes, vient du fait qu'il est moins porteur des symboles de l'ordre moral d'une société.

Pour la plupart de nos concitoyens, la médecine génomique c'est fantastique, et les dérives paraissent lointaines et un peu ésotériques.

Plusieurs fois, j'eus à expliquer à des amis qui n'étaient pas des scientifiques, les progrès que l'on pouvait attendre de la culture des cellules embryonnaires (cellules souches) pour fabriquer des tissus et réparer des organes malades (médecine régénérative), ou encore ce que l'on pouvait attendre de la manipulation du génome pour corriger des maladies génétiques au sombre pronostic (thérapie génique). À chaque fois, je lisais dans le regard incrédule des uns et des autres, une forme d'émerveillement face aux immenses espoirs que suscitaient ces recherches. À aucun moment, l'un d'eux ne s'est levé en disant « Stop ! Vous allez trop loin ! ».

Pourtant, je ne manquais jamais de leur rappeler que la loi bioéthique protégeait, et c'est une fort bonne chose, nos concitoyens de l'utilisation immorale de ces technologies, comme elle protégeait également chacun d'entre nous de l'utilisation frauduleuse de nos données biologiques. Ainsi, sauf à ce que quelqu'un en fasse délibérément un acte délictueux (ce qui n'est techniquement pas évident), on peut difficilement imaginer que l'on s'amuse à se cloner pour devenir éternel, ou encore que nos données génétiques se baladent sur Google ou sur Facebook ! J'avais alors le curieux sentiment qu'il n'était pas nécessaire de les rassurer, tant cette hypothèse leur paraissait « extra-terrestre » ou digne d'un scénario de film de science-fiction.

J'ai même le souvenir d'avoir eu, au débotté, cette conversation avec mon regretté beau-père, André, que j'aimais tant. C'était un homme simple, un fils de marin, plein d'humilité et de bon sens. Il me disait « mon gars, je te le dis, on mourra par le progrès ! ». Il y a de la bioéthique là-dedans ! Et secrètement, alors que je souriais à sa phrase malicieuse, je pensais : « tu n'as pas tort. Mais le jour où on mourra par le progrès, ça voudra dire qu'on a fait une sacrée connerie ! ».

On voit ici que le débat « éthique » autour du progrès est beaucoup moins passionnel, tant que la perception de la balance entre le bénéfice et le risque reste très positive et génératrice d'émerveillement plus que de peur. Je ne suis pas certain que la moindre révision de la loi bioéthique sur le don d'organes, par exemple, mette quelques dizaines de personnes armées de banderoles dans la rue, alors que je prédis que le prochain débat sur « l'euthanasie » ou sur l'utilisation de la Procréation Médicale Assistée, verra des milliers de gens défiler pour défendre une thèse ou son contraire.

Pourtant, je persiste à penser que le sujet de l'utilisation des nouvelles technologies en médecine, pose infiniment plus de questions éthiques que l'accompagnement des malades en fin de vie ou la PMA.

La raison est la suivante : en réalité, plus que les potentielles utilisations que l'on pourrait imaginer à partir de ces technologies, la question est de savoir qui pourrait en bénéficier et pourquoi ?

Ce problème de l'éthique et de l'innovation ne se pose pas à l'échelle d'un pays, mais à l'échelle planétaire. Comment accepter en effet, que quelque part dans le monde on « répare » un homme avec cette nouvelle médecine, en doublant peut-être son espérance de vie, et qu'à l'autre bout de la terre, un enfant s'éteint de malnutrition dans les bras de sa mère ? Le premier, avec quelques centaines de milliers de dollars, aura fait l'objet d'une « première scientifique » incroyable, médiatisée, ouvrant pour les plus riches à des fantasmes sans limites, le second n'aura pas fait deux lignes dans les journaux.

Pour moi, le problème de la bioéthique du progrès n'est pas d'en limiter les potentialités. Il est plutôt de se poser la question suivante : à partir de quand l'inégalité sociale que ces technologies engendrent, devient-elle indécente ?

Cette interrogation est d'autant plus critique, que pour les centaines de milliers de dollars qui auront été engloutis dans une thérapie génique, on aurait probablement nourri des centaines, voire des milliers de gamins.

Les plus radicaux me renverront à mes chères études, en me disant que c'est encore la faute des firmes pharmaceutiques, qu'elles n'ont qu'à produire l'innovation pour quelques centaines d'euros, et ainsi l'offrir à tous !

Seulement voilà, l'argument ne tient pas pour deux raisons et pas des moindres :

– La première, c'est que le « système » ne sait pas faire de la thérapie génique pour cent euros, pas plus que nous ne savons fabriquer une voiture aux normes pour dix euros.

– La seconde, c'est que même avec cent euros, je nourris pour quelques mois des dizaines d'enfants du quart monde. La question éthique persiste et signe !

Pour l'heure, il faut se rassurer, nos députés ne se poseront pas trop ce type de question, et je reconnais humblement que je n'ai moi-même pas de bonne réponse à proposer.

Ils se cantonneront à compter combien il y avait de manifestants dans le clan des « pour » et dans le clan des « contre », certains interrogeront le parti pour savoir ce qu'il faut voter, tandis que d'autres jugeront en leur propre conviction politique ce qu'il est possible de faire.

La seule chose qui me semble raisonnable de penser, c'est que la limite de l'éthique nous est imposée par les lois de la nature plus que par nous-mêmes. Après tout, acceptons enfin et avec humilité la mort comme une réalité programmée de la vie de nos cellules, et l'on ne s'en portera que mieux !

MALADES ET PATIENTS

« Que je plains un malade de bon sens ! Il faut qu'il ait à combattre tout à la fois les arguments du médecin, la maladie, les remèdes et l'inanition. »

Charles Rivière-Dufresny (33)

Il est amusant de constater qu'il existe deux mots pour désigner celui qui souffre : malade et patient.

Le premier, apparu sous l'écriture « *malabde* » vers 980, est issu du latin impérial *male habitus*, « en mauvais état ». Ce mot a concurrencé et évincé le mot classique « *aeger* » qui insistait sur l'idée de « peine, de souffrance causée par la maladie ».

Si bien que dans l'étymologie, le mot *malade* désigne plus un état qu'une personne.

Le terme de *patient* fut substantivé au XIVe siècle pour désigner spécialement le malade par rapport au médecin, en invoquant l'idée d'une personne « qui subit » la maladie et les soins. Il est intéressant de noter qu'à la même époque, en langue classique, le terme de *patient* se rapportait également à celui ou celle qui subissait un châtiment. On retrouve ici cette idée de « maladie » comme étant la matérialisation du châtiment divin, et par conséquent d'une forme de fatalité que l'on devait subir et non contre laquelle on devait lutter. La patience devenait alors la vertu cardinale du malade !

Les temps ont bien changé, et avec l'essor de la médecine et de la pharmacopée concomitamment à l'avènement de la chirurgie à la fin du XVIIe siècle, le malade se voyait offrir une possibilité de se soigner et de guérir avec une probabilité de succès acceptable.

S'il fallait encore un peu de patience pour souffrir en silence, « l'esprit de combat » devenait progressivement la meilleure qualité dont le malade devait s'armer pour se sortir de son piteux état.

Aujourd'hui, « la volonté » et le « courage » sont les deux atouts dont les malades disent vouloir se doter pour vaincre la maladie.

Il est tout à fait évident que le progrès thérapeutique a, petit à petit, armé les patients d'une force capable de les propulser au rang d'acteur, c'est-à-dire de partie prenante de leurs propres soins. C'est là une raison nécessaire et suffisante pour considérer le patient comme un élément déterminant de la démocratie sanitaire, et par les choix qu'il nous suggère, orienter nos décisions.

La force de l'esprit sur le corps

Sans rentrer dans des détails physiologiques complexes et un peu trop scientifiques, disons que notre système nerveux n'est pas constitué de fils électriques dans lesquels ne passerait que du « courant basse tension », mais d'un mixte entre cet « influx nerveux » et des petites molécules qui le déclenchent, appelées « neuromédiateurs ».

En fait, ces neuromédiateurs se baladent un peu partout, dans notre cerveau, dans nos intestins, dans nos muscles, dans notre cœur, nos poumons, bref, dans pratiquement tous nos organes. Le plus important c'est que ce sont pour beaucoup, les mêmes qui agissent dans le cerveau, et partout ailleurs.

Chacun se souvient de ses cours de « science nat » (ou SVT pour les plus jeunes), où la prof (c'était souvent une femme) nous expliquait la différence entre l'adrénaline et l'acétylcholine, les deux neuromédiateurs de base du corps humain.

Pour faire simple, le premier est « l'hormone du stress », stimulante, et la seconde est l'hormone ayant l'effet inverse.

L'effet adrénergique entraîne de multiples réactions : accélération du rythme cardiaque et de la respiration, transpiration, vasoconstriction et donc pâleur, contractions musculaires, tension psychique, hypervigilance et bien d'autres encore. Toutes ces manifestations « somatiques » peuvent être déclenchées par la sécrétion d'adrénaline, elle-même facilitée par un stimulus comme une activité sportive, une peur ou un stress psychologique.

Il en va de même pour les autres neuromédiateurs dont la sécrétion dépend de stimuli exogènes ou de perceptions issues de nos cinq sens.

Ainsi, par la méditation et la respiration, le yogi peut arriver à ralentir son rythme cardiaque (sécrétion provoquée d'acétylcholine), ou la personne éprouvant un « plaisir », ressentir un bien-être physique par la sécrétion de Gaba, un autre neuromédiateur cérébral.

À partir de ces quelques exemples, chacun aura compris pourquoi François Mitterrand « croyait aux forces de l'esprit » !

Plus sérieusement, ces mécanismes de stimulation de neuromédiateurs dont l'action est plus ou moins orientée sur certaines zones de notre corps, expliquent plusieurs réalités dont beaucoup de gens doutent. En voici quelques-unes :

1°) L'hypocondrie

Ce terme désigne l'ensemble des symptômes dont souffrent les patients (appelés hypocondriaques) sans qu'il n'y ait en apparence de substrat anatomique où de dérèglement biologique identifiable.

L'hypocondrie est donc, par essence, un diagnostic d'élimination, et malheureusement trop souvent posé après une flopée d'examens.

Pourtant, l'hypocondriaque n'est pas vraiment un malade imaginaire, même si l'anxiété dont il fait preuve ne fait qu'ajouter à sa symptomatologie. Ce qu'il ressent, il le ressent vraiment. On sait maintenant que, du fait des perturbations psychologiques générées par un état anxieux ou névrotique, un certain nombre de symptômes cliniques peuvent s'expliquer par le truchement de l'action des neuromédiateurs qui sont secrétés de façon excessive. Ce n'est pas un hasard si l'on parle d'hypocondrie, en référence à l'hypocondre qui désigne la région du bas-ventre, dans la mesure où la première expression de cette pathologie, est le mal au ventre. Ainsi, le « syndrome du côlon irritable » fut-il longtemps considéré comme une pathologie purement fonctionnelle, alors que l'on sait maintenant qu'il trouve son origine dans des perturbations humorales (les neuromédiateurs) et du microbiote, c'est-à-dire de la flore bactérienne présente dans l'intestin, et qui nous sert à digérer.

Chers lecteurs qui avez tout le temps mal au bide, bonne nouvelle : vous n'êtes pas fous !

Pour autant, les maladies dont les symptômes puisent leur origine dans ces perturbations où la « force de l'esprit » s'impose, ne sont pas simples à prendre en charge. Souvent polymédicamentés, inquiets de ne pas avoir de « diagnostic » à mettre sur leur mal, cancérophobes, nomades de médecins, accros aux examens biologiques et aux scanners, ces patients (là, ils portent bien leur nom) sont difficiles à traiter.

Il faut pour cela, revenir à l'origine de leur mal, c'est-à-dire au cerveau.

Toute la démarche consiste à faire secréter le bon « neuromédiateur » qui va calmer leur anxiété chronique et apaiser leur souffrance. C'est pourquoi, lorsque j'étais gastroentérologue, je privilégiais souvent une approche « psychologique » du traitement de mes malades, plutôt que de les faire repartir avec une longue ordonnance, bien qu'une prescription d'antispasmodique ne fut jamais inutile.

Il existe donc indéniablement, une capacité pour le cerveau à créer de vrais troubles perçus comme somatiques, alors qu'aucun examen, radiologique ou biologique, ne fournira la moindre cause explicite. Ce qui est ennuyeux, c'est que les malades en général, et les hypocondriaques en particulier, n'aiment pas que leur maladie ne soit pas convenablement étiquetée. Savoir de quoi l'on souffre est devenu un droit exigible, enterrant à jamais ce pauvre Dr Knock et ses secrets fantasques.

C'est aussi un peu à cause de cela qu'on « inventa » des noms à des maladies qui ne sont, en l'état, que des cortèges de symptômes dont la science ignore encore les mécanismes ou le substrat : la fibromyalgie, les lombalgies communes, certaines céphalées bénignes, les « fatigues » de toutes sortes en sont des exemples.

Les réseaux sociaux raffolent de ce genre de pathologies. Intarissables, ce contaminant de leurs anxiétés mutuelles, partageant leurs échecs thérapeutiques chroniques, les internautes s'échangent des hypothèses de diagnostic, le plus souvent au pronostic bien sombre : cancer, maladie de Charcot, sclérose en plaques, et bien d'autres encore.

Amis hypocondriaques, un conseil : ne tapez jamais sur Google le nom d'une maladie que vous craignez d'avoir. À partir de ce moment-là, vous serez prévenu, vous l'aurez !

2°) Les thérapies psychiques, la méditation, l'acupuncture et l'hypnose

Ces quatre alternatives thérapeutiques à la médecine dite « traditionnelle » ne peuvent évidemment pas se substituer à n'importe quoi.

Mais pour les mêmes raisons que celles évoquées dans le paragraphe précédent, elles ont toutes une rationalité d'efficacité commune : les quatre doivent provoquer par des stimuli différents, des modifications des signaux adressés par les influx nerveux et donc par les neuromédiateurs. En tous cas, si ce n'est pas démontré scientifiquement, c'est à peu près la seule explication non ésotérique à cette affaire !

Une chose est certaine, c'est que la terre est peuplée de centaines de millions de personnes qui doivent leur soulagement à des exercices d'introspection par la méditation, à de petites aiguilles, à une séance d'hypnose, ou tout simplement à la présence rassurante d'un aidant ou d'un soignant.

Il y a donc un effet indéniable de ces thérapies, bien au-delà de l'effet placebo sur lequel je reviendrai plus loin.

On ne peut du reste être sceptique à l'efficacité de ces techniques, dès lors qu'on a pu assister à une intervention chirurgicale sous hypnose !

Là encore, les études récentes en neurophysiologie, ont permis d'alimenter certaines thèses expliquant les mécanismes mis en jeu dans l'hypnose. On sait par exemple, que sous hypnose, on réduit l'activation d'une zone bien particulière du cerveau, appelée « cortex cingulaire dorsal antérieur ». L'effet de cette action, est que l'attention du sujet est « focalisée » comme sous l'effet d'un téléobjectif. Dans le même temps, on observe une augmentation des connexions entre une partie du cortex frontal et une zone centrale du cerveau (l'insula) impliquée dans la coordination des fonctions corporelles. S'en suit une sorte de « prise de contrôle » des réactions physiques et des réponses au stress. Enfin, une modification concomitante des connexions entre les zones corticales préfrontales et postérieures entraîne une réduction de la conscience de soi, ce qui est qualifié à tort « d'endormissement ».

On voit ici tout le rationnel qu'il y a à développer ce type de médecine en pratique courante.

La complexité du recours à ces thérapies est double :

– D'abord savoir poser la bonne indication et surtout ne pas engendrer de perte de chance du malade en prétendant lui faire espérer une action que seuls un médicament ou une chirurgie pourraient avoir.

– Ensuite, accepter l'hétérogénéité de la population à être plus ou moins réceptrice ou répondeuse à ces médecines dites parallèles.

De la même façon que tout le monde ne réagit pas de la même manière au stress, tout le monde ne répond pas avec succès à un point d'acupuncture ou un exercice de relaxation.

Pour autant, la complémentarité de ces médecines aux thérapies classiques est réelle, et en France, nous accusons un certain retard à leur utilisation en secteur hospitalier, preuve possible d'un scepticisme ancré jusqu'au tréfonds des cerveaux des mandarins.

3°) Les frères placebo et nocebo

Parmi les éléments attestant de la force du psyché sur le somatique, il y a le fameux effet placebo, et son contraire, l'effet nocebo.

Le premier se définit comme l'effet bénéfique d'une substance dépourvue de toute action pharmacologique, sur le soulagement de symptômes ressentis par un individu. Il s'explique par un mécanisme d'autosuggestion, capable de faire sécréter des endorphines par le cerveau, ces dernières agissant comme un véritable médicament, en particulier sur la douleur. L'action est conditionnée au fait que le patient pense recevoir un médicament actif dont on lui a expliqué les propriétés. En pharmacologie, dans les études cliniques, on utilise souvent le placebo comme comparateur d'une substance médicamenteuse afin de mesurer l'activité de celle-ci, indépendamment de tout effet psychologique lié à la prise en charge du malade. On dit alors que l'étude est faite « contre placebo ». Quand le placebo a exactement la même forme et la même présentation que le médicament (même gélule, même taille, même couleur par exemple), et que ni le médecin ni le patient ne savent dans quel groupe ce dernier a été inclus, on dit que l'étude est faite en double aveugle contre placebo.

L'effet placebo est une réalité scientifiquement démontrée. Sa puissance varie en fonction de la nature des symptômes, et bien évidemment de la gravité de la maladie ou encore de son caractère chronique. Mais il est observé a minima dans n'importe quelle situation, et l'efficacité d'un placebo s'exprime dans une proportion de 10 à 30 % des malades testés.

Tous les parents le savent bien, ils ont pratiqué sans le savoir l'autosuggestion par effet placebo sur leur bambin, lorsque celui-ci s'est cogné le genou : on souffle sur la zone douloureuse en expliquant que l'on « va faire la magie », et l'effet est immédiat !

La puissance de l'effet placebo peut être telle sur certains symptômes, qu'il est parfois difficile de mettre en exergue la potentielle efficacité intrinsèque d'un médicament, la différence entre les deux n'étant pas significative. C'est en particulier le cas pour un certain nombre de produits d'homéopathie, pour lesquels les études ont rarement réussi à montrer la moindre différence avec un comparateur inactif.

Cela ne veut pas dire que le médicament homéopathique n'a pas d'efficacité, mais simplement qu'il n'est pas possible de la différencier d'un effet purement psychique.

Comme il existe un effet placebo, il existe son petit frère en miroir que l'on appelle l'effet nocebo.

L'expérience est la même, sauf que l'autosuggestion va porter sur un « effet secondaire » du médicament présumé. Ainsi, si je donne un comprimé de sucre qui ressemble à s'y méprendre à un médicament actif doté d'un effet secondaire fréquent et connu (des brûlures d'estomac par exemple avec un anti-inflammatoire), et que je suggère au patient qu'il s'agit bien du vrai médicament, dans une proportion à peu près identique à celle de l'effet placebo, je vais provoquer le ressenti de brûlures d'estomac chez celui qui vient de l'avaler.

La sensibilité de cet effet est telle, que certains malades, à la simple lecture de la liste des effets secondaires possibles d'un traitement, vont en ressentir un ou deux par autosuggestion, heureusement la plupart du temps, de façon très passagère.

Dans le suivi des effets secondaires des médicaments, que l'on appelle la pharmacovigilance, cet effet nocebo n'est par principe, jamais pris en compte a priori.

Par sécurité, tout effet secondaire imputable à une substance active va être notifié comme tel, qu'il soit un substrat a priori pharmacologique ou pas.

Ce qui a fait incriminer l'effet nocebo dans une partie des effets secondaires décrits avec la nouvelle forme du Levothyrox, c'est le côté « pharmacologiquement inexplicable » de certains symptômes rapportés, eu égard à l'effet de la levothyroxine, ou de ses excipients, le mannitol et l'acide citrique. Ceci, comme nous l'avons vu, ne minimise en rien la réalité du ressenti des patients, mais contextualise celui-ci pour tenter d'en expliquer la cause.

4°) Sécrétions endocrines et immunité

Un certain nombre de sécrétions produites par nos glandes endocrines sont également stimulables par l'état psychique et l'activité de notre cerveau.

Parmi ces glandes, il y a les surrénales, de petites formations endocrines coiffant le pôle supérieur de nos deux reins, et dont la fonction est de sécréter une hormone précurseur du cortisol (partie périphérique de la glande ou corticosurrénales), et les catécholamines, adrénaline et noradrénaline (partie centrale de la glande ou médullosurrénale).

Par l'action que le cortisol joue sur le catabolisme des protides, sur la glycémie, mais aussi par son action anti-inflammatoire, et par l'action que les catécholamines ont sur les vaisseaux sanguins, les glandes surrénales ont une certaine influence sur notre capacité à lutter contre l'exposition aux virus ou aux bactéries.

Or, l'activité des surrénales est elle-même influencée par notre rythme biologique et notre état cérébral et psychique.

On peut expliquer ainsi que, assez paradoxalement, la stimulation engendrée par un stress positif, disons une certaine « excitation », a un effet protecteur sur l'organisme, en particulier contre les virus. Inversement, les périodes de décompressions sont parfois les moments où l'on peut se retrouver plus sensible à « un coup de froid » ou à une contamination extérieure.

On pourrait ainsi multiplier les exemples d'interactions entre les neuromédiateurs ou les neuro-hormones produites par notre système nerveux et l'état physiologique ou métabolique de notre corps.

Si j'ai voulu consacrer un paragraphe à ce sujet, c'est pour mieux souligner que la maladie, au-delà de l'altération d'un organe ou d'un dérèglement biologique, est d'abord un état.

Un état contre lequel on peut lutter par la seule force de la volonté, et par conséquent, un état qui peut être modifié positivement sous la seule influence du psychisme. C'est en ce sens que le patient est aussi son propre thérapeute, et donc un acteur clé de sa guérison. La chirurgie, le médicament, ou n'importe quel soin agit comme un pivot de la guérison. Mais le « moral », de nombreux patients en témoignent, a de toute évidence une influence considérable sur l'évolution de la maladie. Sans doute que dans quelques cas exceptionnels, la seule force de l'esprit peut agir à elle seule comme un remède à la maladie. N'en déplaise aux pèlerins de Lourdes, c'est peut-être là l'explication des miracles qui se produisent à la douceur de l'eau qui ruisselle sous la grotte ! Après tout, croire est une façon de se persuader de la réalité d'un doute. Alors, croyons au placebo, ça ne fait pas de mal !

Médecin-malade : un vieux couple en danger ?

> « On reconnaît le médecin à sa blouse blanche, à son stéthoscope et à la célérité avec laquelle – entre une intervention et un golf – il circule entre les lits, tapotant tantôt un drap, tantôt un menton, selon qu'il privilégie le confort du corps ou la paix de l'esprit »
>
> Philippe Bouvard (34)

La relation entre le malade et son médecin fut, pendant très longtemps considérée comme une relation soumise de celui qui souffre au sachant.

Chacun se souvient certainement de ce passage (scène 6 ; acte III) du *Malade Imaginaire* de Molière (35), où Berlade s'adresse à Argan parlant de son médecin en ces termes :

« *Et ce qu'il dit, que fait-il à la chose ? Est-ce un oracle qui a parlé. Il semble, à vous entendre, que monsieur Purgon tienne dans ses mains le filet de vos jours, et que, d'autorité suprême, il vous l'allonge ou vous le raccourcisse comme il lui plaît. Songez que les principes de votre vie sont en vous-même, et que le courroux de monsieur Purgon est aussi peu capable de vous faire mourir que ses remèdes de vous faire vivre. Voici une aventure, si vous voulez, à vous défaire des médecins, ou, si vous êtes né à ne pouvoir vous en passer, il est aisé d'en avoir un autre avec lequel, mon frère, vous puissiez courir un peu moins de risques* »

J'aime particulièrement ce passage, car il résume tout de la complexité de la relation entre le malade et son médecin (le possessif ayant une certaine importance) : confiance, soumission, remise de son destin entre ses mains, mais aussi doute sur la pertinence de son diagnostic ou de sa prescription, recherche d'un autre avis, voire nomadisme médical… Tout y est ! Et trois siècles plus tard, rien n'a vraiment changé, sauf que certains signaux faibles apparaissent, révélateurs d'une modification progressive et sournoise de ce rapport de force entre médecins et malades.

D'abord, le médecin n'a plus l'exclusivité du savoir. Il se fait doucement déborder sur les ailes : sur sa gauche par internet et les réseaux sociaux que consultent les patients, et sur sa droite par le développement de l'intelligence artificielle qui l'assiste de plus en plus dans sa pratique.

Ensuite, avec le développement des nouvelles technologies et l'avènement de l'innovation, l'obligation de moyen s'est peu à peu mue en une obligation de résultat.

Dans le même temps, le patient est devenu exigeant sur la qualité et la sécurité des soins qu'on lui prodigue, allant même jusqu'à judiciariser les contentieux.

Enfin, les patients se sont érigés au rang d'acteurs de santé, et avec force et raison, considèrent qu'ils doivent être correctement informés, et intervenir de façon pleine et entière dans les décisions et les choix thérapeutiques.

En quelque sorte, la relation médecin – malade s'est équilibrée, laissant derrière elle l'image un peu attendrissante d'une forme de paternalisme protectionniste de cette relation, un rapport parent – enfant qui, parfois, arrangeait bien tout le monde !

Cela me rappelle un dessin de Sempé, encadré dans mon bureau et que je trouve illustratif de cette conception désormais dépassée de la relation entre soigné et soignant : il s'agit d'une petite dame âgée, avec un manteau noir, seule, agenouillée sur un prie-Dieu dans une grande église gothique, et priant à haute voix face à l'autel, la légende lui fait dire ceci : *« Mon Dieu, je crois tellement en vous, que parfois il m'arrive de vous appeler Docteur ! »*

En dépit des modifications substantielles de la relation entre le malade et son médecin, il reste néanmoins quelques constantes qui fixent, de façon pérenne, la dépendance du premier au second.

L'élément principal de cette dépendance, réside dans le fait que le malade est par définition dans un état « affaibli », et par conséquent « inférieur » à celui qu'il aurait eu en étant bien-portant. Cette régression est un processus normal et nécessaire pour permettre au patient de s'adapter aux nouvelles donnes de la maladie, elle favorise une forme d'égocentrisme et permet de diminuer l'anxiété en plaçant la confiance dans cette dépendance. Bien évidemment, si elle est trop importante en intensité et en durée, elle peut à l'inverse obérer la conduite et les chances de succès du programme thérapeutique.

L'autre élément résulte des mécanismes naturels de défense que le patient met en place pour se protéger de la réalité qui le gifle : l'annonce d'une pathologie. Ces mécanismes de « défense du moi », font appel à plusieurs leviers. Les défenses psychotiques livrent le patient au déni, à la distorsion entre le ressenti et la réalité, alors que les défenses névrotiques l'entraînent dans le refoulement, l'isolement ou l'intellectualisation de la maladie. L'un et l'autre contribuent à renforcer indirectement la dépendance du malade à son environnement, et à la prise en charge de sa maladie.

Par conséquent, ces mécanismes naturels de protection, s'ils permettent dans un premier temps de « vivre le choc » de l'annonce de la maladie, peuvent à termes, si l'on ne fait rien, entraîner le patient dans une dépendance chronique et donc une perte d'autonomie, voire une dépression.

L'altération de l'image corporelle liée à la maladie vient aggraver ces phénomènes psychologiques, conduisant beaucoup de patients à se « maquiller », et si cela n'est pas possible, à s'isoler. La blessure engendrée par l'altération morale et physique de la personne soumise à l'épreuve d'une pathologie lourde, l'emmène alors peu à peu dans une « faille narcissique » très difficile à surmonter.

On voit ici que les mécanismes réactifs à la maladie sont autant d'obstacles qui se dressent naturellement sur le chemin du combat et de l'action co-construite entre le malade et les professionnels de santé.

En revanche, et cela a été démontré, élever le patient au rang « d'acteur de soins », c'est-à-dire le mettre en position de reprendre la main sur la fatalité dont il estime être la cible, est le meilleur moyen d'optimiser les chances de guérison.

En partant de ce principe, notre système de soins, dès lors qu'il se veut moderne et performant, doit mettre plus l'accent sur les moyens humains et structurels permettant aux patients de maîtriser ses mécanismes de défense.

C'est malheureusement en France, un domaine sur lequel nous accusons beaucoup de retard, et ce pour cinq raisons :

– La pauvreté de la formation psychosociologique et philosophique au cours des études de médecine. Le cursus universitaire des médecins consacre une partie infinitésimale à cette discipline, si bien que la plupart des jeunes médecins arrivent en exercice de leur métier, pour le moins dépourvus de connaissances dans ce domaine. On forme des technocrates de la médecine, analystes et prescripteurs, mais chez lesquels on a juste oublié de réveiller la fibre humaniste pour laquelle, a priori, ils ont choisi ce métier.

– La médecine française, rémunérée à l'acte, est implicitement une médecine tournée vers la performance par les volumes, et donc par le rendement des consultations. La psychologie, l'accompagnement, l'écoute et l'empathie nécessitent du temps. Un temps qui n'est pas médical, ni un temps d'investigation, mais plutôt un temps de bienveillance. Dans un système de soins qui n'a pas su rentrer pleinement dans l'ère de la qualité et de l'efficience, ce temps-là manque.

– Nous n'avons pas la culture de la prévention, c'est-à-dire de la gestion des facteurs d'amont par rapport à la maladie. En France, on cherche, on trouve et on traite. La « prescription » est vécue, aussi bien par les médecins que par les malades, comme l'acte de délivrance, celui qui permet de tourner le dos au mal. En réalité, en faisant cela, on rate une étape essentielle du processus thérapeutique, celle qui consiste à armer le patient pour lutter contre les facteurs de dégradation de sa maladie.

– La faiblesse du système à aider les « aidants ». La France est un des pays qui accuse un retard incroyable dans les mesures administratives facilitant la flexibilité du temps de travail pour les aidants bénévoles et salariés d'une entreprise, ou encore celles permettant des allègements fiscaux ou des simplifications administratives nécessaires à leur activité.

– Enfin contrairement aux pays nordiques, nous n'avons rien inventé, à part le médecin qui prescrit et l'infirmière qui soigne. Nous traînons la patte à vouloir former de nouveaux métiers de professionnels de santé dotés à la fois de compétences techniques et de compétences psychologiques. Ces « coachs » de la maladie auraient pourtant une grande utilité dans l'accompagnement du malade, la délivrance d'une information rassurante et objective, dans la bonne observance des soins, la lutte contre la iatrogénie, et surtout dans l'éducation aux techniques comportementales permettant de positiver le combat contre la maladie.

On voit ici la démonstration que les réformes nécessaires de notre système de soins doivent avoir comme point de départ le patient. Avant de se préoccuper des intérêts de untel ou untel, il faut revenir à l'essentiel : l'efficience du parcours de soins au seul bénéfice des malades. Ensuite, il faut impliquer les professionnels de santé dans la construction de cette nouvelle architecture, et bien évidemment, donner un sens à leur mission et préserver au mieux leurs intérêts économiques.

Mais faire les choses dans l'autre sens mettra toujours le patient en bout de chaîne, alors que, ironie du sort, il est le premier concerné par ce qui lui arrive.

Les associations de patients : quand la nature a horreur du vide !

L'émergence des associations de patients, il y a un peu plus d'une vingtaine d'années, trouve sa principale raison dans la nécessité de perfectionner l'éducation thérapeutique de patients atteints de maladies chroniques. Elles prennent aujourd'hui une place de plus en plus importante dans le système de santé. En plus du rôle de soutien psychologique aux patients, elles assurent une aide non négligeable en terme de réponse sociale, juridique, voire même financière. Mais la nature ayant horreur du vide, elles se sont, avec les réseaux sociaux, accaparé un rôle essentiel dans l'information aux malades, en particulier sur les pathologies, les traitements, leurs prises en charge, et même sur l'orientation des patients dans le parcours de soins. Ainsi, leur rôle social et leur position en tant qu'acteur de santé, ont conféré aux associations de malades une extension notable de leur champ d'intervention et de leur implication dans les décisions de politique de santé. On rappellera à cet égard, la place qui leur est réservée dans la Conférence Nationale de Santé, les conseils d'administration des hôpitaux, la promulgation du droit des malades, leur participation dans les instances de recherche médicale, à la Haute Autorité de Santé, et plus récemment au Comité Economique des Produits de Santé.

La nature de leur activité est variable en fonction de leur composition, de leur regroupement, mais aussi, bien évidemment, de leur objet.

Dans une étude de santé publique publiée en 2004 (E. Lecimbre et coll. ; santé publique 2004 ; Vol14), et sur la base d'un questionnaire auquel avait répondu une cinquantaine d'associations, il apparaissait que l'immense majorité d'entre elles consacrait leur budget à l'information sur la maladie et la thérapeutique. La moitié signalait en plus des activités de conseil ou de soutien psychologique. Très peu en réalité, avaient mis en place une véritable procédure d'éducation thérapeutique dotée de moyens financiers et humains substantiels (en l'occurrence ici l'association Asthme et l'Aide aux Jeunes Diabétiques). La plupart d'entre elles disposent d'un site internet et d'un forum.

Parmi les associations, il en existe une dont le positionnement est différent : France Asso Santé.

Il s'agit en vérité du nom donné à l'Union nationale des associations d'usagers du système de santé. Son but est de faire connaître son action comme organisation de référence, pour représenter les patients et les usagers du système de santé et défendre leurs intérêts. Créée en mars 2017 à l'initiative de 72 associations nationales fondatrices, elle se positionne comme une fédération interassociative, légitime, capable d'interagir avec les pouvoirs publics et les autres acteurs de santé en faisant valoir le point de vue des patients avec, disons-le, une représentativité peu contestable. Sous la gouvernance d'un bureau et d'un conseil d'administration, elle est présidée par Alain-Michel Ceretti. Cet entrepreneur engagé est lui-même très impliqué dans le « LIEN », association dédiée à la lutte contre les infections nosocomiales. Ce président débonnaire possède de grandes qualités humaines et une bonne connaissance du système de soins, faisant de lui un interlocuteur ouvert et constructif.

La difficulté que rencontre le milieu associatif, est la délicate frontière entre la « défense des intérêts des malades » qu'il représente, et le militantisme.

Ce positionnement fut d'ailleurs celui adopté par AIDES dans les années 80, en pleine épidémie de Sida, alors que les pouvoirs publics étaient empêtrés dans une gestion plus politique que technique de la crise.

La frontière entre la posture défensive et la posture agressive est en effet ténue, et peut amener certaines associations à prendre des initiatives pas toujours très heureuses. J'ai évoqué dans un chapitre précédent, l'invitation quelque peu inappropriée de la « ligue contre le cancer » dans le débat sur le prix des médicaments, à travers une campagne qui flirtait avec l'esprit de « propagande ». Mais il ne faut pas oublier que l'immense majorité des bénévoles qui s'engage dans ce monde associatif est animée de bonnes intentions, et ne cherche qu'une chose : améliorer la prise en charge, l'information et la reconnaissance du handicap lié à une maladie.

Certains même, mènent des combats particulièrement difficiles, et le courage de leurs représentants force le respect. Je citerai à titre d'exemple l'association « Imagine for Margot » et sa présidente Patricia Blanc, qui est une femme pour laquelle j'ai une sincère admiration. Cette association conduit des actions ambitieuses et de grande portée pour favoriser la recherche de nouvelles solutions thérapeutiques, afin de guérir les cancers de l'enfant. J'ai eu plusieurs fois l'occasion de participer à leurs travaux, et à chaque fois on ne peut être qu'impressionné par leur capacité à mobiliser les énergies scientifiques, politiques et industrielles pour faire reculer ce « désert thérapeutique ».

Ce qui me paraît essentiel, c'est que les associations de patients puissent jouer ce rôle d'interface avec les acteurs de santé et l'appareil d'État, et ce, dans le cadre d'une véritable démocratie sanitaire, structurée et équitable.

Depuis de nombreuses années, nous avons eu à cœur au Leem, de mettre en place un comité d'interface avec les associations de patients et les parties prenantes, afin de garder le contact et recueillir les attentes de leurs représentants. Ce comité, baptisé COPPEM (Comité de Parties Prenantes des Entreprises du Médicament) rassemble associations de malades, sociologues et éthiciens, spécialistes du système de soins et industriels du médicament, afin de faire converger les idées et les actions au bénéfice des patients et de la responsabilité sociétale des entreprises.

C'est à travers ce type de dialogue qu'a été établi un certain nombre de recommandations et de mesures pour améliorer l'information des patients sur les médicaments, lutter contre les effets iatrogènes, ou encore soutenir l'éducation thérapeutique.

Reste à souhaiter que ce dialogue puisse se renforcer, et qu'à aucun moment, les a priori que peuvent avoir les uns et les autres n'empêchent ces rencontres. Hélas, parfois, le chemin qui nous rassemble autour de cet objectif commun qu'est la santé, semble bien long.

Paroles de patients

Les maux des patients sont aussi les mots de la souffrance, du combat, du dépassement de soi, et de l'émotion.

Ils expriment les symptômes, mais surtout l'état d'esprit dans lequel celui ou celle qui est malade aborde son combat pour la guérison. Le regard que l'on porte sur la vie, sur la réalité du temps présent et sur le monde qui vous entoure, n'est plus le même dès lors que l'on fait face à l'épreuve de la maladie. Il y a une sorte de prise de conscience suraiguë de la beauté des choses au moment où l'on se rend compte que sa propre existence est menacée. L'expression de ce paradoxe entre la souffrance et la vie est en soi une thérapie. Beaucoup de patients ressentent, face à la maladie, le besoin de lui donner un sens, et par là-même, recherchent le moyen de transcender l'injustice qui les frappe. Ces « combats », ces défis que certains relèvent, donnent lieu à des témoignages émouvants, qui sont autant d'espoir et d'énergie pour ceux qui les reçoivent.

Ils prennent parfois la forme d'un livre, d'un film, d'une chanson, d'un tableau, d'une pièce de théâtre, ou tout simplement d'un texte simple et merveilleux.

L'expression artistique, le verbe s'impose ainsi comme un exutoire de l'état de souffrance, et participe à la démarche introspective nécessaire à l'appropriation de la maladie. Le patient n'a plus une pathologie, il a sa maladie. Elle est à lui, elle fait partie de son corps et de son esprit, et la façon dont il en parle est souvent le témoin de sa volonté de l'apprivoiser pour mieux la dominer.

Dans ce registre de l'expression de la maladie, il fut créé en 2008 par Isabelle Delattre, un prix littéraire autour d'un genre nouveau : celui du témoignage sur une épreuve de vie ou sur la maladie. La qualité du style des œuvres qui ont concouru à ce prix, la force de leurs témoignages, la profondeur de leur réflexion et leur capacité à transformer une douleur intime en un message universel, font de ce prix *Paroles de patients* un évènement littéraire à part entière.

L'idée d'Isabelle Delattre, qui fait partie de l'équipe de communication du Leem, était alors de réunir un jury indépendant, composé de personnalités diverses, afin que celui-ci sélectionne chaque année un lauréat parmi les auteurs nominés.

Le prix est alors remis chaque année au cours d'une cérémonie organisée par le Leem, avec le soutien bienveillant de Gerald Kierzeck qui nous fait depuis deux ans, l'amitié d'animer cette soirée.

En réalité, plusieurs prix sont décernés en fonction des catégories artistiques présentées par ces patients « artistes », et c'est ainsi qu'il nous fut donné la chance de voir également des réalisations cinématographiques ou des spectacles de très grande qualité.

Mais ce sont surtout les œuvres littéraires qui marquent de leur empreinte la puissance de ces témoignages, au point que ce prix donne lieu à de très nombreuses retombées presse. Plusieurs livres m'ont profondément marqué. Je pense notamment à celui de Claude Pinault en 2009, *Le syndrôme du bocal* (éditions Buchet-Chastel), celui d'Hugo Horiot en 2013, *L'empereur, c'est moi* (éditions L'iconoclaste), ou encore celui de Charlotte de Vilmorin en 2015, *Ne dites pas à ma mère que je suis handicapée, elle me croit trapéziste dans un cirque*, (éditions Grasset).

En 2017, pour la première fois, le prix *Paroles de patients*, récompensait une bande dessinée, *Le perroquet* (éditions Glénat), et son auteur Espé.

Les thèmes des livres sélectionnés sont en vérité très divers, mais ils ont comme point commun de retracer le parcours de vie autour d'une maladie chronique et le combat de celui qui en témoigne. Plusieurs œuvres ont traité ainsi du cancer, de la sclérose en plaques, de l'autisme, de la dépression, d'un handicap, du diabète, ou encore de l'admirable combat de parents d'enfants atteints de maladie rares.

À chaque fois, outre le fait que les auteurs sont doués d'un réel talent littéraire, ces livres nous emmènent dans l'univers de la maladie, font ressentir la puissance et la hargne de ce combat, et font partager les émotions du patient ou de ses proches, sans jamais tomber dans le « pathos ».

Remettre ce prix, est pour moi, un moment de symbiose avec la raison et le sens de ce que nous faisons tous, acteurs de santé, nous battre aux côtés des malades.

De l'autre côté du miroir

La perception du système de santé, dès lors qu'on en est l'usager, n'est plus la même.

Que l'on s'en remette aux mains du chirurgien, que l'on soit hospitalisé, ou tout simplement que l'on consulte son médecin généraliste, le regard que l'on porte sur l'organisation du parcours de soins est celui d'un « client ». Un client exigeant et indulgent à la fois.

L'exigence des malades repose d'abord sur la façon dont ils sont accueillis et sur l'attention qu'on leur porte. Le « bon médecin », c'est celui qui est gentil, attentionné, bienveillant et à l'écoute. La qualité de son diagnostic et son savoir, participent tous deux à sa réputation, mais s'ils ne sont pas soutenus par une forme d'humanisme, beaucoup de patients finiront, à juste titre, par changer d'interlocuteur.

De la même façon, les premiers instants où l'on se retrouve dans une chambre d'hôpital, façonnent une sorte d'impression de sécurité et d'attention rassurante, avant même que l'on vous prodigue le moindre soin.

Lorsqu'on est malade, on recherche avant tout la confiance.

Il n'y a pas d'analyse rationnelle à l'évaluation de la prise en charge de la maladie, puisqu'en réalité, la dimension émotionnelle prédomine sur tout le reste.

Ce n'est que dans un deuxième temps, que la qualité des soins et la technicité des gestes vont apaiser l'anxiété naturelle de toute personne affaiblie par sa pathologie.

Cette dimension humaniste de la prise en charge des patients est essentielle à la qualité du parcours de soins.

Il est un roman, dont un film fut adapté, qui reflète particulièrement bien cet aspect des choses : *La maladie de Sachs* (36).

Dans ce roman, le docteur Bruno Sachs est médecin dans une petite bourgade rurale. Dans un monologue intérieur, il s'adresse aux malades, exprime des doutes, parfois des remords, et ses interrogations n'ont d'égal que son impuissance face à la maladie. En quelque sorte, le docteur Sachs est tombé malade de ses malades. Dans le récit, ce médecin généraliste s'occupe d'une patiente atteinte d'un cancer, qu'il vient visiter chaque jour que Dieu fait. Ces visites sont d'un grand réconfort pour son mari qui compte, en pleurant, les jours qui le rapprochent du moment de la séparation définitive avec celle qu'il aime plus que tout. Voici ce qu'il dit au docteur Sachs : « je viens vous voir parce que le Dr Jardin a dit qu'il ne pouvait plus rien faire pour moi. Vous avez répondu, je m'en souviendrai toute ma vie : quelle que soit la maladie, on peut toujours faire quelque chose ».

Cette réplique plonge le lecteur dans le regard que porte chaque malade sur la maladie et sur ses attentes à l'égard de ceux qui soignent : faire quelque chose, agir, ne pas baisser les bras, ne pas être dans la résilience.

Il n'y a pas, dans ce regard, de volonté absolue de guérir, ni même, curieusement, d'obligation inconditionnelle de résultat. Il y a d'abord la reconnaissance d'un état, d'une épreuve, et par conséquent l'espérance d'un accompagnement sur le sentier d'une guerre que l'on n'est jamais certain de gagner.

En ce sens, les mots des patients sont bien différents de ceux des « bien portants ».

Dès lors que l'on a la santé, l'analyse que l'on peut avoir du système de soins est fondée sur des critères primaires de résultats, de qualité et de moyens. Le reste semble presque secondaire. Dans une situation de faiblesse, celle que procure la maladie, l'empathie et l'attention dont les professionnels de santé font preuve, devient primordiale.

De ce climat de confiance, naît l'appropriation du parcours de soins et des éléments qui le composent. Les examens radiologiques ou biologiques deviennent moins angoissants, le diagnostic intelligible, et les soins moins douloureux, moins pénibles. On passe d'une vision exogène du système de soins, à une vision endogène de celui-ci. Tout devient « possessif » : mon médecin, ma maladie, mon infirmière, mon intervention ou encore mon médicament.

On voit ici à quel point le prisme de la maladie modifie considérablement la vision critique que l'on peut avoir des structures de soins.

C'est la raison pour laquelle je pense indispensable d'intégrer la vision et l'expérience des patients dans la construction d'une réforme de notre système de santé.

Je crains malheureusement qu'elles ne soient pas toujours au cœur des préoccupations des technocrates chargés d'élaborer les réformes.

Les « usagers du système de soins » ne sont pas des consommateurs comme les autres. Ce sont d'abord des malades ou des parents de malades, qui attendent autre chose que l'accès à la technique et à l'innovation pour tous. Ils attendent que leur parole soit entendue. Mais la parole des malades, parfois éteinte par la souffrance, n'est hélas pas toujours perçue à sa juste valeur.

Le patient sachant

Un autre élément déterminant de la confiance que le patient place dans son système de soins, c'est la transparence de l'information.

Par conséquent, deux questions se posent :

– Quelle information doit-on au patient ?

– Quels canaux de communication doit-on utiliser ?

Le droit à obtenir une information en matière médicale est prévu par de nombreux textes, qu'il s'agisse d'abord du code de déontologie médicale, du Code de la Santé Publique ou encore du code de l'environnement qui, par la loi du 26 octobre 2005, a introduit le droit pour toute personne d'accéder aux informations relatives à l'environnement, lorsque cette information a pour objet l'état de la santé humaine.

L'information relative à sa propre santé couvre un très large domaine allant du diagnostic, au dossier médical, en passant par les traitements, leurs bénéfices attendus, leurs risques, les probabilités de guérir, les conditions de prise en charge, etc.

Les évolutions technologiques de la médecine rendent, par ailleurs, cette information de plus en plus complexe à délivrer, et nécessitent sinon de grandes qualités pédagogiques, au moins du temps.

Le corps médical appréhende de plus en plus cette obligation d'informer, conscient de ce que l'on attend toujours plus de lui, au risque parfois, lui semble-t-il, d'en exiger trop.

Ces inquiétudes étaient pleinement fondées avant la loi du 4 mars 2002 relative au droit des malades. En effet, la jurisprudence avait alors une conception très large de la notion d'obligation d'information, celle-ci devenant un moyen pour le malade d'obtenir réparation d'un préjudice subi, indépendamment du fait qu'il y ait eu erreur médicale ou pas. Avec la loi de 2002, le législateur a souhaité introduire un droit à la réparation en l'absence de faute médicale (dénommé aléa thérapeutique), fondé sur la solidarité nationale.

Pour autant, le droit à l'information, et son contenu, a rejailli depuis les années 2010, notamment à la lumière d'affaires judiciaires impliquant comme motif de l'action, un défaut d'information sur les traitements reçus.

Une des affaires les plus emblématiques sur la question de l'information thérapeutique, est le cas « Depakine » (valproate sodique).

Dans le cas de la Depakine, il était reproché aux acteurs de santé (firme, médecins, agences sanitaires…) de ne pas avoir correctement informé les femmes en âge de procréer, prenant cet antiépileptique, du risque sur la grossesse, inhérent à la molécule.

Il est évident, qu'à partir du moment où l'on sait qu'un traitement peut avoir un risque sur la conduite d'une grossesse, l'information doit être partagée avec la potentielle parturiente afin de décider communément de la conduite à tenir.

Pour que ceci puisse se faire dans de bonnes conditions, il faut réunir plusieurs principes cardinaux :

1°) que l'information initiale, celle détenue par le fabricant par exemple, soit transmise à un tiers de confiance en temps réel, charge à lui d'organiser sa diffusion. En France, ce principe est pleinement respecté par l'obligation que tout fabricant de produits de santé a, de transmettre les éléments de pharmacovigilance et de matériovigilance à l'ANSM au fil de l'eau.

2°) que les acteurs qui sont au plus près du patient, bénéficient de l'information et en accusent réception. Là encore, l'information thérapeutique délivrée aux professionnels de santé est plutôt de bonne qualité, que ce soit par le truchement des courriers des agences sanitaires, par le biais de la littérature publiée, des congrès, ou encore par le biais des firmes elles-mêmes, y compris avec le soutien de la visite médicale. Ce qui est plus délicat, c'est de s'assurer de la bonne couverture de l'information, et surtout qu'elle a été réceptionnée et intégrée. Dans l'affaire « Depakine », il n'est, par exemple, pas certain que les différents professionnels de santé, médecins généralistes, neurologues, épileptologues, gynéco-obstétriciens, sages-femmes, pharmaciens, disposaient du même niveau d'information et de compréhension des impacts potentiels connus à l'époque, du valproate de sodium sur le fœtus.

3°) Que le patient comprenne le contenu de l'information et, le cas échéant, soit capable de mesurer le risque par rapport à l'enjeu du traitement. Ceci est loin d'être évident. La qualité pédagogique de l'information délivrée, le niveau socio-culturel du patient, la bonne compréhension de la langue, ou même l'état émotionnel, sont autant de facteurs qui peuvent considérablement modifier la perception de l'information produite.

C'est à partir de ce constat, qu'en 2016, Marisol Touraine, alors ministre de la Santé, fit rédiger un décret obligeant les fabricants de médicaments à apposer sur chaque boîte, un pictogramme avertissant du risque du produit sur la grossesse.

L'idée partait d'une bonne intention. Mais une fois de plus, c'est dans la mise en œuvre que les choses deviennent parfois aberrantes.

Dans le cas présent, ces pictogrammes (il en existe deux en fonction que le médicament est contre-indiqué, ou qu'il s'agit d'une simple précaution d'emploi), si l'on respecte le principe de « prudence », et donc de précaution, devraient être imprimés sur près de 70 % des médicaments selon un communiqué de l'Académie de Médecine datant de février 2018.

La raison en est simple : la plupart des médicaments, lors des tests faits sur les animaux (la souris le plus souvent), avec des concentrations bien supérieures aux doses utilisées chez l'homme, entraînent une fœtotoxicité, sans pour autant que celle-ci soit observée ensuite chez le fœtus humain. Ce simple constat fait sur la base d'études animales, entraîne automatiquement une « précaution d'emploi », les contre-indications étant réservées à des toxicités établies chez l'homme.

Si bien qu'on peut légitimement se poser la question de l'impact d'un « avertissement » qui n'est pas vraiment discriminant. Et pour cause ! Par principe, tout médicament peut avoir un impact sur la grossesse. Et puis de quel risque parle-t-on, avec quelle probabilité ? Ce pictogramme invite à un dialogue singulier avec le pharmacien ou le médecin, mais était-ce le bon véhicule pour le faire ? Pas évident.

4°) Enfin que les autorités disposent d'un système d'alerte sanitaire efficace en cas de besoin. J'ai, sur ce sujet, milité pour que l'ANSM et la CNAM soient en charge d'alerter les patients, à partir du moment où l'assurance maladie est la seule institution à disposer des deux informations clés pour le faire : la liste des patients traités, et leur numéro de téléphone. On pourrait ainsi facilement imaginer une application qui recevrait un message de l'agence de sécurité du médicament, via la CNAM, à chaque fois qu'une information importante doit être délivrée au patient.

On voit ainsi que, quelle que soit la nature de l'information médicale, elle doit être claire, précise, et assurée d'atteindre sa cible. Le patient a besoin d'une information utile, c'est- à-dire d'une information lui permettant de comprendre et connaître l'essentiel sans être encombré par le superflu. Le praticien, ou tout autre véhicule informatif, doit adapter l'information donnée en fonction de la complexité du sujet, des capacités intellectuelles ou du niveau socio-culturel de l'individu, et bien évidemment, en fonction de l'impact de la conduite à tenir.

Cette information doit être basée sur une écoute attentive, un dialogue, en ayant toujours à l'esprit l'angoisse plus ou moins motivée du patient. C'est la raison pour laquelle il faut s'interroger sur la pertinence des canaux d'information mono-vectoriels, c'est-à-dire non interactifs, tels que les médias, les courriels, ou encore l'information disponible sur des sites que l'on ne peut que consulter. Ils sont par nature anxiogènes. Il apparaît donc essentiel de privilégier l'interaction avec les professionnels de santé, dès lors que l'on doit communiquer une information de façon claire et sécuritaire.

En matière de transparence, il faut enfin systématiquement s'interroger sur le degré de détails qu'il convient de transmettre.

On imagine mal un chirurgien expliquant à son patient pendant des heures chaque détail de l'intervention, et ce, en utilisant des termes techniques inintelligibles pour un non professionnel de la chose.

Par ailleurs, et j'en ai fait l'expérience avec mes patients du temps où j'exerçais à l'hôpital, certains sont peu enclins à entendre « toute la vérité » sur leur maladie.

Par conséquent, il n'existe pas « une transparence » que l'on devrait à tout patient, mais plutôt une sincérité qui doit prévaloir dans le dialogue intime entre le médecin et son malade. Je ne suis pas favorable à la judiciarisation excessive de la transparence de l'information. Le patient et son médecin doivent pouvoir se dire les choses, sans que l'on soit nécessairement obligé de faire signer un bout de papier pour attester que l'un a bien tout dit, et que l'autre a bien tout compris.

Nous vivons dans une société soumise à la dictature de quelques-uns qui refusent d'accorder leur confiance, qui doutent de tout, et voient du complot et de l'incompétence partout.

Il est illusoire de vouloir baliser les chemins de la confiance de piquets dont la pointe menacerait celui qui commettrait un écart.

La transparence, c'est comme l'éthique, cela ne se décrète pas, cela s'incarne dans les comportements.

CES JOURS-CI

Cela fait maintenant près de trente ans que je suis un entrepreneur.

J'aime bien ce mot. Entrepreneur, c'est-à-dire un homme qui entreprend, qui créé de la valeur en construisant avec ses équipes cet édifice que l'on appelle « entreprise ».

Je n'imaginais pas, en faisant médecine, me retrouver quelques années plus tard à la tête de la filiale française d'un des plus grands groupes pharmaceutiques japonais, et encore moins à la présidence du syndicat des entreprises du médicament.

Souvent, on me demande comment ai-je pu ainsi m'égarer du chemin qui conduisait tout droit à une longue, et peut être prometteuse, carrière hospitalière.

Je n'en sais trop rien moi-même.

Peut-être est-ce cette part de curiosité qu'il y a en moi, et qui me fit regarder un autre monde avec envie ? Peut-être est-ce tout simplement le désir profond d'avoir plusieurs vies en une ?

Ce qui est certain, c'est que le monde de l'industrie pharmaceutique, le monde de l'entreprise et de l'innovation m'ont attiré, et à aucun moment je n'ai arrêté la médecine par lassitude. Au point qu'il m'a fallu trouver un « sens médical » à mon nouveau métier.

Ce sens médical à l'entreprise, je l'ai construit autour de deux principes cardinaux :

1°) La création de valeur et le combat pour l'innovation

C'est pour moi un des éléments fondamentaux, de la raison d'être des entreprises tournées vers la recherche de nouvelles solutions technologiques en santé. Cette création de valeur doit être animée par la volonté de progrès au bénéfice du patient, par la simplification de sa prise en charge, mais aussi par un sens économique pour le payeur comme pour l'entreprise.

2°) Le rôle social et sociétal de l'entreprise

La capacité à tisser un lien social, à permettre l'épanouissement de la vie professionnelle, et à participer à l'écosystème industriel, sont autant de vertus essentielles de l'entreprise. En quelque sorte, en bâtissant une entreprise, on construit un univers qui a vocation à « prendre soin » de ses employés.

De ce point de vue, il me semble qu'il n'y a pas une grande différence entre mon métier « d'avant » et celui d'aujourd'hui.

Par ailleurs, la philosophie entrepreneuriale s'apparente à celle du soignant par la valeur universelle qu'elle créé : c'est ce que produit l'entreprise qui l'invente.

De la même façon, on peut dire que l'entrepreneur est celui qui prend le risque mesuré et mesurable de réussir, mais qui ne renonce jamais face à l'obstacle. Charles Pépin, philosophe-essayiste, disait lors d'une interview donnée au Figaro en 2016 : « l'entrepreneur, c'est celui qui a peur que ce ne soit pas possible et qui y va précisément pour cette raison ». Cette phrase pourrait s'appliquer tout autant au médecin.

Finalement, le point commun entre la médecine et le monde de l'entreprise, c'est le courage, celui qui vous confronte au réel, aux obstacles, aux échecs, et qui font que l'on apprend du chemin de la connaissance.

Chaque matin, en arrivant au bureau, je « fais mon tour » pour dire bonjour à chacun de mes collaborateurs. Je peux déceler en un regard, en un mot, s'ils ont besoin que je passe un peu plus de temps avec eux, simplement pour parler de leur projet, ou parfois de la pluie et du beau temps. La reconnaissance du rôle social de l'entreprise passe d'abord par cette attention que l'on porte à ceux avec qui on partage cet objectif de création de valeurs. Quelles que soient ses responsabilités, quel que soit son rôle, chacun d'entre nous peut mettre un sens à son action, en particulier si celle-ci a comme finalité de contribuer à l'écosystème de santé. C'est ce que j'aime profondément dans l'industrie pharmaceutique, c'est que la finalité de ce qu'elle fait n'a pas d'autre sens existentiel que de contribuer à innover pour la santé de nos concitoyens. Bien évidemment, cela ne minimise pas le sens matériel de l'entreprise qui est de faire du profit pour payer ses salariés, embaucher, investir dans la recherche et la production. Mais encore une fois, l'industrie de santé peut, si elle s'en donne les moyens, transcender ce côté « financier » par le sens existentiel de ce qu'elle produit.

L'autre aspect de ce métier, c'est la conduite du changement dans un univers en pleine mutation.

Dans *Le livre du rire et de l'oubli* (37), voici ce que Milan Kundera dit :

« On crie qu'on veut façonner un avenir meilleur, mais ce n'est pas vrai. L'avenir n'est qu'un vide indifférent qui n'intéresse personne, mais le passé plein de vie et son visage irrite, révolte, blesse, au point que nous voulons le détruire ou le repeindre. On ne veut être maître de l'avenir que pour pouvoir changer le passé. »

Si je cite ici Kundera, c'est que cette phrase, au demeurant très déprimante, illustre parfaitement la puissance que le souvenir et la nostalgie ont à nous ancrer dans un passé rétrograde. L'entreprise, c'est par essence tout l'inverse. C'est une force de progrès et d'innovation, dont le principal moteur est l'adaptabilité et le changement.

Piloter une entreprise dont l'objet est de produire de l'innovation pour la santé, c'est être capable d'anticiper trois choses :

– Les modifications de l'écosystème dans lequel s'inscrit l'usage de ces innovations

– Les modifications sociales, réglementaires et structurelles relatives à l'appareil de soins

– Les modifications stratégiques susceptibles de modifier l'organisation et la gouvernance de l'entreprise.

En reprenant la métaphore avionique que j'aime souvent à citer, c'est un peu comme ce pilote d'un Airbus qui doit anticiper à la fois la météo, le déroulement du plan de vol et la procédure d'atterrissage, mais aussi les éventuels événements pouvant les modifier.

Les entreprises de santé ne sont pas les seules à être exposées à une certaine complexité du « pilotage ». C'est le lot commun de toute entreprise de « haute technologie » agissant dans un secteur en évolution rapide et exponentielle, et surtout exposée à une prise de risques importante quant à la recherche et au développement. Toutes ces entreprises sont par définition confrontées au gap potentiel qu'il existe entre le concept imaginé à un temps « t », et la réalité changeante et parfois imprévisible de sa matérialisation.

Par opposition, prenons l'exemple d'une recette de hamburger pour un fast-food. Imaginer cette recette peut nécessiter de la créativité, quelques tests et quelques mises au point. Mais une fois le concept fixé, aussi novateur soit-il, sa réalisation est assez aisée, et la prise de risque finalement assez limitée, tant l'espace entre le concept et la réalité est réduit. Dans le cas d'un dispositif médical, ou d'un médicament, il peut s'écouler dix ans avant que vous n'ayez la moindre idée de la valeur réelle de l'innovation. Pendant ces dix ans, personne ne vous a attendu pour réfléchir et inventer d'autres innovations ! Si bien que l'espace entre « l'imaginaire » et la réalité, est suffisamment long pour engendrer une probabilité non négligeable de déceptions ou d'échecs.

De plus, la recherche en médecine à ceci de particulier, que son substrat n'est ni mécanique, ni physique, ni intellectuel. Il est biologique, et par conséquent, vivant. Or un organisme vivant doué de propriétés physiologiques complexes et autorégulées, n'est pas un substrat « stable » et prévisible.

Si bien que notre métier se voit doublé d'une autre complexité : la variabilité du résultat ou de l'effet du produit de santé. Non pas qu'il soit instable par lui-même, bien que cela puisse être le cas, mais parce que sa cible l'est.

Par exemple, avec un médicament, chacun sait que sur une population de cent personnes, l'effet produit ne sera pas exactement le même, pas plus que la tolérance au produit ne sera reproductible d'un individu à l'autre. En statistiques, on mesure cela par ce que l'on appelle un « écart type », c'est-à-dire l'écart qui existe entre deux effets d'amplitudes différentes. Pour certains médicaments, l'écart entre des sujets « répondeurs » et des sujets « non répondeurs » peut être très important au point de se poser la question de savoir comment les reconnaître de façon prédictible. Cette question, on ne se la pose guère avec une machine à laver, par exemple. La probabilité que mon linge sorte propre à chaque lavage est assez élevée sans que je puisse m'attendre à une surprise, sauf à mettre un pull en laine à 60°, ce qui m'est déjà arrivé !

Ce qui me semble important de partager ici, c'est la somme des variances inhérentes à la recherche, à l'efficience, la production et l'usage des produits de santé. Ces variances représentent autant de facteurs composites à prendre en compte dans le pilotage d'une structure opérant dans ce domaine.

Voilà en réalité ce qui m'a attiré dans l'univers entrepreneurial : la complexité des situations et la créativité dont il faut faire preuve pour résoudre les équations qui se présentent à vous. Ce point commun avec l'exercice de la médecine est tout à fait passionnant.

Je garde ainsi le souvenir de discussions animées au sein du conseil d'administration du Leem, avec au bout du compte, l'objectif de faire la synthèse qui permette d'ouvrir le champ d'une décision acceptable pour le collectif. J'ai en mémoire des échanges insolites avec Philippe

Lamoureux, le Directeur Général du Leem, où sa logique cartésienne et linéaire, se confrontait à mon intuition qui n'avait d'autre fondement que l'analyse contextuelle d'une problématique. Aucun des sujets que nous avons eus à traiter, qu'ils soient d'ordre politique, liés à la régulation ou à l'économie du secteur, d'ordre social, médical ou encore juridique, ne trouvaient une résolution évidente et simple.

De la même façon, élaborer un dossier d'accès au marché d'un médicament, pour peu que celui-ci soit innovant, est une tâche d'une incroyable complexité.

Mais à chaque fois la logique est la même : signes, diagnostic, traitement !

Quels sont les éléments structurants de l'analyse (signes), quelles sont les hypothèses qui supportent chaque scénario (diagnostic), et quelle est la conduite à tenir en fonction des probabilités de succès (traitement).

Pour autant il existe une différence, et pas des moindres, entre le monde médical et le monde de l'entreprise.

Le monde médical appartient d'abord à l'expertise, c'est-à-dire au savoir.

Celui de l'entreprise appartient plutôt à celui de l'expérience et donc de la connaissance. Cette subtilité peut ne pas paraître évidente, pourtant elle a une certaine logique : en médecine, les maladies s'expriment en général avec un panel de symptômes assez constants, et les éléments d'investigation et de traitement obéissent à des protocoles éprouvés et reproductibles.

Dans le management d'une entreprise, malgré les procédures et les règles inhérentes à la fabrication d'un produit, l'essentiel des décisions se prend avec le recul de l'expérience et la sagesse de la connaissance collective. Il y a, par définition, de la certitude dans le savoir. Il y a plutôt du « doute » dans la connaissance.

Cette différence entre le métier « d'expert » et celui de « manager d'entreprise », n'interdit pas à l'un d'exercer le métier de l'autre. La preuve ! Mais cela oblige, à tout le moins, à se débarrasser quelque peu de ses réflexes d'expertise qui ont tendance à forger chez le manager une sorte de conviction autocratique.

Quoi qu'il en soit j'aime profondément la vie que me procure le monde de l'entreprise et l'univers de la santé.

Ils ont, d'un point de vue sociétal, le même sens.

En y repensant, je me dis que ce sont sans aucun doute ces nuits-là qui ont illuminé ces jours-ci.

DE L'INNOVATION

Par Luc Ferry

Bien que son thème fondamental soit évidemment la santé et les révolutions que l'univers médical connaît aujourd'hui, c'est bien, en arrière fond, la question de l'innovation qui est sans cesse sous-jacente au beau livre de Patrick Errard. Dans cet univers de compétition universelle qu'on appelle la mondialisation, les investissements innovants sont en effet devenus vitaux dans tous les domaines, y compris et peut-être même avant tout dans celui de la santé. Une entreprise qui n'innove pas en permanence et dans tous les secteurs – les produits, la communication, les relations et les ressources humaines, le digital, la logistique, les transports, etc. - est vouée à la mort. Or la France innove encore trop peu, ce qui la met en danger de désindustrialisation. Question : pourquoi ? D'où viennent les freins à l'innovation qu'une réforme fiscale d'envergure devrait se donner pour première tâche de lever ? Pour répondre à ces questions, il faut bien comprendre que dans les sociétés modernes deux logiques de croissance s'affrontent, une croissance qu'on pourrait dire « keynésienne » et une autre, qu'on qualifiera de « schumpétérienne », du nom de ceux qui furent sans doute les deux économistes les plus marquants du siècle dernier. La première procède de l'augmentation du nombre des consommateurs et, si possible, de l'épaisseur de leur portefeuille. La seconde tient que le vrai moteur du développement est l'innovation qui rend peu à peu obsolètes tous les reliefs du passé. La logique keynésienne n'a évidemment rien d'absurde, du moins dans un premier temps. Il est clair que si le nombre et la richesse des consommateurs potentiels augmentent, s'ils achètent sans cesse davantage, les entreprises verront leurs carnets de commande se remplir, ce qui créera de la croissance et par conséquent aussi l'emploi nécessaire pour répondre à la demande. En général, la gauche adore Keynes et sa fameuse « relance par la consommation ». On comprend aisément pourquoi : il suffirait d'augmenter les salaires pour que la consommation des ménages reparte, et avec elle, tout naturellement, la croissance et l'emploi. CQFD ! Dans ces conditions, tout le monde étant gagnant dans l'affaire, on se demande bien pourquoi on trouve encore des gens assez stupides pour refuser cette solution qui arrangerait pourtant tout un chacun : les ouvriers, dont le niveau de vie augmenterait, l'État, dont les caisses se rempliraient, les chômeurs, qui retrouveraient un emploi, et même les entreprises, dont l'essor ne serait que plus florissant !

Comment se fait-il que personne ne se précipite sur une panacée aussi miraculeuse ? La raison en est toute simple et il suffit de réfléchir un instant par l'absurde pour s'en convaincre : si c'est l'augmentation des salaires qui est censée relancer la consommation, la croissance et l'emploi, pourquoi ne pas les doubler, les tripler, que dis-je, les quintupler de toute urgence ? Pourquoi pas un SMIC à 5000 euros, voire plus ? On voit bien que la limite est double : d'un côté, les marges bénéficiaires des entreprises ne sont pas infinies et, de l'autre, nous sommes ouverts à une mondialisation au sein de laquelle certains de nos concurrents directs, en particulier la Chine, ignorent la protection sociale comme les limites en matière d'horaires de travail ou d'âge de la retraite, ce qui, avec des salaires et des conditions de travail dignes de l'Angleterre du XIXe siècle, permet d'obtenir de coûts de production 25 ou 30 fois inférieurs aux nôtres. Tant que nous n'aurons pas envoyé nos syndicats à Pékin pour y créer des mouvements sociaux, exiger d'urgence la mise en place d'un État providence et, avec lui, de charges sociales aussi lourdes que les nôtres, on voit mal comment nos gouvernements pourraient à eux seuls rétablir l'équité dans la concurrence. Dans ces conditions, certains sont tentés par le protectionnisme, archétype de la fausse bonne idée, attendu que les Chinois n'étant pas plus stupides que nous, ils ne mettront pas 48 heures pour mettre en place des mesures de rétorsions qui plomberont encore davantage notre pauvre économie.

Dans le contexte actuel d'une mondialisation irrémédiablement ouverte sur un marché global, c'est donc bien Schumpeter qui a raison, lui qu'il faut lire et relire, tant sa théorie de la « destruction créatrice » est plus pertinente et juste que jamais. Il est clair, en effet, que ce qui alimente pour l'essentiel la croissance dans les sociétés capitalistes c'est bel et bien l'innovation, ce qu'on appelle aussi la « politique de l'offre », c'est-à-dire l'invention de nouveautés dans tous les domaines essentiels à la production économique : les produits, bien entendu, mais aussi l'organisation du travail, la conquête de nouveaux marchés, de nouvelles méthodes de production, de nouveaux moyens de transport, de nouvelles sources de matières premières, etc. C'est d'ailleurs grâce aux secteurs où l'Europe fut capable d'innover – le TGV, l'Airbus, les machines-outils, le luxe, les montres, les biotechnologies, etc.- qu'elle tire son épingle du jeu. Il suffit de regarder nos téléphones portables ou nos ordinateurs d'il y a dix ans pour mesurer à quel point l'innovation permanente nous a obligés à acheter sans cesse de nouveaux produits. Même chose pour nos voitures : il ne viendrait à l'idée de personne aujourd'hui, sauf pour s'amuser ou tenir un pari, de partir en vacances avec famille, armes et bagages dans une 4 cv Renault des années 50, et ce même si elle était en parfait état de marche, comme on le faisait pourtant sans hésiter dans mon enfance.

C'est donc d'abord et avant tout l'innovation qui tire la croissance et l'emploi, c'est elle qui anime et booste le progrès. Pour autant, certains aspects négatifs n'en sont pas moins intrinsèquement liés à la logique de l'innovation pour l'innovation – ce qui explique les résistances qu'elle suscite bien au-delà des seuls discours convenus de l'anticapitalisme ordinaire. Il est clair en effet que l'impératif d'innover sans cesse crée de l'insécurité pour les salariés comme une obligation impérative pour les entrepreneurs eux-mêmes de se livrer à tout moment à des stratégies d'adaptation à la concurrence mondiale. Impossible pour quiconque de se reposer sur ses lauriers, de trouver le moindre répit dans le maelström de la destruction créatrice. D'autant que la croissance, même quand elle est là, est tout sauf un long fleuve tranquille. Les innovations techniques auxquelles elle s'adosse ne bouleversent pas seulement de fond en comble nos mœurs et nos façons de vivre, mais, dans un premier temps tout au moins, elles peuvent créer du chômage, des inégalités et même, paradoxe suprême, de la décroissance. Il est donc plus que jamais impératif aujourd'hui d'accompagner la nécessaire et salutaire logique de l'innovation, et ce tant au niveau de l'État qu'à l'intérieur des entreprises. Comme le montre le livre de Patrick Errard, le jeu en vaut la chandelle, car c'est tout simplement, notamment en matière de santé, le progrès de la société tout entière qui en dépend.

RÉFÉRENCES BIBLIOGRAPHIQUES

(1) Schumpeter (Joseph) : *Théorie de l'évolution économique* (Dalloz, 1999)

(2) Houssin (Didier) : *L'aventure de la greffe* (Denoël Médiations, 2000)

(3) ONIAM, *Rapport d'activité,* 2017

(4) Vallencien (Guy) : *La médecine sans médecin* (Le débat, Gallimard, 2015)

(5) Journal Officiel : Loi N° 95-101 du 2 février 1995

(6) Alexandre (Laurent) : *La mort de la mort* (JC Lattès, 2011)

(7) CNAM : *Rapport charges et produits* (2018)

(8) Balàzs (Etienne) : *T'oung Pao, Second Series, Vol 39. Livre 1/3* (Brill, 1950)

(9) Rapport de la Commission des Comptes de la Sécurité Sociale, juin 2016

(10) Euro Health Consumer Index : Health Consumer powerhouse (2015-2016)

(11) JALMA : *Etude de l'impact de l'innovation en cancérologie en France sur l'organisation des soins* (Edition Leem, 2016)

(12) LEEM : *Bilan Economique du Leem* (Edition 2018)

(13) Tabuteau (Didier) : *Les contes de Ségur : les coulisses de la politique de santé* (Ophrys, 2006)

(14) Foucault (Michel) : *Naissance de la clinique* (PUF, 2015)

(15) Hume (David) : *L'entendement. Traité de la nature humaine* (Poche, 1999)

(16) FHP : *Etude Via Voice* (septembre 2017)

(17) IPSOS – LEEM : *Observatoire sociétal du médicament* (2018)

(18) Baromètre 360 Science-Po / Odexa (février 2017)

(19) LaJaPF : *Bien vieillir en France* (2015)

(20) France Alzheimer : www francealzheimer.org (Chiffres octobre 2012)

(21) Calotet (Gérard) & Chesnais (Jean-Claude) : *Le vieillissement démographique dans l'Union Européenne à l'horizon 2050. Une étude d'impact* (Futurlib, TRP N°6, Pari, octobre 1997)

(22) Richard (Jean-Baptiste) : INPES, *10èmes journées de la prévention et de la santé publique* (juin 2015)

(23) Ferry (Luc) : *L'homme Dieu ou le sens de la vie* (Poche, Grasset, 1996)

(24) Frachon (Irène) : *Médiatior 150 mg : sous-titre censuré* (Editions Dialogues, 2010)

(25) Dalbergue (Bernard) : *Omerta sur les labos pharmaceutiques* (Flammarion, 2014)

(26) Debré (Bernard) : *Un homme d'action – De l'hôpital à la politique.* (Stock ; 2015)

(27) Vallencien (Guy) : *La médecine sans médecin* (Le débat, Gallimard, 2015)

(28) Etude Rolland Berger sur la production pharmaceutique (Leem, 2016)

(29) Tiv (Michel) et coll. : *Observance thérapeutique des patients diabétiques de type 1. Etude ENTRED 2007-10.* (http://www.em-consulte.com/article/276834

(30) Saint Augustin : *Œuvres complètes* (Classiques - Oméga, 2017)

(31) Spinoza (Baruch) : *L'Ethique* (Folio, 1994)

(32) Reverdy (Pierre) : Nord – Sud (Flammarion, 1993)

(33) Rivière-Dufresny (Charles) : *Amusement sérieux et comiques* (Robert Laffont, 1992)

(34) Bouvard (Philippe) : *Journal drôle et impertinent* (Cherche Midi, 1997)

(35) Molière : *Le malade imaginaire* (Hachette, 1999)

(36) Winckler (Martin) : *La maladie de Sachs* (POL, 1998)

(37) Kundera (Milan) : *Le livre du rire et de l'oubli* (Poche, 1987)

TABLE DES MATIÈRES

Structures éditoriales du groupe L'Harmattan

L'Harmattan Italie
Via degli Artisti, 15
10124 Torino
harmattan.italia@gmail.com

L'Harmattan Hongrie
Kossuth l. u. 14-16.
1053 Budapest
harmattan@harmattan.hu

L'Harmattan Sénégal
10 VDN en face Mermoz
BP 45034 Dakar-Fann
senharmattan@gmail.com

L'Harmattan Cameroun
TSINGA/FECAFOOT
BP 11486 Yaoundé
inkoukam@gmail.com

L'Harmattan Burkina Faso
Achille Somé – tengnule@hotmail.fr

L'Harmattan Guinée
Almamya, rue KA 028 OKB Agency
BP 3470 Conakry
harmattanguinee@yahoo.fr

L'Harmattan RDC
185, avenue Nyangwe
Commune de Lingwala – Kinshasa
matangilamusadila@yahoo.fr

L'Harmattan Congo
67, boulevard Denis-Sassou-N'Guesso
BP 2874 Brazzaville
harmattan.congo@yahoo.fr

L'Harmattan Mali
Sirakoro-Meguetana V31
Bamako
syllaka@yahoo.fr

L'Harmattan Togo
Djidjole – Lomé
Maison Amela
face EPP BATOME
ddamela@aol.com

L'Harmattan Côte d'Ivoire
Résidence Karl – Cité des Arts
Abidjan-Cocody
03 BP 1588 Abidjan
espace_harmattan.ci@hotmail.fr

L'Harmattan Algérie
22, rue Moulay-Mohamed
31000 Oran
info2@harmattan-algerie.com

L'Harmattan Maroc
5, rue Ferrane-Kouicha, Talaâ-Elkbira
Chrableyine, Fès-Médine
30000 Fès
harmattan.maroc@gmail.com

Nos librairies en France

Librairie internationale
16, rue des Écoles – 75005 Paris
librairie.internationale@harmattan.fr
01 40 46 79 11
www.librairieharmattan.com

Lib. sciences humaines & histoire
21, rue des Écoles – 75005 Paris
librairie.sh@harmattan.fr
01 46 34 13 71
www.librairieharmattansh.com

Librairie l'Espace Harmattan
21 bis, rue des Écoles – 75005 Paris
librairie.espace@harmattan.fr
01 43 29 49 42

Lib. Méditerranée & Moyen-Orient
7, rue des Carmes – 75005 Paris
librairie.mediterranee@harmattan.fr
01 43 29 71 15

Librairie Le Lucernaire
53, rue Notre-Dame-des-Champs – 75006 Paris
librairie@lucernaire.fr
01 42 22 67 13